中医护理学

主　编　董惠娟　郎庆波

副主编　俞超芹　李伟红　周庆辉
　　　　李少平

编　者　（以姓氏笔画排序）
　　　　田　方　刘　君　刘　群
　　　　齐晓红　李淑英　吴玉凤
　　　　袁心慧　翟东霞　翟笑枫

第二军医大学出版社
Second Military Medical University Press

内 容 简 介

中医护理学是护理学的重要组成部分,是护理专业教育课程体系中必修的一门临床基础课程。它是以中医理论为指导的护理实践过程;是以中医学的整体观念为原则,以辨证施护为特点来诊治和护理的应用技能。

全书分为上、中、下三篇,对中医的基础知识、中医护理技能和有关临床病症的护理进行了系统的叙述,将中医基础理论与临床护理紧密结合。内容深入浅出,实用性强,图文并茂,适合中医系学生、有关医护人员学习使用。

图书在版编目(CIP)数据

中医护理学/董惠娟,郎庆波主编.—上海:第二军
医大学出版社,2012.8
ISBN 978 - 7 - 5481 - 0372 - 1

Ⅰ.①中… Ⅱ.①董…②郎… Ⅲ.①中医学:
护理学 Ⅳ.①R248

中国版本图书馆 CIP 数据核字(2012)第 003244 号

出 版 人　陆小新
责任编辑　许　悦

中医护理学

主编 董惠娟 郎庆波
第二军医大学出版社出版发行
http://www.smmup.cn
上海市翔殷路 800 号 邮政编码:200433
发行科电话/传真:021 - 65493093
全国各地新华书店经销
江苏省江阴市天源印刷厂印刷
开本:787×1092 1/16 印张:15.25 字数:372 千字
2012 年 8 月第 1 版 2012 年 8 月第 1 次印刷
ISBN 978 - 7 - 5481 - 0372 - 1/R·1167
定价:34.80 元

前　言

　　中医是中华文明的一个重要组成部分,在数千年的临床实践中积累了丰富的诊治疾病和养护患者的经验,并形成了独特的理论体系,对中华民族的繁衍昌盛作出了卓越的贡献。中医历来十分重视护理在诊治疾病中的地位。长久以来,中医医护不分,医者同时也是护理者。从中医文献古籍中可以看到大量护理内容、方法的记载,并提出了"三分治疗,七分护理"的理念。20世纪50年代,我国政府提出"中、西医并重"的卫生工作方针,全国各地建立了许多中医医院和培养中医人才的学校,中医护理学也从中医学中分化出来,建立了中医护理专业队伍,形成了独立的学科,成为一门既古老又年轻的新兴学科。

　　中医护理学是护理学的重要组成部分,是护理专业教育课程体系中必修的一门临床基础课程。中医护理学以中医理论为指导的护理实践过程,以中医学的整体观念为原则,以辨证施护为特点,运用具有独特的、行之有效的、易为患者接受的护理方法及操作技术,来诊断、处理人类健康问题的一门学科。本学科既有基础学科的特点,又有临床学科的属性,是一门联系基础和临床学科的桥梁学科。《中医护理学》是在《中医基础理论》《中医诊断学》《中药学》《方剂学》《针灸学》《护理学》等课程基础上,以中医理论为核心,将理、法、方、药、针与中医整体护理连贯起来,并紧密结合现代临床,通过课堂讲授、课外见习等教学环节,培养学生热爱中医护理事业的热情,使学生掌握传统中医基础理论和临床技能,掌握临床中医整体化护理的原则、思维和方法,并强化其临床运用中医基础理论分析问题、解决问题的能力,为提高临床各科辨证施护水平打好基础。

　　21世纪,我国将弘扬中医作为医疗事业发展规划,而发展和规范中医护理也将是护理事业发展的必然趋势。为了有效地促进中医护理学科健康发展,以适应21世纪中西医结合高素质护理人才需要及社会发展需求,特编写本部教材。

　　对于本书的不足之处,恳请专家与读者批评指正。

董惠娟

2012 年 7 月

目　　录

上篇　中医护理的基础知识

第二军医大学出版社

中篇 中医护理的技能方法

下篇 中医临床病症的护理

3

上 篇

中医护理的基础知识

第一章 绪 论

中医学是中华民族的文化瑰宝,有着数千年悠久的历史,它不仅有丰富的临床经验,而且有一套完整的理论体系。中医护理学是在中医学的形成、发展中逐渐发展起来的,是中医学的一个重要组成部分。传统中医医护不分,因此中医护理知识多融会于中医的预防、保健、养生、康复及治疗中,而内容多散见在历代医学著作中。随着中医药事业和护理学的飞速发展,中医护理理论与技术逐步系统化、具体化,内容更加丰富,理论也更加完善,逐渐成为一门独立的学科。

中医护理学是以中医理论为指导的护理实践过程,是以整体观念为原则,以辨证施护为特点,运用具有独特的、行之有效的、易为患者接受的护理方法及操作技术,帮助人们达到最佳的健康状态。中医护理学是一门专业性较强的学科,其内容广泛,包括精神、饮食、生活起居、针灸、推拿、服药等方面,以及内、外、妇、儿等临床各科常见病症的辨证护理,还包括中医护理查房、中医整体护理等内容,在临床护理实践中占有极其重要的地位。

第一节　中医护理发展简史

中医学有着十分丰富的内容,在临床实践中积累了丰富的医护经验。医疗与护理在同一理论指导下相辅相成、互相促进、密切结合,为我国人民的保健事业做出了巨大贡献。

一、古代中医护理学

1. 萌芽时期　约距170万年前,我们的祖先为了生存和生活,在与大自然的斗争中逐步积累了不少护理知识。如从西安半坡村发掘的带有门户通道房屋的遗址,说明上古人已懂得筑房可避狂风暴雨和野兽的袭击。氏族公社后,部落间时常发生斗争,人们逐渐发现受伤后采用泥土、树叶、草茎等涂裹伤口可以促进伤口愈合,形成了外用护理法的雏形。定居下来后,古人通过对动、植物的长期观察和尝试,认识了更多的动、植物的药用价值,《史记》中即记载有神农氏尝百草的例证。

夏、商、周至春秋时期,随着社会生产力和文化的发展,护理学也得到相应的发展。如河南安阳殷王墓中发掘出来的甲骨文中记载有"沐"字,很像人在盆中用水洗澡,说明当时人们已有定期沐浴的卫生习惯。周代的人们已懂得凿井和饮食护理。在《左传》中有记载:"土厚水深,居之不疾"和"土薄水浅……其恶易觏"的论述,说明当时已知水土等居住条件与健康的关系。并开始进行灭鼠除虫、改善环境卫生等防病调护等活动。

春秋时期人们已了解到四时气候变化与疾病的关系,如《周礼》记载的四季发病:"春时有病首疾,夏时有痒疥疾,秋时有疟寒疾,冬时有咳上气。"说明了四季气候变化影响着人体

Second Military Medical University Press

健康,气候失常会导致疾病的流行。提示人们要做好气象、起居等护理,顺应四时气候,避免疾病的发生。从《周记·天官》中:"凡民之疾病分而治之,死终则各书其所以而入医师。"说明当时已开始分科治疗和护理,并已建立了治疗文件、死亡报告等医疗文件的记录制度。这一时期,护理学基本形成的另一标志是护理和治疗患者不再求助于巫术占卜,而是通过客观检查和观察来判断疾病的吉凶。如《周记》以五音(角、徵、宫、商、羽)、五声(呼、笑、歌、哭、呻)和五色(青、紫、蓝、白、黑)来判断疾病的吉凶,这是运用中医五音、五声和五色配肝、心、脾、肺、肾五脏的学说,通过观察声音和面色来判断五脏的病变和吉凶。同时随着文化的发展,针药知识也得以发展,从而扩大了给药途径和方法。

　　2. **理论体系形成时期**　战国时期七国争雄,新兴封建制度建立,思想文化领域中出现了"百家争鸣"的局面。《黄帝内经》是我国现存的最早的医学专著,包括《素问》和《灵枢》两部分,系统总结了古代医学成就和护理经验,运用当时朴素的唯物论和辩证法思想对人体的生理、病理变化及疾病的诊断、治疗和护理等方面作了较全面的阐述,为中医学理论和临床体系的形成和发展奠定了坚实的基础。《黄帝内经》中有关护理的内容十分丰富,提出了"寒者热之"、"热者寒之"、"虚则补之"、"实则泻之"的正护原则,和"热因热用"、"寒因寒用"、"通因通用"和"塞因塞用"的反护原则,而且还提出了患者的观察方法和生活起居、饮食、情志、服药等一般中医护理。如对健康人护理有明确的预防为主的观点,提出"不治已病治未病,不治已乱治未乱"的观点。在生活起居方面,提出:"夫四时阴阳万物之根本也,所以圣人春夏养阳,秋冬养阴,以从其根,时序运行,阴阳变化,天地合气,生育万物,故万物之根悉归于此。"说明四时气候阴阳变化对人体会产生影响,提示人们应顺应四时气候,做好生活起居的护理,以避免疾病的发生。在饮食方面,《内经》认为饮食必须多样化。提出了"五谷为养,五果为助,五畜为益,五菜为充,气味合而服之,以补益精气"的主副食品结构,并告诫"谷肉果菜,食养尽之,无使过之,伤其正也","饮食自倍,肠胃乃伤"。此外,还强调指出了情志护理的重要性,提出"怒则气上"、"喜则气缓"、"悲则气消"、"恐则气下"、"惊则气乱"、"思则气结",说明不良的情志刺激,或情志过度可导致人体气血失调,脏腑功能紊乱,诱发或加重疾病。故要求医护人员在与患者交流时要注意方式、方法,"告之以其败,语之以其善,导之以其便,开之以其苦"。若护理人员忽视情志调护,态度生冷,语言生硬,则可使患者"精神不进,志意不治,致病不可愈"。这些道理内涵深刻,直到现代也是实践中所必须遵循的。

　　张仲景所著《伤寒杂病论》是我国最有影响的一部临床医学巨著,创立了六经辨证,奠定了中医辨证论治的理论体系,也开创了中医辨证施护的先河,提出包括理、法、方药、护一体的辨证施护原则,为后世中医护理学的发展奠定了基础。其在服药护理上则有相当精辟的认识,提出:"……右五味(指桂枝汤),以水七升,微火煮取三升,去渣,适寒温,服一升。服已须臾,啜热稀粥一升余,以助药力,温覆令一时许,遍身漐漐,微似有汗者益佳,不可令如水流漓,病必不除;若一服汗出病瘥,……禁生冷、黏滑、肉面、五辛、酒酪及臭恶药。"就是说,服桂枝汤后应喝稀粥,以助汗出,但不宜出汗过多,且需禁忌生冷、肉面等食物。他还详细论述了熏洗法、烟熏法、坐浴法等护理措施,首创了药物灌肠法,如用"蜜煎导方"及猪胆汁灌肠法,充分反映了东汉时期的护理发展水平。

　　三国时代的名医华佗对护理理论体系的确立也有很大贡献。他不仅使用麻沸散进行手术麻醉,为外科学的发展做出了贡献,还模仿虎、鹿、熊、猿、鸟5种动物的动作姿态,创造了"五禽戏",将体育与卫生保健相结合,为医疗护理增添了新的内容,至今仍广泛应用于护理

3

实践。

3. 纵深发展时期 从晋到五代，随着社会经济的繁荣，中医护理学也向纵深发展。晋代王叔和所著《脉经》一书，深入阐明了脉理，将脉、证、护相结合，把脉象归纳为 28 种，为中医护理观察病情提供了可靠依据。葛洪所著《肘后救卒方》记载了颞颌关节脱位口内整复方法及使用竹筒（夹板）固定骨折，指出固定后患肢勿令转动，避免骨折重新移位，同时要求夹缚松紧要适宜。隋代巢元方所著《诸病源候论》一书，对各种病证从病因、病理到治疗护理等内容描述都有相当的深度。如在"漆疮候"中提到："禀性畏漆，但见漆便中毒……"，说明当时已认识到疾病与过敏体质的关系。

唐代孙思邈所著的《千金方》中，蕴含了丰富而精湛的护理内容。其首创了葱管导尿术，书中说"凡尿在胞中，为胞屈僻津液不通，以葱叶尖头纳入阴茎孔中深三寸，微用口吹之，胞胀，津液大通便愈"。这是世界医学史上最早记载的导尿术。书中对消毒技术、疮疡切开引流术和换药术等护理操作也有详细的记载。同时，在小儿护理方面指出："小儿初生……不可令衣过厚……宜时见风日……凡天和暖无风之时，令母将儿于日中嬉戏。见风日，则血凝气刚，肌肉牢密，堪耐风寒，不致疾病。"此外，他还非常注重医护人员的道德，书中"大医习业"和"大医精诚"两篇专论医德，指出"若有疾危来求救者，不得以其贵贱贫富……普同一片，皆如至亲之想。"这种对患者一视同仁、高度负责的精神值得我们后人学习和效仿。

4. 大发展时期 宋元时期，随着印刷术的发明和造纸业的兴起，给中医学的传播和发展提供了有利条件。由于金元时期战争频发，疾病流行，客观促进了各医家学术研究的大力发展，涌现出金元四大医家。随着医学的分科，护理学也由纵深向高潮发展，主要体现在分科护理方面。

（1）内科 内科辨证施护在宋元两代发展尤为突出，如《圣济总录》的"诸风"专著中，对卒中的急救、开关、预防已有详细记载。宋·张锐《鸡峰普济方》中，根据水肿起始部位的特征，把水肿分为多种类型，根据不同类型分别行相应的施护。朱丹溪在《格致余论》中记载瘀血痰积的患者，先通过精心护理，后以药治愈的例子，强调了情志护理的重要性。

（2）外科 宋元时期由于战争频发，外伤科护理发展尤为迅速。如在病理上重视局部与整体的关系，护理上重视扶正祛邪，治疗上重视内治外治相结合。如李迅的《集验背疽方》、危亦林的《世医得效方》等著作，均对外科疾病的辨证、护理、用药等作了系统的论述。

（3）妇科 妇产科护理到宋代已积累了丰富的经验，如杨子建的《十产论》详细记载了横产、碍产、倒产等各种难产及助产法。陈自明的《妇人大全良方》一书，对妇科常见病及孕期、分娩及产后护理都作了详细论述。

（4）儿科 钱乙在《小儿药证直诀》一书中，对小儿的生理、病理特点和常见病的辨证施护都有独特的创见。刘昉的《幼幼新书》，对小儿消化系统疾病的重视和护理，对小儿脐风以烧灼脐带预防之法为世界之首创。

5. 新发展时期 明清时期的中医护理则出现了新发展趋势。明代张景岳在所著的《景岳全书》中设立了"十问篇"，对全面详细了解病情以及治疗护理的效果起到了重要的作用。在"妇人规"中，对女性的生活调护论述颇多，如"妊娠胎气伤动者，凡跌扑、怒气、虚弱、劳倦、药食、误犯、房室不慎，皆能致之"。而且，对孕妇的生活起居指出："过于安逸者，每多气血壅滞，常致胎气不能转动。"提出孕妇应做适当活动，以利气血流通，促进胎儿发育。在"产要"

节中指出:"临产房中不宜多人喧嚷……静以待生。临产时,宜食稠软的粥,勿令饥饿,以乏气力……产妇产室当使温凉得宜……务令下体和暖,衣被亦当温厚,庶不为寒气所侵,可免胎寒血滞难产之患。"从产妇的环境、饮食、起居、衣着、室温等诸方面提出了调摄护理方法,以保证产妇身心舒适,产程顺利。李时珍的《本草纲目》中,详细记载了16世纪前的护理经验,为后世研究饮食、服药等护理提供了重要理论依据。温病学家叶天士提出了卫、气、营、血4个外感热病发展阶段,其作为辨证施护的纲领也是明清护理发展史上一大成就。叶氏对老年病强调"颐养功夫,寒暄保暖,摄生尤当加意于药饵之先"和饮食应"薄味",力戒"酒肉厚味"等防护知识。在护理技术方面,胡正心提出"凡患瘟疫之家,将初患者之衣于甑上蒸过,则一家不染"的蒸气消毒法。清代钱襄的《待疾要语》是我国最早一本养生专著,记载了饮食护理、起居护理和老年护理,其中广为流传的"十叟长寿歌",就是表述了10位百岁老人延年益寿、防病防老的经验,是具有中国特色的保健常识。

二、现代中医护理学

新中国成立后,通过继承中医传统方法,又结合先进的诊疗设备和现代医学理念,中医药学已逐步走向科学化、现代化。中医护理工作也日益为人们所重视,它作为护理学的重要组成部分,丰富和发展了现代护理学的理论与实践。

1. **中医护理成为一门独立学科**　随着各中医医疗与研究机构及中医院校相继成立,建立了中医护理专业队伍;中医护理从中医中分化出来形成独立的一门学科。中医护理在临床实践中,以中医理论为指导,结合现代整体护理理论和措施,不断整理和总结出具有中医特色的辨证施护方法和操作技术。根据2003年出版的《全国中医药统计摘编》,截止到2002年底,我国共有3 801家中医医疗机构,其中有6万多名护士以上技术职务的人员从事中医护理工作,成为发展中医事业的一支必不可少的专业队伍。其中,还涌现出一批既有丰富临床经验,又有一定科研能力和管理水平的中医护理技术骨干。通过不断地深入探讨中医护理学的理论,开展中医护理科研,使中医护理学更加系统完善,逐步成为一个独立、完整、系统的科学理论体系。

2. **中医护理教育发展已初具规模**　中医护理的专业教育与在职教育从20世纪60年代初开始,随着江苏南京第一期中医护理培训班的开展,逐步发展出研究生、本科、高职、中专、函授、短期培训等各类中医特色的护理教育。发展至今,全国已有23所中医药大学及学院开设了中医护理本科教育,部分院校还开设了中医护理硕士教育,形成了多层次、多渠道、多形式的中医特色教育体系。

3. **中医护理科研与学术活动蓬勃开展**　随着中医护理学科的发展,护理科研工作亦生机勃勃。中医护理工作者从不同角度对中医护理内涵、概念、模式等进行有益的探讨,深入研究,取得了可喜的成果,相继发表了相关中医护理的论文,出版了专著,有的获得了省部级科学技术成果奖。

中医护理学术活动也十分活跃。随着中华护理学会中医、中西医结合护理学术委员会的成立,各类国内、国际间的学术交流活动日益增多。来自欧、美、亚、澳等国外护理代表团体也经常来我国参观考察中医护理工作,增进了国际学术交流,开阔了视野,也提高了中医护理的国际影响。

5

第二节 中医护理的基本特点

一、整体观念

1. **人是有机的整体** 中医学把人体看成是一个以脏腑经络为内在联系的有机整体。各器官和组织都有着不同的功能。如心有主血脉、主藏神的功能;肺有主气司呼吸,主宣发和肃降、主通调水道的功能等,但五脏各自的功能又都属于整体活动中的组成部分,从而决定了人体各脏腑组织器官在生理上是互相协调的,以维持正常生理活动,在病理上相互影响的,导致病情的演变。如心与肾,心在五行中属火,位居于上属阳;肾在五行中属水,位居于下属阴。根据阴阳升降理论,位于下者以上升为顺,位于上者以下降为和,所以心火必须下降于肾,而肾水必须上济于心,这样心与肾之间的生理功能才能协调,称之为"心肾相交"或"水火相济"。反之,若心火不能下降于肾,而心火独亢,肾水不能上济于心,而肾水凝聚,则会出现以失眠为主症的心悸、怔忡、心烦、腰膝酸软等"心肾不交"或"水火失济"的病理表现。再如心与肝也有同样的关系,只有心主血脉功能正常,血运正常,肝才有藏。若肝不藏血,血运也必然失常。说明五脏一体观反映人体内部器官相互关联而不是孤立的。

人体局部和整体也是辩证的统一,某一局部的病理变化,往往能反映全身脏腑气血、阴阳的盛衰。如临床上见到口舌糜烂的局部病变,实质是心火亢盛的表现,又心与小肠相表里,患者除口舌糜烂外,还可有心胸烦热、小便短赤等证候表现。因此在护理上除局部给药外,还须嘱患者保持情志舒畅,不食油腻、煎炸、辛辣等助热之品,应以清淡泻火之物为宜,如绿豆汤、苦瓜等,以通过泻小肠之火而清心火,使口舌糜烂痊愈。所以我们在护理过程中,必须从整体出发,通过观察患者的外在变化,了解机体内脏病变,从整体角度提出护理问题和采用护理措施,使疾病早愈。

2. **人和自然相统一** 自然界是人体赖以生存的必要条件。同时,自然界的运动变化又常常直接或间接地影响着人体,进而相应地反映于生理或病理方面的变化。如在一年四季气候变化中,有春温、夏热、秋凉、冬寒的气候变化规律,万物在这种气候变化的影响下就会有春生、夏长、秋收和冬藏等相应的变化,人体也不例外。在气候的影响下,人体随之做相应的调整。如:《灵枢·五癃津液别》中记载:"天暑、衣厚则腠理开,故汗出……天寒则腠理闭,气湿不行,水下留于膀胱,则为溺与气。"说明春夏阳气发泄,气血易趋于体表,皮肤松弛,故疏泄多汗;而秋冬阳气收敛,气血易趋于里,表现为皮肤致密,少汗多尿等。人类适应环境变化是有限度的,当气候变化超过了人体适应能力的极限,或由于人体的调节功能失常,不能适应自然界的气候变化,就会发生疾病。因此中医学提出人应当在春夏养护阳气,秋冬养护阴气,以符合阴阳自身所故有的运动变化规律,才能防止六淫之邪的侵袭,确保疾病早日康复,预防病症的发生。

在昼夜晨昏的阴阳变化过程中,人体也相应地发生变化。如人体卫气,日行于阳经,夜行于阴经。昼夜晨昏的变化,同时也影响着疾病。《灵枢·顺气一日分为四时》中记载:"夫百病者,多以旦慧昼安,夕加夜甚。"这是因为早、中、晚、夜时人体的阳气有消长变化的规律,因而与之对应病情便有了慧、安、加、甚的变化。护理人员在了解了这个规律后,也就能更加理解夜间巡视病房的重要性。在临床实践中也证实了这个规律的存在,如心脏病的患者,特别是冠心病患者,白天一般病情比较稳定,心绞痛往往多发作在午夜;卒中患者的脑梗死也往往在夜间发生。所以应根据自然阴阳的变化加强病情观察,以防病情突变。

二、辨证施护

辨证施护,就是按中医基本理论,将四诊(望、闻、问、切)所收集的资料(症状、体征)进行分析综合,通过辨证弄清疾病的原因、部位、性质,进而采取相应的护理措施。辨证是决定护理的前提和依据,施护是护理疾病的手段和方法,通过施护的效果又可以检验辨证的正确与否,两者有着密切联系。

在辨证施护过程中首先分清"证"和"症"的不同概念。症即症状,如头痛、咳嗽、呕吐等。证是证候,它是机体在疾病发展过程中的某一阶段病理的概括,如外感风寒证、外感风热证等,它包括了病变的部位、原因、性质及邪正关系,因而比症状更全面、更深刻,从而也更正确地揭示了疾病的本质。此外,中医对"证"与"病"的概念也不同,如清代医家徐灵胎说:"病之总者为之病,而一病总有数证。"就是说病可以概括证,如《伤寒论》对伤寒病以六经分证,分为太阳病证、阳明病证、少阳病证、太阴病证、少阴病证和厥阴病证。而《温热论》对温热病则分为卫分证、气分证、营分证和血分证。中医在认识和护理患者时需要既辨病又辨证。辨病在于明确诊断,抓住疾病的主要矛盾,属共性;辨证在于明确当前阶段的病理概况,属个性。如同为感冒病,由于致病因素和机体反应不同,又常表现有风寒感冒和风热感冒不同的证,只有先辨清感冒病所表现的"证"是风寒证还是风热证,才能确定施护的方法。若属风寒感冒,则根据"寒者热之"的护理原则,可予生姜红糖水等辛温解表之护法;若属风热感冒,根据"热者寒之"的护则,给予桑叶、菊花、薄荷等辛凉解表之护法。

因此,要做好辨证施护工作,就必须掌握辨证要领和治疗原则,这就要求护理人员学习各种辨证方法,如八纲辨证、脏腑辨证、气血辨证等。要知其然,还要知其所以然。如测体温一要看是否发热,二要辨发热是外感发热还是内伤发热;测脉搏不仅要了解它的频率与节律,还要通过脉象的浮、沉、数、滑等变化,来确定疾病的表里、寒热、虚实,以知病之深浅,明病之趋向,从而采取正确的护理措施,更好地做好护理工作。

第二军医大学出版社

第二章 阴阳学说

阴阳学说是以阴阳二者的相互作用及其变化来阐释宇宙间万事万物发生、发展和变化的一种古代哲学理论。阴阳学说认为,自然界中相互关联的事物或现象中存在着属性相对立的两个方面,其相互作用促成了事物的发生、发展和变化。

第一节 阴阳的概念

一、阴阳的基本概念

阴阳是对自然界相互关联的某些事物或现象对立双方属性的概括。阴阳最初的涵义是指日光的向背,朝向日光为阳,背向日光为阴。之后随着理论的不断发展,阴阳的涵义逐渐被推衍和引申。凡是温暖、明亮、高处的,均属阳;凡是寒冷、黑暗、低处的,均属阴。这时的阴阳不再特指日光的向背,而变为一个概括自然界具有对立属性的事物和现象两方面的抽象概念。

二、事物的阴阳属性

阴阳,既可以标示相互对立的事物或现象,又可以标示同一事物或现象内部相对立的两个方面。一般来说,凡是运动的、外向的、上升的、温热的、无形的、明亮的、兴奋的都属于阳;相对静止的、内守的、下降的、寒冷的、有形的、晦暗的、抑制的都属于阴(见表2-1)。如以天地而言,天气清轻向上故属阳,地气重浊凝滞故属阴。以水火而言,水性寒而润下故属阴,火性热而炎上故属阳。以物质的运动变化而言,"阳化气,阴成形",物质从有形化为无形的过程属于阳,由无形凝聚成有形的过程属于阴。阴和阳的相对属性引入医学领域,将人体中具有外向、弥散、推动、温煦、兴奋、升举等特性的事物及现象归属于阳,而将具有内守、凝聚、宁静、凉润、抑制、沉降等特性的事物和现象归属于阴。如脏为阴而腑为阳,精为阴而气为阳等。

表 2-1 事物的阴阳属性

属性	空间(方位)					时间	季节	温度	湿度	重量	性状	亮度	事物运动状态				
阳	上	外	左	南	天	昼	春夏	温热	干燥	轻	清	明亮	化气	上升	动	兴奋	亢进
阴	下	内	右	北	地	夜	秋冬	寒凉	湿润	重	浊	晦暗	成形	下降	静	抑制	衰退

第二节 阴阳学说的基本内容

一、阴阳对立、制约

阴阳对立制约，是指阴阳双方属性相对，相互制约，表现出错综复杂的动态联系。阴与阳之间的这种相互对立、制约维持了阴阳之间的动态平衡，促进了事物的发生、发展和变化。如一年春、夏、秋、冬四季往复，就是阴气与阳气对立、制约而达到协调平衡的结果。

二、阴阳互根、互用

阴阳互根，是指阴阳双方具有相互依存，互为根本的关系。即阴和阳两方都以相对一方的存在作为自己存在的前提和条件。如热为阳，寒为阴，没有热也就无所谓寒，没有寒也就无所谓热等。因此说阳依存于阴，阴依存于阳。中医学把阴阳的这种相互依存关系，称之为"互根"。

阴阳互用，是指阴阳双方具有相互滋生、促进和助长的关系。如《素问·生气通天论》说："阴者，藏精而起亟也；阳者，卫外而为固也。"意思是说藏于体内的阴精，不断地化生为阳气，保卫于体表的阳气，使阴精得以固守于内。

可见，阳依赖于阴而存在，阴也依赖于阳而存在。如果人体阴阳之间的互根、互用关系失常，就会出现"阳损及阴"或"阴损及阳"的病理变化。

三、阴阳消长、平衡

阴阳消长，是指阴阳双方处于不断增长和消减的变化之中。阴阳双方在彼此消长运动过程中保持着动态的平衡。

1. 阴阳互为消长 阴阳双方对立、制约的过程中，阴阳之间可出现某一方增长而另一方消减，或某一方消减而另一方增长的互为消长的变化。前者称为阳长阴消或阴长阳消；后者称为阳消阴长或阴消阳长。如以昼夜节律变化而言，从夜晚到白天，气候从寒冷逐渐转暖变热，这是"阴消阳长"的过程；由白天到夜晚，气候由热逐渐转凉变寒，这是"阳消阴长"的过程。

2. 阴阳皆消皆长 阴阳双方互根、互用的过程中，阴阳之间又会出现某一方增长而另一方亦增长，或某一方消减而另一方亦消减的皆消皆长的变化。前者称为阴随阳长或阳随阴长；后者称为阴随阳消或阳随阴消。如上述的四季气候变化中，随着春夏气温的逐渐升高而降雨量逐渐增多，随着秋冬气候的转凉而降雨量逐渐减少，即是阴阳皆长与皆消的消长变化。

四、阴阳相互转化

阴阳转化，指在一定条件下阴阳可以向其相反的方向转化，即属阳的事物可以转化为属阴的事物，属阴的事物也可以转化为属阳的事物。例如，冷热水的相互转化，冷水可以转化为热水，属阴转化为阳；热水又可以转化为冷水，属阳转化为阴。

第二军医大学出版社

第三节　阴阳学说在护理中的应用

一、说明人体的组织结构

人体是一个有机整体,组成人体的所有脏腑经络形体组织,可以根据其所在部位、功能特点划分为相互对立的阴阳两部分。

脏腑形体分阴阳:以部位分,上部为阳,下部为阴;体表属阳,体内属阴。以腹背、四肢内外侧分,背为阳,腹为阴;四肢外侧为阳,四肢内侧为阴。以脏腑分,五脏藏精气而不泻,故为阴;六腑传化物而不藏,故为阳。

二、说明人体的生理功能

对于人体的生理活动,无论是生命活动的整体还是其各个部分,都是阴阳两个方面保持对立统一、协调平衡的结果。例如,人体之气,因功能不同而分为阴气与阳气。阴气主凉润、宁静、抑制、沉降,阳气主温煦、推动、兴奋、升发。阴阳二气在人体内的交感相错、相互作用,推动和调控着人体的生命进程。

三、说明人体的病理变化

人体的正常生命活动,是阴阳两方面对立统一的协调关系处于动态平衡的结果。如果这种协调平衡被破坏,疾病就会发生,故阴阳失调是疾病产生的基本病机之一。阴阳学说用来阐释人体的病理变化,主要表现在以下 4 个方面。

1. **分析病因的阴阳属性**　疾病是由于病邪侵袭人体,引起邪正相争,导致机体阴阳失调、脏腑组织损伤和生理功能失常的结果。而病邪可分为阴、阳两大类。一般而言,六淫属阳邪,饮食居处、情志失调等属阴邪。阴阳之中复有阴阳,六淫之中,风邪、暑邪、火(热)邪为阳;寒邪、湿邪为阴。

2. **分析病理变化的基本规律**　疾病的发生、发展过程就是邪正斗争的过程。邪正相搏,导致了阴阳失调而发生疾病。

(1)阴阳偏盛　分为阴偏盛、阳偏盛,是属于阴或阳任何一方高于正常水平的病理状态。

阳胜则热:指阳邪侵犯人体,使机体阳气亢盛所致的一类病证。由于阳气的特性为热,故感受温热之邪,可出现高热、烦躁、面赤、脉数等"阳胜则热"的热证。

阴胜则寒:指阴邪侵犯人体,使机体阴气亢盛所致的一类病证。由于阴气的特性是寒,故感受寒邪,可出现面白形寒、脘腹冷痛、泻下清稀、舌质淡苔白、脉沉迟或沉紧等"阴胜则寒"的寒证。

(2)阴阳偏衰　指属阴或阳任何一方低于正常水平的病理状态,有阴虚、阳虚之分。

阳虚则寒:人体阳气虚衰不能制阴,则阴气相对偏盛而出现寒象。如机体阳气虚弱,可出现面色苍白、畏寒肢冷、神疲倦卧、自汗、脉微等"阳虚则寒"的虚寒证。

阴虚则热:人体的阴气虚衰,不能制阳,则阳气相对偏亢而出现热象。如久病耗伤阴液或素体阴虚,可出现潮热、盗汗、五心烦热、口干舌燥、脉细数等"阴虚则热"的虚热证。

（3）阴阳互损 由于阴阳之间互根、互用，所以在阴阳偏衰到一定程度时，就会出现阴阳互损的情况。阳虚不能生阴，出现阴虚的现象，称为"阳损及阴"；阴虚不能生阳，出现阳虚的现象，称为"阴损及阳"。

3. **用于疾病的诊断** 阴阳学说用于疾病的诊断，主要包括分析四诊所收集的资料和概括各种证候的阴阳属性两个方面。

（1）分析四诊资料 将四诊（望、闻、问、切）所收集的包括症状和体征在内的各种资料，以阴阳理论来辨析其阴阳属性（见表2-2）。

表2-2 症状和体征的阴阳分属

四诊	证候类别	阳	阴
望诊	色泽	色泽鲜明	色泽晦暗
闻诊	语声	高亢洪亮、多言而躁动	语声低微无力、少言而沉静
	呼吸	有力声高气粗	微弱
问诊	寒热	怕热喜冷	怕冷喜热
切诊	部位	寸部	尺部
	动态	至者	去者
	至数	数者	迟者
	形状	浮大洪滑	沉涩细小

（2）概括疾病证候 阴阳是八纲辨证的总纲，八纲辨证中，表证、热证、实证属阳；里证、寒证、虚证属阴。在脏腑辨证中，脏腑精气阴阳失调表现出的证候，也无外乎阴阳两大类。

4. **用于疾病的防治** 调整阴阳，使之保持或恢复动态平衡，达到阴平阳秘，是防治疾病的基本原则，也是阴阳学说用于疾病防治的主要内容。

（1）指导养生 养生最根本的原则就是人体中的阴阳变化与自然界四时阴阳变化相协调统一。只有这样，方可达到预防疾病和延年益寿的目的。

（2）确定治疗原则 在把握阴阳失调状况的基础上，通过损其偏胜、补其偏衰的治疗原则来恢复阴阳的协调平衡。阴阳偏盛的治疗原则：阴阳偏盛形成的是实证，采用是"实则泻之"的治疗原则，即损其有余。阴阳偏衰的治疗原则：阴阳偏衰出现的是虚证，采用是"虚则补之"的治疗原则，即补其不足。阴阳互损的治疗原则：阴阳互损导致阴阳两虚，采用阴阳双补的治疗原则。以阳虚为主的阴阳两虚证，补阳为主，兼以补阴；以阴虚为主的阴阳两虚证，补阴为主，兼以补阳。

（3）分析和归纳药物的性能 药性，指寒、热、温、凉4种，其中寒、凉属阴，温、热属阳。五味，即酸、苦、甘、辛、咸5种，其中辛、甘（淡）属阳，酸、苦、咸属阴。升降浮沉，指药物在体内发挥作用的趋向。升浮之药，其性多具有上升、发散的特点，故属阳；沉降之药，其性多具有收涩、泻下、重镇的特点，故属阴（见表2-3）。

表2-3 药物阴阳属性

药物性能	阴	阳
药性	寒、凉	热、温
五味	酸、苦、咸	辛、甘（淡）
升降浮沉	沉、降	升、浮

11

第三章 五行学说

五行学说,是研究木火土金水五行的概念、特性、生克、制化、乘侮规律,并用以阐释宇宙万物的发生、发展、变化及相互关系的一种古代哲学思想。

第一节 五行的概念

一、五行的基本概念

五行,即木、火、土、金、水 5 种物质及其运动变化。五行中的"五",指木、火、土、金、水 5 种基本物质;"行",指这 5 种物质的运动变化。"五行"一词,最早见于《尚书》。书中对五行的特性从哲学高度作了抽象概括,指出:"五行,一曰水,二曰火,三曰木,四曰金,五曰土。水曰润下,火曰炎上,木曰曲直,金曰从革,土爰稼穑。"古人运用抽象出来的五行特性,采用取象比类和推演络绎的方法,将自然界中的各种事物和现象分归为 5 类,并以五行"相生"、"相克"的关系来解释各种事物和现象发生、发展和变化的规律。

中医学把五行学说应用于医学领域,以五行学说来阐释人体局部与局部、局部与整体、体表与内脏的有机联系以及人体与外在环境的统一。

二、五行的属性

"木曰曲直":指树木的枝条具有生长、柔和,能屈又能伸的特性。引申为凡具有生长、升发、条达、舒畅等性质或作用的事物和现象,归属于木。

"火曰炎上":指火具有炎热、上升、光明的特性。引申为凡具有温热、上升、光明等性质或作用的事物和现象,归属于火。

"土爰稼穑":稼穑,泛指人类种植和收获谷物的农事活动。引申为凡具有生化、承载、受纳性质或作用的事物和现象,归属于土。

"金曰从革":指金有刚柔相济之性,金之质地虽刚硬,可作兵器以杀戮,但又有随人意而更改的柔和之性。引申为凡具有沉降、肃杀、收敛等性质或作用的事物和现象,归属于金。

"水曰润下":指水具有滋润、下行的特性。引申为凡具有滋润、下行、寒凉、闭藏等性质或作用的事物和现象,归属于水。

三、事物的五行归类

五行学说以五行特性为依据,运用取象比类和推演络绎的方法,将自然界的各种事物和现象以及人体的生理、病理现象,分别归属于木、火、土、金、水五大类,用以说明人体以及人与自然环境相统一(见表 3-1)。

表 3-1　事物属性的五行归类

自然界							五行	人体						
五音	五味	五色	五化	五气	五方	五季		五脏	五腑	五官	形体	情志	五声	变动
角	酸	青	生	风	东	春	木	肝	胆	目	筋	怒	呼	握
徵	苦	赤	长	暑	南	夏	火	心	小肠	舌	脉	喜	笑	忧
宫	甘	黄	化	湿	中	长夏	土	脾	胃	口	肉	思	歌	哕
商	辛	白	收	燥	西	秋	金	肺	大肠	鼻	皮	悲	哭	咳
羽	咸	黑	藏	寒	北	冬	水	肾	膀胱	耳	骨	恐	呻	栗

第二节　五行学说的基本内容

一、五行的生克关系

1. **五行相生**　五行相生,指木、火、土、金、水之间存在某一行对另一行的资生、促进和助长的关系。五行相生次序是:木生火,火生土,土生金,金生水,水生木。在五行相生关系中,任何一行都具有"生我"者为母,和"我生"者为子两方面的关系。如以火为例,由于木生火,故"生我"者为木,木为火之"母";由于火生土,故"我生"者为土,土为火之"子"。木与火是母子关系,火与土也是母子关系。

2. **五行相克**　五行相克,指木、火、土、金、水之间存在某一行对另一行有序的克制、制约的关系。五行相克次序是:木克土、土克水、水克火、火克金、金克木。在五行相克关系中,任何一行都具有"克我(所不胜)"和"我克(所胜)"两方面的关系。如以木为例,由于木克土,故"我克"者为土,土为木之"所胜";由于金克木,故"克我"者为金,金为木之"所不胜"。

3. **五行制化**　五行制化,指五行之间既相互滋生,又相互制约,维持平衡协调,推动事物间稳定有序的变化与发展。

由于五行中每一行都有"生我"、"我生"、"克我"、"我克"4 个方面,每一行都与其他四行存在着相生或相克的关系。所以,五行是一个相互作用、相互影响的运动整体,而这一整体在相生、相克作用下,处于相对平衡状态,从而决定事物正常地发生、发展、变化,即"生克制化"。如金过亢,则生水多,水多生木旺,木旺则火旺,而火又克金,金即恢复正常。如此循环,保证了五行整体的平衡。

4. **五行相乘**　五行相乘,指五行中一行对其所胜的过度制约或克制。虽然五行相克与相乘的次序相同,但相克为生理现象,相乘为病理现象。导致五行相乘的原因有"太过"和

第二军医大学出版社

"不及"两种情况。太过导致的相乘,指五行中的某一行过于亢盛,对其所胜行进行超过正常限度的克制,如"木旺乘土"。不及所致的相乘,指五行中某一行过于虚弱,难以抵御其所不胜一行正常限度的克制,如"土虚木乘"。

5. **五行相侮** 五行相侮,指五行中一行对其所不胜的反向制约和克制。又称"反克"。导致五行相乘的原因也有"太过"和"不及"两种情况。太过导致的相侮,指五行中的某一行过于亢盛,对其所不胜行进行反克,如"火盛侮水"。不及所致的相侮,指五行中某一行过于虚弱,难以抵御其所胜的反克制,如"水虚火侮"。

相乘是按五行的相克次序发生过度的克制,相侮是与五行相克次序发生相反方向的克制。发生相乘时也可同时发生相侮;发生相侮时,也可同时发生相乘。

6. **五行的母子相及** 五行的母子相及包括母病及子和子病及母两种情况,皆属于五行之间相生关系异常的变化(见表3-2)。

表3-2 五行的母子相及

	含　义	规　律	
母病及子	五行中的某一行异常,累及其子行,导致母子两行皆异常	母行虚弱,引起子行亦不足,终致母子两行皆不足	
子病犯母	五行中的某一行异常,累及其母行,导致母子两行皆异常	子病犯母	子盗母气
		子行亢盛,引起母行亦亢盛,结果是子母两行皆亢盛	子行虚弱,上累母行,引起母行亦不足,终致子母俱不足

第三节　五行学说在护理学中的应用

一、说明人体五脏的生理功能

1. **说明五脏的生理特点** 按五行属性,肝属木,心属火,脾属土,肺属金,肾属水。木曰曲直,有生长升发、舒畅条达之性,故肝有喜条达而恶抑郁的特点和有疏通气血之功。火曰炎上,有温热之性,故心主血脉以维持体温恒定。土性敦厚,生化万物,故脾居中焦,有受纳、运化水谷、化生气血的作用。金性清肃,收敛肃杀,故肺性清肃,以降为顺。水性滋润、下行闭藏,故肾有藏精、主水之功。

2. **构建天人一体的五脏系统** 五行学说不仅以五行特性类比五脏的生理特点,确定五脏的五行属性,而且还以五脏为中心,推演络绎整个人体的各种组织结构与功能,将人体的形体、官窍、精神、情志等分归于五脏,构建以五脏为中心的生理、病理系统。同时又将自然界的五方、五气、五色、五味等与人体的五脏联系起来,建立了以五脏为中心的天人一体的五脏系统,使人体内外环境联结成一个密切联系的整体(见表3-3)。

表3-3 五行与自然人体关系

自然界					五行	人体					
五味	五色	五气	五季	五方		五脏	五腑	五官	五体	五液	五声
酸	青	风	春	东	木	肝	胆	目	筋	泪	呼
苦	赤	暑	夏	南	火	心	小肠	舌	脉	汗	笑
甘	黄	湿	长夏	中	土	脾	胃	口	肉	涎	歌
辛	白	燥	秋	西	金	肺	大肠	鼻	皮毛	涕	哭
咸	黑	寒	冬	北	水	肾	膀胱	耳	骨	唾	呻

3. 说明五脏之间的生理联系

(1) 以五行相生关系说明五脏之间的资生关系 见图3-4。

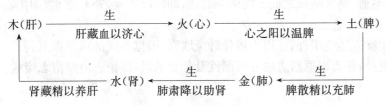

图3-4 五脏资生关系

(2) 以五行相克关系说明五脏之间的制约关系 见图3-5。

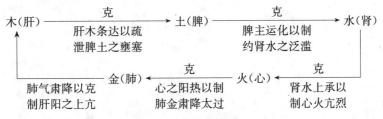

图3-5 五脏制约关系

二、说明人体五脏病理变化及相互影响

五行学说,不仅可用以说明生理情况下脏腑间的相互联系,而且可以说明病理情况下脏腑间的相互影响。脏腑间病理上的相互影响称之为传变。按五行学说相互传变有一定的规律,可分为相生关系的传变和相克关系的传变。

1. **相生关系的传变** 包括"母病及子"和"子病及母"两个方面。母病及子,指母脏之病传及子脏,如肝病及心。子病及母,指疾病从子脏传及母脏,如心病及肝。

2. **相克关系的传变** 包括"相乘传变"和"相侮传变"两个方面。相乘,指相克太过为病,如肝旺,则去乘土。相侮,指反向克制致病,如肝旺,则去侮肺。

三、用于疾病的诊断

五行学说从五脏所主之色、味、脉来诊断本脏之病和以他脏所主之色、味、脉来确定五脏

第二军医大学出版社

相兼病变。如面见青色，喜食酸味，为肝病；面见赤色，口味苦，脉洪，为心病。脾虚患者，而面见青色，是肝病犯脾；心脏病患者，而面见黑色，是肾水凌心。

四、指导疾病的治疗

用五行相生关系确定治疗原则，主要指母子补泻法，即"虚则补其母，实则泻其子"的原则。"虚则补其母"，指补本脏之母，用于本脏的虚证。常用治法有：滋水涵木法，即滋养肾水，以养肝的治法，用于肾阴亏虚而肝阴不足，或肝阳偏亢之证。培土生金法，即补脾气以益肺气，即补脾益肺的治法，用于脾虚肺虚之证。金水相生法，即补肺滋肾的治法，用于肺肾阴虚之证。

用五行相克关系确定的治疗原则，主要是指抑强和扶弱两方面。常用的治法有，抑木扶土法，即梳理肝木，补益脾土，即调理肝脾，用于木盛土虚，木郁土壅之证。培土治水法，即温补脾土，以制肾水，用于脾肾阳虚，不能化气行水之证。佐金平木法，即清肃肺金以平抑肝木，用于肝火亢盛，肺失清肃之证。泻南补北法，即泻南方火，补北方水，即泻心火补肾水，用于肾水不足，心火亢盛之证。

五行学说除上述应用外，还用于指导针灸取穴，根据不同的病情以五行的生克规律进行选穴治疗。此外，还有根据情志的五行属性及相克关系，以情志治疗情志疾病。

第四章　藏象学说

第一节　概　　论

　　藏象学说是在中医整体观念的指导下,通过人体生命现象的观察,运用阴阳五行理论,研究人体各个脏腑的生理功能、病理变化及其关系的学说。"藏象"一词,首见于内经。"藏"是指居于体内的脏腑,"象"是指表现于外的征象。所谓"藏象"是指居于体内的脏腑,其功能变化都有征象表现于外。中医藏象学说依据"有诸内,必形诸外"的原理,通过观察人体在生命活动中表现出来的生理现象、病理表现,与临床上的反复验证来研究人体的脏腑功能。因此,"藏象"概念,不仅仅是指形态学结构的器官,更是一个脏腑的整体宏观功能系统。它反映了脏腑与脏腑之间、脏腑与其他组织器官、自然界之间的关系,这是中医学区别于现代医学的重要特征之一。在中医学中,由于五脏是所有内脏的中心,故"藏象"之所指,实际上是以五脏为中心的 5 个生理病理系统。

　　藏象学说的主要特点是以五脏为中心的整体观。人体是一个有机整体,人体各组成部分之间,结构上不可分割,功能上相互为用,病理上相互影响。藏象学说是以五脏为中心,通过经络系统"内属于腑脏,外络于肢节",将六腑、五体、五官、九窍、四肢百骸等人体各个部分联结成有机整体。五脏,代表人体的 5 个生理系统,人体所有的组织器官都可以包括在这 5 个系统之中(见图 4-1)。

　　藏象学说认为,在五脏系统中,心是生命活动的主宰;各个脏腑之间不是孤立的,每一脏腑之间都有着特定的络属关系。如肾与膀胱,肾为脏,膀胱为腑,两者互为表里,经络上相互络属,生理上相互为用,病理上相互影响。其中,脏起着主导和决定作用,如膀胱的司开合、排尿液作用取决于肾的气化功能。人体的五脏与形体诸窍之间有着密切的联系,使人体构成一个内在脏腑与外在形体紧密联系的有机整体;五脏与人体的气血津液有着密切的联系,这些组成和维持人体生命活动的物质与五脏的功能密切相关;人体精神意识思维活动也与五脏有着不可分割的联系,如心藏神、肺藏魄、脾藏意、肝藏魂、肾藏志;人体的五脏与自然季节的变化有着密切的关系,如心气通于夏、肝气通于春等。

第二节　脏　　腑

　　脏腑是人体内脏的总称。藏象学说按照脏腑的生理功能特点,将其分为脏、腑、奇恒之腑三大类。脏,即心、肝、脾、肺、肾,合称五脏。五脏的共同生理特点是化生和贮藏精气;腑,

第二军医大学出版社

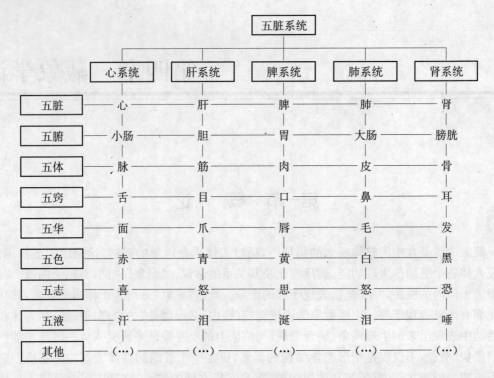

图 4 - 1 五脏系统

是胆、胃、小肠、大肠、膀胱、三焦,总称六腑。六腑的共同生理特点是受盛和传化水谷,因其具有通降下行的特性,故有"六腑以通为用,以降为顺"之说。

一、心与小肠

心位于胸腔之中,外有心包卫护。心在五行中属火,为阳中之阳,通于夏气。其主要功能是主血脉,主神明。心在体合脉,其华在面,开窍于舌,在志为喜,在液为汗。手少阴心经与手太阳小肠经相互属络于心与小肠,构成表里关系。

1. 心 心的生理功能如下。

(1) 主血脉 指心气推动和调控血液在脉管中运行,流注全身,发挥营养和滋润的作用。心、脉、血三者密切相连,构成一个血液循环系统。血液在脉中正常运行,必须以心气充沛,血液充盈,脉道通利为基本条件。其中心脏的正常搏动,对血液循环系统生理功能的正常发挥起着主导作用,故称为心主血脉。

由于心在体合脉,其华在面,开窍于舌,所以可以从脉象、面色、舌色及心胸部的感觉去分析心主血脉功能是否正常。如心主血脉功能正常,则可见脉象和缓有力、面色红润光泽、舌色红活荣润等征象。反之,若心气不充,或血液亏虚,或经脉壅塞不通,则常见心悸怔忡或胸闷、胸痛、脉细涩或结代、唇舌青紫等。

(2) 主神明 神的含义,有广义与狭义之分。广义的神,是整个人体生命活动的外在表现;狭义的神,是指人的精神、意识、思维活动等。心主神明,是说心是人体精神活动的主宰。心主管精神活动,使人的意识、思维、情志等精神活动正常,同时主宰和协调人体的生命活动,使全身各个脏腑形体官窍等的功能正常,相互协调平衡,保持全身安泰,所以称心为"君主之官"。人的精神活动是大脑对外界事物或信息所产生的反映。中医学将人的精神活动分属于五脏，而主要归属于心藏神的功能。所以，心主神明，从一定意义上说，就是以心代脑。若心主神明功能正常，则精神振奋，神志清晰。反之，则出现失眠、多梦，神志不宁等神不守舍的证候，甚至可出现狂妄谵语、健忘和神昏等重证。

心主血而藏神，两者密切相关。血是神志活动的物质基础，若心主血脉的功能异常，也可出现神志的改变。

2. **小肠** 小肠与心通过经脉相互属络，构成表里关系。小肠位于腹中，其上口与胃幽门相接，下口与大肠在阑门相连。

(1) 小肠的生理功能

1) 主受盛化物：受盛，即接受；化物，即消化。小肠的受盛化物功能体现于以下两个方面：①指小肠接受由胃下传的食糜而盛纳之，即受盛作用；②指食糜在小肠内必须停留相当长的时间，以利于进一步消化、吸收，即化物作用。小肠受盛化物功能失调，表现为腹胀、腹泻、便溏等。

2) 主泌别清浊：指小肠中的食糜经小肠进一步消化，分为水谷精微和食物糟粕两部分。水谷精微由小肠吸收，经脾气的转输作用输布全身；无用水液渗入膀胱以为尿液，糟粕下传大肠，最后形成粪便排出体外。由于小肠的泌别清浊功能与尿液的形成有关，故有"小肠主液"之说。临床常用的"利小便以实大便"的治法，就是依据这一原理。

(2) 心与小肠的关系 心与小肠通过经络构成表里关系，其表现在病理上，如心有实火，可移热小肠，使肠的泌别清浊功能异常，而见小便短赤，尿道灼热疼痛，甚至尿血的症状；如小肠有热，可循经上熏于心，而见心烦、舌尖红赤、口舌生疮等症。

二、肺与大肠

肺居胸中，其位最高，故称为"五脏六腑之华盖"。因肺叶娇嫩，易于受邪，又有"娇脏"之称。肺于五行中属金，为阳中之阴，通于秋气。肺的主要生理功能是主气司呼吸，主通调水道，朝百脉，主治节。肺在体合皮，其华在毛，开窍于鼻，在志为忧，在液为涕。手太阴肺经与手阳明大肠经相互属络于肺与大肠，构成表里关系。

1. **肺** 肺的生理功能如下。

(1) 主气司呼吸 肺主气包括主呼吸之气和主一身之气两个方面。①肺主呼吸之气，即通过肺的呼吸作用，从自然界吸入清气和呼出体内浊气，实现机体与外界环境之间的气体交换，以促进宗气的生成，调节气的升降出入，从而保证人体新陈代谢的顺利进行。②肺主一身之气，是指肺有主司一身之气的生成和运行的作用。肺主一身之气的生成，主要体现在参与宗气的生成。宗气的生成，主要靠肺吸入清气与脾胃运化的水谷精气。肺主一身之气的运行，还体现于对全身气机的调节作用。肺有节律的呼吸，对全身之气的升降出入运动起着重要的调节作用。

(2) 主宣发肃降 肺主宣发是指肺气具有向上升宣和向外布散的作用；肺主肃降是指肺气具有向内、向下清肃通降的作用。肺气的宣发作用，主要体现在3个方面：①呼出体内浊气；②将脾所转输来的津液和水谷精微布散全身；③宣发卫气，调节腠理开合。肺气的肃降作用，主要体现在2个方面：①吸入自然界之清气；②将脾转输至肺的津液及部分水谷精微向下、向内布散。肺失宣发，则出现胸闷、咳喘、鼻塞、无汗等症。肺失肃降，则出现气喘、

19

咳痰、咯血等症。

肺气的宣发和肃降,是相反相成的两个方面。宣发与肃降协调,则呼吸均匀通畅,水液得以正常的输布代谢。宣发与肃降失调,则见呼吸失常和水液代谢障碍。

(3)主通调水道　指肺具有疏通和调节全身水液的作用,习惯上称为"通调水道"。通过肺的宣发作用,将脾气转输至肺的水液和水谷之精,向上、向外布散,上至头面诸窍,外达全身皮毛以濡润之;输送到皮毛的部分水液在卫气的推动作用下化为汗液而排出体外。通过肺的肃降作用,将脾气转输至肺的水液和水谷精微,向内向下输送到其他脏腑以濡润之,并将脏腑代谢所产生的浊液下输至膀胱,成为尿液生成之源。正是由于肺有调节水液代谢的作用,故有"肺主行水"、"肺为水之上源"的说法。如通调水道功能失常,可因水湿停聚而生痰生饮,甚至发生水肿等症。

(4)朝百脉,主治节　肺朝百脉,是指一身的血脉均朝会于肺,并通过肺的调节和散布,输布到全身。治节,即治理与调节。肺主治节,是指肺气具有治理调节全身之气及血、水的运行等作用。主要表现在3个方面:①调理全身气机。通过呼吸运动,调节一身之气的升降、出入,保持全身气机调畅。②治理调节血液的运行。通过肺朝百脉和气的升降、出入运动,辅佐心,推动和调节血液的运行。③治理调节津液代谢。通过肺气的宣发与肃降,治理和调节全身水液的输布与排泄。由此可见,肺主治节是对肺的主要生理功能的高度概括,所以肺被称为"相傅之官"。

2. **大肠**　大肠与肺通过经脉相互属络,构成表里关系。主要有传化糟粕的功能。

大肠的生理功能主要为传化糟粕。大肠接受由小肠下传的食物残渣,吸收其中多余的水液,形成粪便。大肠在传变过程中有吸收水分的作用,故有"大肠主津"之说。大肠的传导功能,是胃降浊功能的延续,又与肺的肃降功能相关。此外,大肠的传导功能还与肾的气化功能有关,故有"肾司二便"之说。如大肠传导糟粕功能失常,则出现排便异常,常见的有大便秘结或泄泻。

三、脾与胃

脾位于中焦,在五行属土,为阴中的至阴,与长夏之气相通,旺于四时。其主要功能是主运化、统摄血液、主升清气。脾胃同居中焦,是人体对食物进行消化、吸收并输布其精微的主要脏器。脾在体合肌肉而主四肢,开窍于口,其华在唇,在志为思,在液为涎。足太阴脾经与足阳明胃经相互属络于脾与胃,构成表里关系。由于人体气血的生化,均有赖于脾胃所生的水谷精微,故又称脾胃为"后天之本"、"气血生化之源"。

1. **脾**　脾的生理功能如下。

(1)主运化　运,即营运转输,化,乃化生之意。脾主运化,是指脾具有把水谷转化为精微,并将其输布到全身的生理功能。脾的运化功能包括运化水谷精微和运化水液两个方面。

运化水谷精微,是指食物入胃后,有赖于脾的运化功能,才能将水谷转化为精微,并输布到全身,分别化为精、气、血、津液,内养五脏六腑,外养四肢百骸、皮毛筋肉。如运化功能失常,称为脾失健运,出现食少纳呆,腹胀便溏的病症,久之,还可见倦怠无力等气血亏虚的病变。

运化水液,是指脾对水液的传输与布散具有重要的作用。脾运化水湿,促进水液的输布与排泄,保持人体水液代谢的平衡。脾运化水液功能健全,则水湿不易在体内滞留,若脾失健运,则水湿潴留,产生痰湿、水饮等疾患。脾属土而恶湿,水湿停聚也会影响到脾的运化功能,称为湿困脾土。脾虚湿困和湿困脾土,两者常互为因果。

运化水谷精微和运化水液,是脾主运化的两个方面,两者是同时进行的。食物是人类出生后所需营养的主要来源,是生成精、气、血、津液的主要物质基础,是维持人体生命活动的根本,而食物的消化及其精微的吸收、转输都由脾所主,故脾为"后天之本"。

(2)主升清　"清"指水谷精微等营养物质。升清指通过脾气的上升转输作用,将胃肠道吸收的水谷精微和水液上输于心、肺等脏,通过心、肺的作用化生气血,以营养濡润全身。此外,脾气的升举,还具有维持人体内脏位置的相对稳定,防止其下垂的作用。若脾气不升,则水谷精微不能运化,可出现腹胀、泄泻等证,若脾气下陷,可导致某些内脏下垂,如胃下垂、肾下垂、子宫脱垂、脱肛等。

(3)主统血　指脾气有统摄、控制血液在脉中正常运行而不溢出脉外的功能。脾气统摄血液的功能,实际上是气固摄作用的体现。脾为气血生化之源,脾气健运,一身之气自然充足。气足则能摄血,故脾统血与气摄血是统一的。脾气健旺,气足而固摄作用健全,血液则循脉运行而不溢出脉外。若脾失健运,则气对血固摄无权,从而导致出血,称为脾不统血,可见到便血、肌出血、崩漏等症状。

2. **胃**　胃与脾同居中焦,以膜相连,胃与脾通过经脉相互属络,构成表里关系。胃与脾在五行中皆属土:胃为阳明燥土,属阳;脾为太阴湿土,属阴。胃的主要生理功能是主受纳和腐熟水谷,生理特性是以降为顺,喜润恶燥。

(1)胃的生理功能

1)主受纳、腐熟水谷:受纳,即接受和容纳;腐熟,是指将食物初步消化,并形成食糜。饮食入口,经过食管进入胃中,在胃气的通降作用下,由胃接受和容纳,暂存于其中,故称胃为"太仓"。容纳于胃中的食物,经过胃气的磨化和腐熟作用后,下传于小肠作进一步消化,其精微物质被吸收,并由脾气转输而营养全身。胃的受纳和腐熟功能正常则食欲正常,饥饱有时,如失常,则食欲不振,胃脘作痛。由于人体气血津液的化生,都需要依靠食物的营养,故胃又被称为"水谷气血之海"。

中医学认为,脾胃对水谷的运化、气血的化生至关重要。胃气盛衰的有无,关系到人体生命的存亡。临床上诊治疾病,十分重视胃气。"保胃气"是重要的治疗原则,有胃气则生,无胃气则亡。

2)主通降:胃为"水谷气血之海",胃气下降,水谷方能下行,故有"胃气以降为顺"之说。通降是受纳的前提条件,胃失通降,则出现纳呆,胃脘胀满或疼痛、大便秘结等胃失和降之证;若胃气不降反而上逆,则出现恶心、呕吐、呃逆、嗳气等胃气上逆之候。

(2)脾与胃的关系　脾胃同居中焦,经脉相互络属,构成表里关系。功能上胃主受纳,脾主运化,两者密切配合,共同完成水谷的消化、吸收和输布,从而化生气血滋养全身,故脾胃为"后天之本"。

脾气主升,胃气主降,升降相因,故脾胃为人体气机升降的枢纽。脾升,则水谷精微上输心肺,化生气血;胃降,则水谷及其糟粕得以下行,便于消化、吸收和排泄。脾升胃降,相辅相成,共同完成水谷的腐熟与运化。

脾喜燥恶湿,胃喜润恶燥。脾阳健运,则能升能化,其喜燥恶湿。胃阴充足,则能受纳腐熟,其喜润恶燥。脾胃燥湿相济,饮食方能正常消化。

21

脾与胃,一阴一阳,一纳一运,升降相因,燥湿相济。在生理上相互维系、相互制约,在病变时相互影响。如脾失健运,则胃不受纳,而出现食少纳呆、不思饮食的症状。如湿困脾土,清气不升,也可影响胃的受纳和通降,而出现恶心、呕吐、脘腹胀满症状。反之,胃失通降,亦可影响到脾的运化与升清,出现腹胀、泄泻等症状。

四、肝与胆

肝位于腹腔,横膈之下,右胁之内。肝在五行属木,为阴中之阳,通于春气。其主要功能是主疏泄和主藏血。肝在体合筋,其华在爪,开窍于目,在志为怒,在液为泪。胆附于肝,足厥阴肝经与足少阳胆经相互属络于肝与胆,构成表里关系。

1. **肝** 肝的生理功能如下。

(1) 主疏泄 指肝具有升发、开泄的生理特点。肝主疏泄功能,主要表现在 3 个方面。

一是调畅气机。气机,是气的升降、出入运动。肝的疏泄功能,能调畅气机,使全身脏腑经络之气的运行畅达有序。肝的疏泄功能失常,一般可分 2 种情况:①肝的疏泄功能不足,即肝的升发、开泄功能受到阻碍,形成气机不畅、肝气郁结的病理变化;②肝的疏泄功能太过,而致气的升发太过、下降不及,形成"肝气上逆"、"肝火上炎"等病理变化,而出现头目胀痛、面红目赤、心烦易怒等现象。血液的运行和津液的输布、代谢,亦有赖于气机的调畅。若气机郁滞,则血和津液的运行势必受到影响,如血滞为瘀或津停为痰等。

二是促进脾胃的运化功能。肝气疏泄,调畅气机,有助于脾胃之气的升降,从而促进脾胃的运化功能。同时,食物的消化、吸收还要借助于胆汁的分泌和排泄,胆汁乃肝之余气所化,其分泌和排泄受肝气疏泄功能的影响。肝气的疏泄功能正常发挥,胆汁才能够正常地分泌与排泄。如肝失疏泄,影响脾胃的升降,则出现腹胀、肠鸣、泄泻、胃脘痛、嗳气、恶心、呕吐等症状。

三是调畅情志。情志活动,指人的情感、情绪变化,是精神活动的一部分。人正常的情志活动,主要依赖于气血的正常运行。肝气能调畅气机,促进血液运行,因而能使人心情舒畅,既无亢奋,也无抑郁。肝气的疏泄功能正常,则气机调畅,气血和调,心情舒畅,情志活动正常;若肝气的疏泄功能不及,肝气郁结,可见心情抑郁不乐,悲忧善虑;若肝气郁而化火,或大怒伤肝,肝气上逆,可见烦躁易怒、亢奋激动。

此外,女子的排卵与月经来潮,男子的排精等,与肝气的疏泄功能也有密切的关系。

(2) 主藏血 指肝脏具有贮藏血液、调节血量和防止出血的功能。人体内的血液分布,常随着各种不同的生理状况而改变,这种血量的改变,主要取决于肝的贮藏和调节。人处于安静状态时,部分血液藏于肝。人处于活动状态时,肝将所贮藏的血液输布人体,以供所需。肝藏血功能失常,常出现两种情况:①肝血不足。血不养目则两目干涩眼花,或夜盲;血不养筋则筋脉拘急,肢体麻木、屈伸不利等,女性还可出现月经量少或闭经。②肝不藏血,常可见到吐血、鼻衄等出血的症状;女性可出现月经量多、逆经,甚至崩漏等症。

肝主疏泄,其用属阳,又主藏血,其体属阴,故有"肝体阴而用阳"之说。肝的疏泄功能和藏血功能是相辅相成、相互为用的。肝主疏泄关系到人体气机的调畅,肝主藏血关系到血液的贮藏和调节,故两者密切的关系就体现为气与血的和调。肝疏泄功能正常,有赖于血之濡养。肝血的濡养功能,有赖于疏泄功能正常才能发挥。若肝失疏泄,肝气郁滞,可导致血瘀证;气郁化火,迫血妄行,或肝气上逆,血随气逆,可见吐血或女性崩漏等出血证;肝阴不足,失其柔和凉润之能,可致肝阳升泄太过,甚或导致阳亢风动等病变;肝血亏虚,失其濡养之能,可致筋目失养的病变。

2. 胆　为六腑之一,又属奇恒之腑。其位于右胁下,附于肝之短叶间。胆与肝通过经脉相互属络,构成表里关系。

(1) 胆的生理功能

1) 贮藏、排泄胆汁:胆内盛胆汁。胆汁来源于肝,由肝之精气化生。胆汁生成后,进入胆腑,由胆腑浓缩并贮藏。贮藏于胆腑的胆汁,在肝气的疏泄作用下排泄而注入肠中,以促进饮食水谷的消化和吸收。

2) 主决断:是指胆在精神意识思维活动中,具有判断事物、作出决定的作用。如胆有病则往往出现情志的异常,如胆火上炎,则惊悸烦躁,易急易怒;若胆气不足,则失眠多梦,易惊易恐。

(2) 肝与胆的关系　肝藏血而主疏泄,胆贮藏精汁而主升发,两者共司疏泄,关系极为密切,临床上常见肝胆同病。另外,肝主谋虑,胆主决断,共同起到调节情志活动的作用。

五、肾与膀胱

肾位于腰部脊柱两侧,左右各一。肾在五行属水,为阴中之阴,通于冬气。其主要功能是藏精,主生长、发育和生殖,主水,主纳气。由于肾藏先天之精,主生殖,为人体生命之本原,故称肾为"先天之本"。肾精化肾气,肾气分阴阳,肾阴与肾阳能资助、促进、协调全身脏腑之阴阳。肾在体合骨,生髓,其华在发,开窍于耳及二阴,在志为恐,在液为唾。足少阴肾经与足太阳膀胱经相互属络于肾与膀胱,构成表里关系。

1. 肾　肾的生理功能如下。

(1) 藏精　主生长、发育和生殖。肾藏精,是指肾具有贮存、封藏人体精气的生理功能。肾所藏之精包括"先天之精"和"后天之精"。先天之精来源于父母,是形成生命(胚胎)的重要物质,是生命的构成本源。后天之精来源于脾胃运化的水谷精微,此精微输布到全身,维持各个脏腑生理活动,所余部分,藏之于肾。肾中所藏"先天"、"后天"之精,两者密切相关。先天之精有赖于后天之精的补充,后天之精的化生,有赖于先天之精的资助。两者相互依存,相互补充,共同组成肾中之精,以促进人体的生长、发育,进而产生"生殖之精",以繁衍后代。

肾中所藏之精是人体生命之源,对人体生长发育和生殖起着极其重要的作用。人体的生、长、壮、老、已的生命过程,以及在生命过程中的生殖能力,都取决于肾精的盛衰。人自幼年开始,肾精逐渐充盈,产生天癸。天癸,是肾精充盈到一定程度而产生的一种精微物质,具有促进人体生殖器官发育成熟和维持人体生殖功能的作用。天癸来至,则女子月经来潮,男子出现排精现象,说明性器官已经成熟,具备了生殖能力。其后,肾精不断充盈,维持人体生殖功能旺盛。中年以后,肾精逐渐衰少,天癸亦随之衰减,以至竭绝。没有了天癸的激发作用,生殖功能逐渐衰退,生殖器官日趋萎缩,最后丧失生殖功能而进入老年期。《素问·上古天真论》中对肾中精气与人体生、长、壮、老、已规律之间的关系进行了论述(见表4-1)。

第二军医大学出版社

表 4-1 肾主生长发育在不同年龄阶段中的体现

年龄阶段	肾中精气	天癸	表　　现
幼年	未充	未至	发长，齿更，骨骼生长；尚无生殖能力
青年	渐充	至	发育至成熟，身体长成；开始具有生殖能力
壮年	充盛	有	身体盛壮，精力充沛；具有生殖能力
老年	衰少	衰竭	发脱，齿落，形体衰老；丧失生殖能力

依据肾精主司人体生长发育和生殖的理论，临床上防治某些先天性疾病、生长发育迟缓、生殖功能低下等，以及优生优育、养生保健、防止衰老，都应从补养肾精、肾气入手进行调理。

中医学认为，精与气之间可以相互转化，故肾精和肾气亦可相互转化，可以互称。肾中精气对各个脏腑所起作用可以概括为肾阴和肾阳两个方面，其中对各个脏腑具有滋养、濡润作用的称为肾阴，将对各个脏腑起到温煦、促进作用的称为肾阳。肾阳为一身阳气之本，肾阴为一身阴气之源。肾阴与肾阳，相互制约，相互为用，维系全身阴阳的平衡。平衡失常，则产生肾阳虚与肾阴虚。若肾阳虚衰，温煦、推动等功能减退，则脏腑功能减退，机体的新陈代谢减缓，产热不足，精神不振，发为虚寒性病证。若肾阴不足，抑制、宁静、凉润等功能减退，则致脏腑功能虚性亢奋，新陈代谢相对加快，产热相对增多，精神虚性躁动，发为虚热性病证。同时，由于肾精需要五脏精气的滋养，五脏功能失调，日久累积，使肾中精气亏虚，而导致肾的阴阳失调，称为久病及肾。其中包括肾阴、肾阳的长久失调而导致的"阴损及阳"与"阳损及阴"的阴阳两虚之证。此外，若肾中精气亏虚，而其阴阳失调之证不明显时，临床上称为"肾精不足"或"肾气虚"。

(2) 主水　肾主水是指肾气具有主司和调节全身水液代谢的功能。水液的输布和排泄是一个十分复杂的生理过程。肾气对于水液代谢的主司和调节作用，主要体现在以下两个方面：①肾气对参与水液代谢脏腑功能具有促进作用。机体水液的输布与排泄，是在肺、脾、肾、胃、大肠、小肠、三焦、膀胱等脏腑的共同参与下完成的。但上述脏腑的生理功能的发挥，均离不开肾气的蒸腾汽化作用。②肾气的生尿和排尿作用。水液代谢过程中，各脏腑形体官窍代谢后产生的浊液（废水），通过三焦水道下输于肾，在肾气的蒸化作用下，分为清、浊，清者回吸收，由脾气的转输作用通过三焦水道上腾于肺，重新参与水液代谢；浊者则化为尿液，在肾与膀胱之气的推动作用下排出体外。如肾中精气充足，气化功能正常，则开合协调，小便正常。若肾的气化功能失常，则关门不利，膀胱开合失司，出现尿少、水肿等，或出现小便清长、尿多、尿频的症状。

(3) 主纳气　肾主纳气是指肾气有摄纳肺所吸入的自然界清气，保持吸气的深度，防止呼吸表浅的作用。肾的纳气功能，实际上是肾气的封藏作用在呼吸运动中的具体体现。肺吸入的清气必须下达于肾，实际上是强调肺的呼吸在肾气的封藏作用下维持一定的深度。若肾精亏虚，肾气衰减，摄纳无力，肺吸入之清气不能下纳于肾，则会出现呼吸表浅，或呼多吸少，动则气喘等病理表现，称为"肾不纳气"。

2. 膀胱　位于小腹的中央，是贮存和排泄尿液的器官。它与肾通过经脉相互属络，构成表里关系。

（1）膀胱的生理功能　是储存和排泄尿液。人体的津液通过肺、脾、肾等脏的作用，布散全身，其代谢后的浊液（废水）则下归于肾，经肾气的蒸化作用，其清者回流体内，重新参与水液代谢；浊者下输于膀胱，变成尿液，由膀胱储存。尿液在膀胱中潴留至一定程度后，会及时地排出体外。膀胱储尿与排尿功能，主要依靠肾的气化作用。

（2）肾与膀胱的关系　肾与膀胱通过经络互为络属，构成表里关系。肾主水液而司二便，膀胱储尿液而司开合，两者关系密切。若肾中精气充足，气化正常，膀胱开合有度，人体水液代谢正常。若肾气不足，气化失常，则膀胱开合失常，出现小便不利或失禁，或遗尿、尿频等症。

六、三焦

三焦是上焦、中焦、下焦的合称。①一般将膈以上称作上焦，包括心与肺。上焦的生理特点是主气的宣发和升散，即宣发卫气，布散水谷精微和津液以营养滋润全身。②膈以下、脐以上称为中焦，包括脾胃和肝胆等脏腑。中焦具有消化、吸收并输布水谷精微和化生血液的功能。③脐以下的部位为下焦，包括小肠、大肠、肾、膀胱、女子胞、精室等脏腑。下焦的功能主要是排泄糟粕和尿液。三焦与心包通过经脉相互属络，构成表里关系。三焦的生理功能主要是能行诸气和运行水液。

（1）通行诸气　指三焦是诸气上下运行的通路和气化的场所。肾藏先天之精化生的元气，自下而上运行至胸中，布散于全身；胸中气海中的宗气，自上而下到达脐下，以资先天元气，合为一身之气，皆以三焦为通路。

（2）运行水液　是指三焦是全身水液上下输布运行的通道。全身水液的输布和排泄，是由肺、脾、肾等脏器的协同作用而完成的，但必须以三焦为通道，才能升降出入运行。如果三焦水道不通利，则肺、脾、肾等脏器的输布调节水液代谢的功能将难以实现，所以又把水液代谢的协调平衡作用，称作"三焦气化"。

第三节　奇恒之腑

奇恒之腑包括脑、髓、骨、脉、胆、女子胞。它们在形态上多为中空而与腑相似，但在功能上主藏精气，与五脏的功能特点相似。奇恒之腑除胆以外，与五脏都没有表里配合关系，亦无五行属性。

第二军医大学出版社

第五章 气、血、津液

气、血、津液是构成人体以及维持人体生命活动的基本物质。这些物质的生成及在体内的代谢，又依赖于脏腑、经络、形体、官窍的正常生理活动才得以进行。因此，这些基本物质在生理和病理上，与脏腑经络、形体、官窍之间，始终存在着相互依赖、相互影响的密切关系。

第一节 气

一、概念

中医学的气是人体内活力很强、运行不息的极精微物质，是构成人体和维持人体生命活动的基本物质之一。气具有很强的活性，不断运动的特性，对人体生命活动具有推动和温煦作用，因而中医学中以气的运动变化来阐释人体的生命活动。

二、气的生成

人体之气主要来源于3个方面：①禀受于父母的先天之精气；②水谷所化生的水谷之气；③吸入的自然界的清气。先天之精气藏于肾，为肾精所化；水谷之精气，依赖脾胃运化水谷而产生；自然界的清气则由肺司呼吸而摄入，此三者相互结合而产生人体之气。

从气的生成看，除与先天禀赋、后天饮食营养以及自然环境等状况有关外，与肾、脾、肺的生理功能密切相关。这些脏腑功能正常，则人体的气才能充沛。反之，则可影响气的生成。

1. **肾为生气之根** 肾藏先天之精，并受后天之精的充养。先天之精是肾精的主体成分，先天之精所化生的先天之气（即元气），是人体之气的根本。

2. **脾胃为生气之源** 脾主运化，胃主受纳，共同完成对饮食水谷的消化吸收。水谷之精及其化生的血与津液，皆可化气，统称为水谷之气。在气的生成过程中，脾胃的功能尤为重要。因脾胃所化生的水谷精气，不仅是人体之气的主要成分，先天之精气亦需水谷精气的濡养，才可充盈，肺亦需水谷精气的充养，方能正常地主气司呼吸。

3. **肺为生气之主** 肺主气，主司宗气的生成，在气的生成过程中占有重要地位。

三、气的运动

气的运动称作气机。气的运动形式，因气的种类与功能的不同而有所不同，简单地归纳为升、降、出、入4种基本形式。所谓升，是指气自下而上地运行；降，是指气自上而下地运行；出，是指气由内向外地运行；入，是指气自外向内地运行。例如呼吸，呼出浊气是出，吸入清气是入。而呼气是由肺向上经喉、鼻而排出体外,既是出,又是升;吸气是气流向下经鼻、喉而内入肺脏,既是入,也是降。

气的升、降、出、入运动,是人体生命活动的根本,贯穿于生命活动的始终。一旦气的升、降、出、入运动停止,也就意味着生命活动的终止。气的升、降、出、入之间的相对平衡才能维持人体各脏腑生理功能的正常,平衡失调,就会影响五脏六腑的协调统一而发生种种病变。如气的运行阻滞,称为"气滞";气的上升太过或下降不及,称为"气逆";气的上升不及或下降太过,称为"气陷";气不能内守而外逸,称为"气脱"等,均为气升、降、出、入紊乱所产生的病变。

气的升、降、出、入运动,是通过脏腑的生理活动表现出来。以五脏而论,心、肺位置在上,在上者宜降;肝、肾位置在下,在下者宜升;脾、胃位置居中,通连上下,为升降转输的枢纽。再如肺司呼吸,呼出为出,吸气为入,宣发为升,清肃为降。所以,无论是每个脏腑的生理活动,还是五脏六腑的相互作用,实质上都是气机升、降、出、入运动的具体体现。

气的运动所产生的各种变化称为气化。例如体内精微物质与能量之间的互相转化,以及废物的排泄等等都属气化。在中医学中,气化是指由人体之气的运动而引起的精气、血、津液等物质与能量的新陈代谢过程,是生命最基本的特征之一。气机是气化赖以进行的前提与条件,气化又是气的各种运动形式的体现。可见,气的运动及气化过程是密切相关的。这个过程一旦停止就意味着生命活动的终结。

四、气的生理功能

气的生理功能,主要有5个方面。

1. **推动作用**　气对人体的生长发育,各个脏腑组织的功能活动,血的生成与运行,津液的生成、输布和排泄等,均起着激发和推动作用。若气的推动作用减弱,则会产生各个脏腑经络组织的生理功能减退,血液、津液的生成、运行和排泄障碍,机体的生长发育迟缓或早衰等病理表现。

2. **温煦作用**　气属阳,对人体的脏腑、经络等组织器官,以及血与津液,都具有温煦作用。若气的温煦作用失常,可出现畏寒怕冷,四肢不温,脘腹冷痛,寒凝血瘀等症状。

3. **防御作用**　气具有护卫肌表,防御外邪入侵,驱除侵入人体内的病邪的功能。气的防御功能正常,则邪气不易入侵;或虽有邪气侵入,也不易发病;即使发病,也易于治愈。气的防御功能决定着疾病的发生、发展和转归。

4. **固摄作用**　气对于体内血、津液、精等液态物质有固护、统摄和控制作用,从而防止这些物质无故流失,保证它们在体内发挥正常的生理功能。气的固摄作用具体表现为:①统摄血液,使其在脉中正常运行,防止其逸出脉外;②固摄汗液、尿液、唾液、胃液、肠液,控制其分泌量、排泄量和有规律地排泄,防止其过多排出及无故流失;③固摄精液,防止其妄加排泄。

5. **气化作用**　是指通过气的运动而产生各种变化。具体说,是指精、气、血、津液各自的新陈代谢及其相互转化,如水谷精气转化为气、血、津液,津液通过代谢,转化为汗液和尿液等。气化功能失常,则影响到气、血、津液的新陈代谢,影响食物的消化吸收,及汗液、尿液和粪便等的排泄,从而形成各种病变。

气的5个功能,密切配合,相互为用,维持人体正常的生命活动。

27

五、气的分类

人体之气,由于生成来源、分布部位及功能特点的不同,有着各自不同的名称。气的分类主要有以下几种。

1. 元气　又称"真气",是人体诸气中最基本、最重要的气,是人体生命活动的原动力。元气来源于肾,为先天之精所化生,又有赖于后天水谷精气的滋养和补充。元气通过三焦分布全身,内而脏腑,外而腠理,无处不达。元气具有激发和推动脏腑组织器官功能活动的作用。元气充沛,则脏腑功能旺盛,身体强健而少病,元气不足,则脏腑功能低下,身体虚弱而多病。

2. 宗气　又称"大气",由肺吸入的自然界清气相与脾胃化生的水谷之精气结合而成。宗气积聚于胸中,其功能为走息道以司呼吸,贯心脉以行气血。《素问·平人气象论》曰:"胃之大络,名曰虚里,贯鬲络肺,出于左乳下,其动应衣,脉宗气也"。虚里位于左乳正下三寸,为宗气之外候,临床上常可在"虚里"处来诊断宗气的盛衰。

3. 营气　是与血共行于脉中的气。营气由脾胃运化的水谷精气中的精华部分所化生。其分布于脉内,成为血液的组成部分而营运全身。营气的主要功能是化生血液和营养全身。由于营行脉内,随血运行,营养全身,与血的关系极为密切,故营血常常并称。

4. 卫气　是人体阳气的一部分,其主要由脾胃运化的水谷精气中的慓疾滑利部分所化生。其运行于皮肤肌肉之间,薰于肓膜,散于胸腹,内至胸腹脏腑,外而皮肤肌腠,布散全身。卫气的功能有 3 个方面:①护卫肌表,防御外邪;②温煦脏腑,润泽皮毛;③司汗孔开合。

营气和卫气,都以水谷精微为其主要来源,但营行脉中,卫行脉外。营主内守而属阴,卫主卫外而属阳,两者相互协调,不失其常,才能维持正常的腠理开合,以防御外邪。如营卫不和,则腠理开合失调,而防御外邪的能力减弱。

第二节　血

一、概念

血是循行于脉中而富有营养的红色液态物质,是构成人体和维持人体生命活动的基本物质之一。血循脉而流于全身,发挥营养和滋润作用,为各脏腑、经络、形体、官窍的生理活动提供营养物质,是人体生命活动的根本保证。脉是血液运行的管道,血液在脉中循行于全身,所以又将脉称为"血府"。若因外伤等原因,血液不在脉中运行而逸出脉外,则形成出血,称为"离经之血"。

二、血的生成

血液主要来源于水谷精微,而水谷精微的化生,有赖于脾胃的运化,所以说脾胃为气血生化之源。此外,在血的化生过程中,还要通过营气和心、肺的作用,经过一系列气化过程,而得以化生为血液。《灵枢·营卫生会》中说:"中焦亦并胃中,出上焦之后,此所受气者,泌糟粕,蒸津液,化其精微,上注于肺脉,乃化而为血,以奉生身,莫贵乎此,故独得行于经隧,命曰营气"。正说明了营气、心、肺与血液生成的关系。

此外,精与血之间有着相互滋生与转化的关系,被称为"精血同源"。血能生精养精,精能生血化血。精藏于肾,血藏于肝,若肝血充盈,则肾有所藏,精有所资;若肾精充盈,则肝有所养,血有所充。

三、血的功能

血主要具有濡养和滋润两个方面的功能。血液由水谷精微所化生,含有人体所需的丰富的营养物质。血在脉中循行,对全身各脏腑组织器官起着濡养和滋润作用,以维持其生理功能的发挥,保证了人体生命活动的正常进行。如血不足,失其濡养的作用,则可出现面色萎黄、肌肉瘦削、肌肤干涩、毛发不荣、肌肤麻木或运动无力、失灵等症。血还是机体精神活动的主要物质基础,血液充盛,血脉调和,其精力充沛,神志清晰,感觉灵敏,思维敏捷。若血虚、血热或血瘀,均可出现不同程度的精神疲惫、健忘、失眠、多梦、烦躁、惊悸,甚至神志恍惚、谵妄、昏迷等症。

第三节 津 液

一、概念

津液,是人体一切正常水液的总称,包括各脏腑形体、官窍的内在液体极其正常的分泌物。它是构成人体和维持生命活动的基本物质之一。

津液是津和液的统称,两者同属水液,来源于饮食,由脾胃运化而生成。在津液中,质地较清稀,流动性较大,布散于体表皮肤、肌肉和孔窍,并能渗入血脉之内,起滋润作用的,称为津;质地较浓稠,流动性较小,灌注于骨节、脏腑、脑、髓等,起濡养作用的,称为液。两者在运行代谢过程中可相互补充、相互转化、津液并称。病理上相互影响,伤津与脱液主要体现在程度的不同,有"伤津"和"脱液"的区别,在辨证论治中须加以区分。

二、津液的代谢

1. **津液的生成** 津液来源于饮食水谷,与脾胃及小肠、大肠等脏腑的生理功能活动有关。

2. **津液的输布** 津液在体内的输布主要依赖于肾气的蒸化和调控、脾气的运化、肺气的宣降、肝气的疏泄和三焦的通利。

3. **津液的排泄** 津液的排泄主要通过排出尿液和汗液来完成。此外,呼气和粪便也将带走一些水分。津液的排泄主要与肾、肺、脾的生理功能有关。

综观津液的生成、输布和排泄过程,是诸多脏腑相互协调、密切配合而完成的,其中尤以脾、肺、肾三脏的综合调节为首要。

三、津液的功能

津液的生理功能主要有滋润濡养的功能。如布散于体表的津液,可滋润皮毛肌肉;输注于孔窍的津液,具有滋润官窍的作用;渗入血脉的津液,可充养血脉;渗注骨、脊、脑的津液,

第二军医大学出版社

可充养骨髓、脊髓、脑髓；此外，津液还可以调节体内外环境的阴阳相对平衡，随外环境的改变，通过津液代谢所化之汗尿的排泄以维持正常体温。

第四节　气、血、津液之间的关系

一、气与血的关系

气属阳，血属阴。气是血液生成和运行的动力，血是气的化生基础和载体，因而有"气为血之帅，血为气之母"的说法。

1. 气为血之帅

（1）气能生血　血液的化生离不开气与气化功能。血液的主要成分，来源于脾胃所化生的水谷精气。而水谷精气，又通过脾、心、肺等脏的气化作用，变化而为血。临床上治疗血虚的病变，常常以补气药配合补血药使用，取得较好疗效，即是源于气能生血的理论。

（2）气能行血　血属阴主静，血液的运行离不开气的推动作用。血液的运行有赖于心气、肺气的推动及肝气的疏泄调畅。气行则血行，气滞则血瘀。如气虚则血行无力；气逆则血随气升，出现面红目赤，甚至吐血、衄血；气陷则血随气陷，出现下血、崩漏等症。临床上在治疗血液运行失常时，常常配合补气、行气、降气、升提的药物，即是气能行血理论的实际应用。

（3）气能摄血　血液能正常循行于脉中离不开气的固摄作用。气能摄血主要体现在脾气统血的生理功能之中。如气虚不能摄血，可出现各种出血的病证。

气能生血、行血和摄血的3个方面体现了气对于血的统率作用，故概括地称之为"气为血之帅"。

2. 血为气之母　血为气之母，包含血能养气和血能载气两个方面。

（1）血能养气　气的充盛及其功能发挥离不开血液的濡养。在人体各个部位中，血不断地为气的生成和功能活动提供营养，故血足则气旺。

（2）血能载气　气存于血中，必须依附于血而不致散失，赖血之运载而运行全身。血液虚少的患者，相应会出现气虚病变。而大失血的患者，气亦随之发生大量地丧失，导致气的涣散不收，称为"气随血脱"。

二、气与津液的关系

气与津液的关系与气与血的关系相近。

1. 气能生津　气是津液生成的动力，津液的生成依赖于脾胃化生的水谷精气。故脾胃之气健旺，则津液化生有源。脾失健运，则津液不足，临床上可见气津两伤之证。

2. 气能行津　气是津液在体内正常输布运行的动力，津液的输布、排泄等代谢活动离不开气的推动作用和升降出入的运动。津液由脾胃化生之后，经过脾、肺、肾及三焦之气的升降出入运动，推动津液输布到全身各处，以发挥其生理作用。通过代谢所产生的废液和人体多余的水分，又转化为汗、尿或水汽排出体外。而津液在体内输布转化及排泄的一系列过程都是通过气化来完成的。如若气虚，推动作用减弱，气化无力进行，或气机郁滞不畅，气化受阻,都可以引起津液的输布、排泄障碍,并形成痰、饮、水、湿等病理产物,病理上称为"气不行水","气不化水"。

3. **气能摄津**　气的固摄作用可以防止体内津液无故地大量流失,气通过对津液排泄的有节控制,维持着体内津液量的相对恒定。

4. **津能载气**　津液是气运行的载体之一。在血脉之外,气的运行则依附于津液。当津液大量外泄时,可出现"气随津脱"的病证。

三、血和津液之间的关系

血和津液都由饮食水谷精微所化生,都具有滋润濡养作用,两者之间可以相互滋生、相互转化,这种关系称为"津血同源"。津液是血液化生的组成部分,脉中津液也可以渗出脉外而化为津液,以濡润脏腑组织和官窍,也可弥补脉外津液的不足。其中,津液可化为汗液排泄于外,故又有"血汗同源"之说。因此,失血的患者,临床不宜用汗、吐、下三法损伤津液。对于津液大亏的患者,亦不可用破血、逐血的峻剂。

第二军医大学出版社

第六章 经络与腧穴

第一节 经 络

一、经络的概念

经络是指人体运行气血、联络脏腑、沟通内外、贯通上下的径路。经络是经脉和络脉的总称。"经",有路径的含义,经脉贯通上下、沟通内外,是经络系统中的主干;"络",有网络的含义,络脉是经脉的分支,纵横交错,遍布全身。

经络将人体脏腑组织器官联系成为一个有机的整体。人体通过经络运行气血,调节阴阳平衡,使各部的功能活动得以保持协调。针灸治疗时的辨证归经和循经取穴等,都以经络理论为依据。

经络学说阐述人体经络系统的循行分布、生理功能、病理变化及其与脏腑的相互关系。经络学说是中国古代医家在医疗实践过程中不断总结,逐渐形成的,包括对人体解剖和生理病理现象的观察,对针刺腧穴产生的针感传导现象的观察,以及对腧穴主治作用的归纳分析等。经络学说在战国时代已基本形成。

二、经络系统的组成

经络系统由经脉和络脉组成。其中经脉包括十二经脉和奇经八脉,以及附属于十二经脉的十二经别、十二经筋、十二皮部;络脉有十五络、浮络、孙络等。其基本内容见图6-1。

1. 十二经脉

(1)十二经脉的含义 十二经脉是手三阴经、手三阳经、足三阴经、足三阳经的总称。它们是经络系统的主体,故又称为"正经"、"十二正经"。

(2)十二经脉的命名 十二经脉的名称是根据脏腑、手足、阴阳而定的(见表6-1)。十二经脉分别隶属于十二脏腑,各经都用其所属脏腑的名称命名。五脏(及心包)属阴,与其对应的经均称为阴经;六腑属阳,与其对应的经均称为阳经。对五脏及心包而言,膈以上的肺、心包、心三阴经分属于手,膈以下的脾、肝、肾三阴经则分属于足;与各脏相表里的腑亦相应分属于手或足。六腑分属手、足并不是根据腑的部位上下,而是随其相表里的脏分属手或足,如肺经分属于手,肺与大肠相表里,大肠经亦分属于手。阴经和阳经则又根据阴及阳的盛衰不同,分别称为太阴、少阴、厥阴及阳明、太阳、少阳。

(3)十二经脉的表里关系 十二经脉内属于脏腑,脏与腑有表里相合的关系,阴经和阳经亦有表里关系。即手太阴肺经与手阳明大肠经相表里,手厥阴心包经与手少阳三焦经相表里,手少阴心经与手太阳小肠经相表里,足太阴脾经与足阳明胃经相表里,足厥阴肝经与足少阳胆经相表里,足少阴肾经与足太阳膀胱经相表里。互为表里的经脉在生理上密切联系,病变时相互影响,治疗时相互为用。

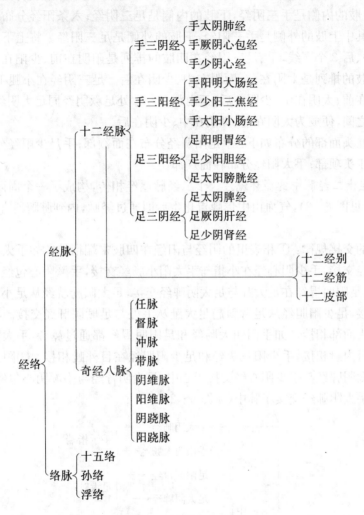

图6-1 经络系统表

表6-1 十二经脉名称表

阴 经	阳 经
手太阴肺经	手阳明大肠经
手厥阴心包经	手少阳三焦经
手少阴心经	手太阳小肠经
足太阴脾经	足阳明胃经
足厥阴肝经	足少阳胆经
足少阴肾经	足太阳膀胱经

33

（4）十二经脉在体表的分布规律　十二经脉左右对称地分布于头面、躯干和四肢。将上肢的掌侧即屈侧称为"内侧"，背侧即伸侧称为"外侧"，将下肢向正中线的一侧称为"内侧"，远离正中线的一侧称为"外侧"，下肢的后部称为"后侧"，则六条阴经分布于四肢的内侧和胸腹，其中上肢的内侧是手三阴经，下肢的内侧是足三阴经；六条阳经分布于四肢的外侧和头面、躯干，其中上肢的外侧是手三阳经，下肢的外侧是足三阳经。将上下肢的内侧和外侧都分成前、中、后3个区线，手、足三阳经在四肢的排列是阳明在前、少阳在中、太阳在后。手三阴经在上肢的排列是太阴在前、厥阴在中、少阴在后。足三阴经在小腿下半部及足背，其排列是厥阴在前、太阴在中、少阴在后，至内踝上8寸处足厥阴经同足太阴经交叉后，循行在太阴与少阴之间，便成为太阴在前、厥阴在中、少阴在后。

六条阳经在头面部的分布如下：手足阳明经分布在面额部；手足少阳经分布在头侧部；足太阳经分布于头项部；手太阳经分布在面颊部。

（5）气血在十二经脉中的循环流注　十二经脉逐经相传，构成了一个周而复始、如环无端的传注系统（见图6-2），气血由中焦脾胃化生后即通过经脉，内到脏腑器官，外达肌表，营养全身。

十二经脉的交接规律：①相表里的阴经与阳经在四肢末端衔接。如手太阴肺经在示指与手阳明大肠经交接，手少阴心经在小指与手太阳小肠经交接，手厥阴心包经在环指与手少阳三焦经交接，足阳明胃经在足大趾与足太阴脾经交接，足太阳膀胱经从足小趾斜趋足心与足少阴肾经交接，足少阳胆经从足背斜趋足大趾丛毛处与足厥阴肝经交接。②阳经与阳经（指同名经）在头面部相接。如手阳明大肠经和足阳明胃经都通过鼻旁，手太阳小肠经与足太阳膀胱经在目内眦相接，手少阳三焦经和足少阳胆经在目外眦相接。③阴经与阴经在胸部交接。如足太阴脾经与手少阴心经交接于心中，足少阴肾经与手厥阴心包经交接于胸中，足厥阴肝经与手太阴肺经交接于肺中（见图6-2）。

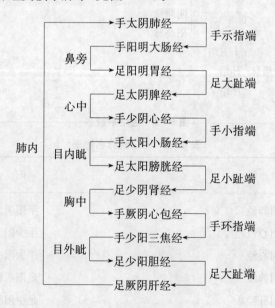

图6-2　十二经脉流注系统

十二经脉的循行方向即是气血在十二经脉中的流注方向，可归纳为：手三阴经从胸走手,手三阳经从手走头,足三阳经从头走足,足三阴经从足走腹(胸)。

2. **奇经八脉** 奇经八脉是督脉、任脉、冲脉、带脉、阴维脉、阳维脉、阴跷脉、阳跷脉的总称。它们与十二正经不同,既不直接隶属于脏腑,又无表里关系,故称"奇经"。

奇经八脉中的督脉从会阴行于腰背正中,上至头面;任脉从会阴行于胸腹正中,上抵颏部;冲脉从会阴夹任脉两旁上行,环绕口唇;带脉环行腰间一周;阴维脉起于小腿内侧,沿腿股内侧上行,至咽喉与任脉会合;阳维脉起于足背外侧,沿腿膝外侧上行,至项后与督脉会合;阴跷脉起于足跟内侧,随足少阴经上行,至目内眦与阳跷脉会合;阳跷脉起于足跟外侧,伴足太阳经上行,至目内眦与阴跷脉会合。

奇经八脉交错地循行分布于十二经脉之间,起到加强十二经脉之间的联系和调节十二经脉气血的作用。

奇经八脉中的任脉和督脉各有其所属的腧穴,而冲脉、带脉、阴维脉、阳维脉、阴跷脉、阳跷脉则无所属腧穴。由于十二经脉均各有所属的腧穴,故任脉和督脉常常与十二经脉合称为"十四经"。十四经是经络系统的主要部分,是针灸治疗和药物归经的基础。十四经循行分布见图6-3。

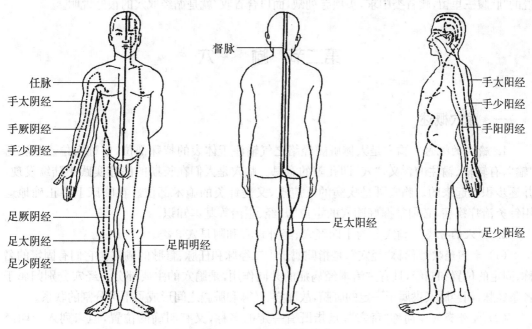

图6-3 十四经循行分布

三、经络学说的临床应用

1. **说明病理变化** 经络有沟通内外的作用,在生理功能失调时,经络是病邪传注的途径。当体表受到病邪侵袭时,可通过经络由表及里,由浅入深传变。如风寒之邪侵袭肌表,初见发热、恶寒、头痛身疼等症状,由于肺合皮毛,外邪循经内舍于肺,继而可见咳嗽、喘促、胸闷、胸痛等肺的病症。此外,经络也是脏腑之间、脏腑与体表组织器官之间病变相互影响的渠道。例如肝病影响到胃,胃病影响到脾等,均是脏腑病变通过经络传注而相互影响的结果。内脏病变又可通过经络反映到体表组织器官,如肝病出现胁痛、目赤肿痛,肾病出现腰

第二军医大学出版社

痛、耳聋,心火上炎致舌部生疮,大肠、胃腑有热致牙龈肿痛等。

2. **指导辨证归经** 由于经络有一定的循行部位,隶属于一定的脏腑,它可以反映所属脏腑的病症,因而在临床上,就可以根据疾病所出现的症状,结合经络循行的部位及所联系的脏腑,进行辨证归经。例如,头痛一症,即可根据经脉在头部的循行分布而辨别:其痛在前额者多与阳明经有关,痛在两侧者多与少阳经有关,痛在颈项者多与太阳经有关,痛在巅顶者多与厥阴经有关。又如胁肋与少腹是肝经所过处,故两胁疼痛或少腹痛,多与肝经有关。此外,在某些疾病过程中,常发现在经络循行通路上,或在某些穴位上,有明显的压痛、结节、条索状反应物和皮肤形态变化、皮肤温度与电阻改变等,这些也有助于对疾病的诊断。如心脏有病时常在心俞扪及压痛;长期消化不良的患者,有时可在脾俞见到异常变化。

3. **指导针灸治疗** 针灸治疗是通过刺激腧穴,以疏通经气,调节脏腑气血的功能,从而达到治病的目的。针灸选穴,是在明确辨证的基础上,除选用局部腧穴外,通常以循经取穴为主,即某一经络或脏腑有病,便选用该经或该脏腑所属的经脉的远部腧穴来治疗。例如,胃痛循经远取足阳明胃经的足三里,胁痛循经远取足少阳胆经的阳陵泉和足厥阴肝经的太冲等。又如头痛,因前头痛与阳明经有关,可循经远取上肢手阳明大肠经的合谷治疗。古代《四总穴歌》所说的"肚腹三里留,腰背委中求,头项寻列缺,面口合谷收"就是循经取穴的很好说明。

第二节 腧 穴

一、腧穴概述

1. **腧穴的概念** 腧穴是人体脏腑经络之气输注于体表的特殊部位,俗称穴位。"腧"通"输",有转输、输注的含义,"穴"即孔隙的意思。腧穴是人们在长期的医疗实践中陆续发现,并逐步积累起来的。腧穴既是疾病的反应点,又是针灸的施术部位。在临床上要正确地运用针灸治疗疾病,必须掌握好腧穴的定位、归经、主治等基本知识。

2. **腧穴的分类** 腧穴分为十四经穴、经外奇穴和阿是穴3类。

(1) 十四经穴 简称"经穴",是指归属于十二经脉和任脉、督脉的腧穴。它们有固定的名称、固定的位置和归经,且有主治本经病症的共同作用,是腧穴的主要部分。经穴分别归属于各条经脉,而经脉又隶属于一定的脏腑,故腧穴、经脉和脏腑之间形成了不可分割的联系。

(2) 经外奇穴 简称"奇穴",是指既有一定的名称,又有明确的位置,但未列入十四经系统的腧穴。这些腧穴对某些病症具有特殊的治疗作用。

(3) 阿是穴 又称"天应穴",即压痛点。阿是穴既无具体名称,又无固定位置,而是以压痛点或其他反应点作为针灸施术部位。阿是穴多位于病变处的附近,也可在离病变处较远的部位。

3. **腧穴的治疗作用** 腧穴是针灸的刺激点。针刺、艾灸等对腧穴的刺激可以调节阴阳平衡,调和气血,调整脏腑功能。腧穴在治疗上的作用主要有以下3个方面。

(1) 近治作用 这是一切腧穴所具有的共同特点。所有腧穴均能治疗该穴所在部位及邻近组织、器官的病症。如耳区的听宫、听会、耳门能治疗耳病,胃部的中脘能治疗胃病,膝关节附近的阳陵泉能治疗膝关节疼痛等。

(2) 远治作用 这是十四经腧穴主治的基本规律。十四经腧穴，尤其是十二经脉在四肢肘、膝关节以下的腧穴，不仅能治疗局部病症，而且还可治疗本经循行所及的远隔部位的脏腑、组织、器官的病症，有的甚至具有影响全身的作用。例如合谷，不仅能治疗手腕部病症，而且还能治疗颈部和头面部病症，同时还能治疗外感病的发热；足三里不仅能治疗下肢病症，而且能调整整个消化系统的功能。

(3) 特殊作用 针刺某些腧穴，对机体的不同状态，可起着双相的良性调节作用。例如腹泻时，针刺天枢能止泻；便秘时，针之又能通便。此外，腧穴的治疗作用还具有相对的特异性，如大椎退热，至阴矫正胎位等。

总之，十四经穴的主治作用，归纳起来大体是：经穴能治局部病，本经腧穴能治本经病，表里经腧穴能治互为表里的经脉、脏腑病。各经腧穴的主治既有其特殊性，又有其共同性。

4. 腧穴的定位方法 针灸治疗的效果与取穴位置是否正确有着密切的关系。为了取准腧穴，必须掌握定位方法。常用的定位方法有以下 4 种。

(1) 体表解剖标志定位法 是指以人体解剖学的各种体表标志为依据来确定腧穴位置的方法，俗称自然标志定位法。体表解剖标志可分为固定的标志和活动的标志两种。固定的标志指由骨节和肌肉所形成的突起或凹陷、五官轮廓、发际、指（趾）甲、乳头、脐窝等。例如，于腓骨小头前下方定阳陵泉，三角肌尖端部定臂臑，眉头定攒竹，两眉之间定印堂。活动的标志指关节、肌肉、肌腱、皮肤随着活动而出现的空隙、凹陷、皱纹、尖端等。例如，听宫在耳屏与下颌关节之间，微张口呈凹陷处；曲池在屈肘 90°时，肘横纹外侧端凹陷处。

(2) 骨度折量定位法 由于人体高矮胖瘦差异很大，描述腧穴定位时所涉及的长度和宽度的计量无法采用国际单位制，以绝对的标准值来描述，因此只能用等分折量的方法。骨度折量定位法就是一种等分折量的方法。骨度折量定位法是以体表骨节为主要标志，定出全身各部的分寸，进行折量，以确定腧穴位置的方法，又称骨度分寸定位法。具体方法：将人体的高度定为 75 等分寸，再将人体一定区段的长度和宽度，折合为一定的等份，一份即为"1 寸"。不论男女、老少、高矮、胖瘦均可按这一标准在其自身测量。常用的骨度折量寸见表 6-2 和图 6-4～6-6。

实际应用时，常按取穴部位骨度的全长，用手指划分为若干等份。如取内关穴，可将腕掌侧横纹至肘横纹的 12 寸划分为 2 个等份，再将近腕的 1 等份又划分为 3 等份，这样，腕上 2 寸的内关便可迅速而准确地定位。

(3) 指寸定位法 指依据患者本人手指所规定的分寸来量取腧穴的定位方法，又称为"手指同身寸取穴法"。因各人手指的长度和宽度与其他部位有着一定的比例，所以可用患者本人的手指来测量定穴，医生或根据患者的高矮胖瘦作出伸缩，也可用自己的手指来测定患者的穴位。本法常用的有以下 3 种。①中指同身寸：以患者的中指中节桡侧两端纹头（拇、中指屈曲成环形）之间的距离作为 1 寸（见图 6-7）；②拇指同身寸：以患者拇指指间关节的宽度作为 1 寸（见图 6-8）；③横指同身寸：又名"一夫法"，令患者将示指、中指、环指和小指并拢，以中指中节横纹处为准，四指的宽度作为 3 寸（见图 6-9）。

(4) 简便取穴法 是临床上一种简便易行的方法。如立正姿势，垂臂中指端取风市；两手虎口自然平直交叉，在示指端到达处取列缺等。

在具体取穴时，应当利用体表各种解剖标志，在骨度折量定位法的基础上，结合被取穴对象自身的手指进行比量，以确定腧穴的位置。如脐中旁开 2 寸定天枢；足内踝尖上 3 寸，

第二军医大学出版社

胫骨内侧缘后方定三阴交。

表6-2 "骨度"折量寸表

部位	起止点	折量寸	度量法	说明
头面部	前发际正中→后发际正中	12	直寸	用于确定头部腧穴的纵向距离
	眉间(印堂)→前发际正中	3	直寸	用于确定前或后发际及其头部腧穴的纵向距离
	两额角发际(头维)之间	9	横寸	用于确定头前部腧穴的横向距离
	耳后两乳突(完骨)之间	9	横寸	用于确定头后部腧穴的横向距离
胸腹胁部	胸骨上窝(天突)→剑胸结合中点(岐骨)	9	直寸	用于确定胸部任脉穴的纵向距离
	剑胸结合中点(岐骨)→脐中	8	直寸	用于确定上腹部腧穴的纵向距离
	脐中→耻骨联合上缘(曲骨)	5	直寸	用于确定下腹部腧穴的纵向距离
	两乳头之间	8	横寸	用于确定胸腹部腧穴的横向距离
背腰部	肩胛骨内侧缘→后正中线	3	横寸	用于确定背腰部腧穴的横向距离
上肢部	腋前、后纹头→肘横纹(平尺骨鹰嘴)	9	直寸	用于确定上臂部腧穴的纵向距离
	肘横纹(平尺骨鹰嘴)→腕掌(背)侧远端横纹	12	直寸	用于确定前臂部腧穴的纵向距离
下肢部	耻骨联合上缘→髌底	18	直寸	用于确定大腿部腧穴的纵向距离
	髌底→髌尖	2	直寸	
	髌尖(膝中)→内踝尖	15	直寸	用于确定小腿内侧部腧穴的纵向距离(胫骨内侧髁下方阴陵泉→内踝尖为13寸)
	股骨大转子→腘横纹(平髌尖)	19	直寸	用于确定大腿前外侧部腧穴的纵向距离
	臀沟→腘横纹	14	直寸	用于确定大腿后部腧穴的纵向距离
	腘横纹(平髌尖)→外踝尖	16	直寸	用于确定小腿外侧部腧穴的纵向距离
	内踝尖→足底	3	直寸	用于确定足内侧部腧穴的纵向距离

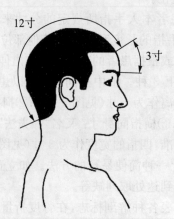

图6-4 头部"骨度"折量寸

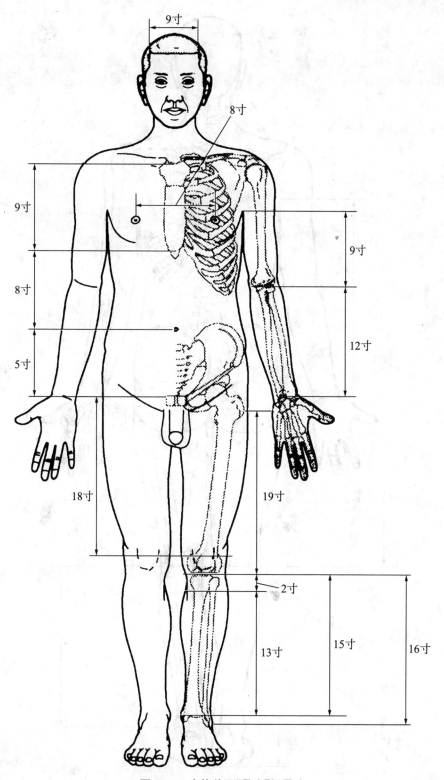

图6-5 人体前面"骨度"折量寸

第二军医大学出版社

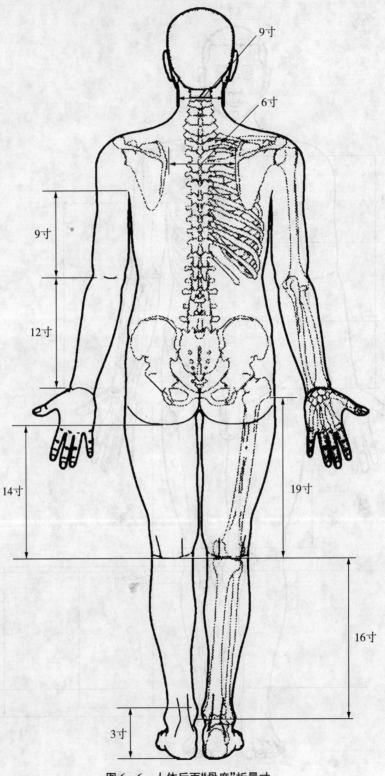

图 6-6　人体后面"骨度"折量寸

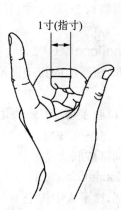 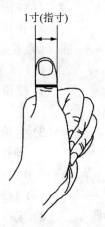 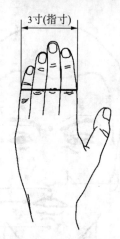

图 6-7　中指同身寸　　　图 6-8　拇指同身寸　　　图 6-9　横指同身寸

二、常用腧穴

历代中医古籍中记载的腧穴数目略有差异。中国国家标准《腧穴名称与定位》(GB/T 12346—2006)规定了 362 个经穴和 46 个经外奇穴的名称和定位。以下仅简要介绍常用腧穴的名称、定位、主治和操作,其中腧穴的名称包含 3 个要素：汉字腧穴名、汉语拼音腧穴名以及国际上通用的腧穴英文字母数字编号。

1. 头颈部腧穴

(1) 百会　Bǎihuì　(GV20)

1) 定位：在头部,前发际正中直上 5 寸。在前、后发际正中连线的中点向前 1 寸凹陷中,或折耳,两耳尖向上连线之中点(见图 6-10)。

2) 主治：头痛、眩晕、卒中失语、癫狂、脱肛、昏厥、高血压、失眠、健忘、耳鸣、耳聋。

3) 操作：横刺向前或向后,进针 0.5～1 寸;灸 3～5壮,或 5～10 分钟;针感以局部沉胀居多,也有麻胀感。

(2) 四神聪　Sìshéncōng　(EX-HN1)

1) 定位：在头部,百会前后左右各旁开 1 寸,共 4 穴(见图 6-10)。

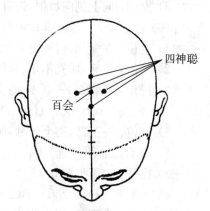

图 6-10　百会、四神聪

2) 主治：头痛、眩晕、失眠、健忘、癫痫。

3) 操作：向百会横刺 0.3～0.5 寸。

(3) 印堂　Yìngtáng　(GV29)

1) 定位：在头部,两眉毛内侧端中间的凹陷中(见图 6-11)。

2) 主治：头痛、眩晕、鼻炎、失眠、眼病、高血压、三叉神经痛。

3) 操作：捏起皮肤进针,从上向下刺入 0.3～0.5 寸;灸 3～5 壮,或 5～10 分钟。

(4) 水沟　Shuǐgōu　(GV26)

1) 定位：在面部,人中沟的上 1/3 与中 1/3 交点处(见图 6-11)。

第二军医大学出版社

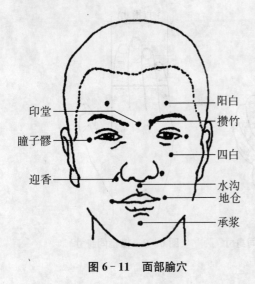

印堂
阳白
攒竹
瞳子髎
四白
迎香
水沟
地仓
承浆

图 6 - 11　面部腧穴

2）主治：休克、昏迷、中暑、癫痫。

3）操作：向上斜刺 0.2～0.3 寸；针感以局部胀、沉为多见。

（5）承浆　Chéngjiāng　（CV24）

1）定位：在面部，颏唇沟的正中凹陷处（见图 6 - 11）。

2）主治：牙痛、口腔溃疡、面瘫、失语、癫痫。

3）操作：直刺 0.2～0.3 寸；灸 3～7 壮，或 5～20 分钟；针感以局部酸胀为主。

（6）口禾髎　Kǒuhéliáo　（LI19）

1）定位：在面部，横平人中沟上 1/3 与下 2/3 交点，鼻孔外缘直下。水沟旁开 0.5 寸（见图 6 - 11）。

2）主治：面瘫、鼻炎、鼻塞不通、鼻衄。

3）操作：斜刺 0.2～0.3 寸；灸 2 分钟，禁艾炷灸；针感以局部胀痛居多。

（7）迎香　Yíngxiāng　（LI20）

1）定位：在面部，鼻翼外缘中点旁，鼻唇沟中（见图 6 - 11）。

2）主治：面瘫、鼻炎、副鼻窦炎、鼻塞不通、鼻衄。

3）操作：向上刺向鼻根，进针 0.3～0.5 寸；针感以局部胀痛居多。

（8）瞳子髎　Tóngzǐliáo　（GB1）

1）定位：在面部，目外眦外侧 0.5 寸凹陷中（见图 6 - 11）

2）主治：头痛、屈光不正、角膜白斑、角膜炎、视神经萎缩、三叉神经痛。

3）操作：直刺 0.2～0.4 寸；灸 2～3 壮，或 5～10 分钟。

（9）阳白　Yángbái　（GB14）

1）定位：在头部，眉上 1 寸，瞳孔直上（见图 6 - 11）。

2）主治：面瘫、额痛、夜盲、青光眼。

3）操作：向下平刺 0.3～0.5 寸；灸 2～3 壮，或 5～10 分钟。

（10）攒竹　Cuánzhú　（BL2）

1）定位：在面部，眉头凹陷中，额切迹处（见图 6 - 11）。

2）主治：头痛、流泪、目赤肿痛、眼睑跳动、近视、面瘫。

3）操作：平刺 0.5～0.8 寸；禁灸。

（11）四白　Sìbái　（ST2）

1）定位：在面部，眶下孔处（见图 6 - 11）。

2）主治：面瘫、三叉神经痛、鼻炎、眼病等。

3）操作：直刺 0.2～0.3 寸。

（12）地仓　Dìcāng　（ST4）

1）定位：在面部，口角旁开 0.4 寸（指寸）。即口角旁，在鼻唇沟或鼻唇沟延长线上（见图 6 - 11）。

2）主治：面瘫、流涎、三叉神经痛。

3）操作：针尖向颊车方向横刺 0.5～1.5 寸；灸 3～7 壮,或 5～10 分钟。

（13）太阳 Tàiyáng （EX-HN5）

1）定位：在头部,眉梢与目外眦之间,向后约一横指的凹陷中（见图 6-12）。

2）主治：头痛、头晕、三叉神经痛、眼病、神经衰弱。

3）操作：直刺 0.2～0.3 寸。

（14）下关 Xiàguān （ST7）

1）定位：在面部,颧弓下缘中央与下颌切迹之间凹陷中（见图 6-12）。

2）主治：面瘫、三叉神经痛、牙痛、耳鸣、耳聋、中耳炎、颞颌关节炎。

3）操作：直刺 0.3～0.5 寸；灸 3～7 壮,或 5～10 分钟。

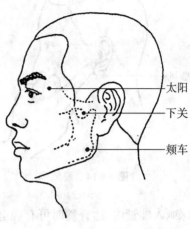

图 6-12 太阳、下关、颊车

（15）颊车 Jiáchē （ST6）

1）定位：在面部,下颌角前上方一横指（中指）。沿下颌角角平分线上一横指,闭口咬紧牙时咬肌隆起,放松时按之有凹陷处（见图 6-12）。

2）主治：牙痛、面瘫、牙关紧闭、面肌痉挛、疟腮、三叉神经痛。

3）操作：直刺 0.3～0.5 寸,或向地仓方向斜刺 1～1.5 寸；灸 3～7 壮,或 10～20 分钟。

（16）耳门 Ěrmén （TE21）

1）定位：在耳区,耳屏上切迹与下颌骨髁突之间的凹陷中。微张口,耳屏上切迹前的凹陷中,听宫直上（见图 6-13）。

2）主治：耳聋、耳鸣、中耳炎、牙痛。

3）操作：张口,直刺 0.3～0.5 寸。

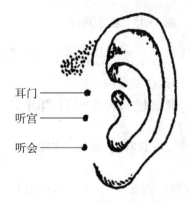

图 6-13 耳门、听宫、听会

（17）听宫 Tīnggōng （SI19）

1）定位：在面部,耳屏正中与下颌骨髁突之间的凹陷中。微张口,耳屏正中前缘凹陷中,在耳门与听会之间（见图 6-13）。

2）主治：同耳门。

3）操作：张口,直刺 0.5～1 寸；灸 2～3 壮,或 5～10 分钟；针感以胀感居多,并可放散至耳内。

（18）听会 Tīnghuì （GB2）

1）定位：在面部,耳屏间切迹与下颌骨髁突之间的凹陷中。张口,耳屏间切迹前方的凹陷中,听宫直下（见图 6-13）。

2）主治：同耳门。

3）操作：张口,直刺 0.3～0.5 寸；灸 3～5 壮,或 5～10 分钟。

（19）翳风 Yìfēng （TE17）

1）定位：在颈部,耳垂后方,乳突下端前方凹陷中（见图 6-14）。

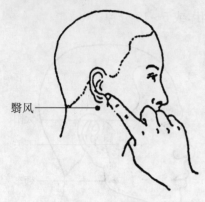

图 6-14 翳风

2）主治：耳聋、耳鸣、中耳炎、面瘫、腮腺炎、下颌痛、牙痛、口吃。

3）操作：直刺 0.5～1 寸；灸 3～5 壮，或 5～10 分钟；针感以局部酸胀感居多，有时向咽部或耳内放散。

（20）哑门　Yǎmén　（GV15）

1）定位：在颈后区，第 2 颈椎棘突上际凹陷中，后正中线上。后发际正中直上 0.5 寸（见图 6-15）。

2）主治：聋哑、舌强不语、后头痛、项强、精神分裂症、癫痫、脑性瘫痪。

3）操作：患者头稍低，对准口部，直刺或向下斜刺，缓慢进针 0.3～0.5 寸；禁灸；针感以局部胀、沉居多，如深刺入椎管内，达脊髓时可有触电样感觉向四肢放散。因为深部接近延髓，必须严格掌握针刺的角度和深度。不宜过深，更不宜斜向上方深刺，以免刺伤延髓发生事故。如果患者出现触电样感觉向四肢放散时，则立即退针，不可行提插捻转手法。

（21）风池　Fēngchí　（GB20）

1）定位：在颈后区，枕骨之下，胸锁乳突肌上端与斜方肌上端之间的凹陷中（见图 6-15）。

2）主治：感冒、头晕、头痛、项强痛、高血压、耳鸣、耳聋、癫痫、卒中、热病、荨麻疹、神经衰弱。

3）操作：针尖向鼻尖方向刺 0.5～1 寸；灸 3～7 壮，或 5～10 分钟。针感以胀、麻为主，并可向上放散至头顶，或同侧额部或眼球。

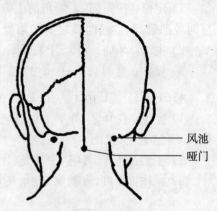

图 6-15　哑门、风池

（22）天柱　Tiānzhù　（BL10）

1）定位：在颈后区，横平第 2 颈椎棘突上际，斜方肌外缘凹陷中（见图 6-16）。

2）主治：落枕、肩背痛、头痛、记忆减退。

3）操作：直刺 0.3～0.5 寸；灸 5～10 壮，或 10～20 分钟。

（23）廉泉　Liánquán　（CV23）

1）定位：在颈前区，喉结上方，舌骨上缘凹陷中，前正中线上（见图 6-17）。

2）主治：失语、舌强、舌肌麻痹、流涎、咳嗽、哮喘、聋哑。

3）操作：向舌根方向针刺 0.3～0.5 寸；针感以舌根麻胀为主。

2. 胸腹部腧穴

（1）中脘　Zhōngwǎn　（CV12）

1）定位：在上腹部，脐中上 4 寸，前正中线上。剑胸结合与脐中连线的中点处（见图 6-18）。

2）主治：胃痛、胃下垂、呕吐、呃逆、腹胀、消化

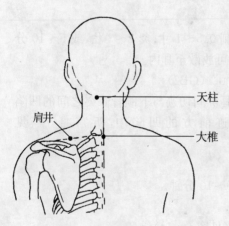

图 6-16　天柱、肩井、大椎

Second Military Medical University Press

不良。

3)操作：直刺 0.5～0.8 寸；灸 5～10 壮，或 10～30 分钟；多出现胀、麻或热感，沿任脉向上、下放散，或向下外方放散。

（2）神阙 Shénquè（CV8）

1)定位：在脐区，脐中央（见图 6-18）。

2)主治：腹痛、腹泻、水肿、脱肛、虚脱。

3)操作：禁针，多用艾条灸或艾炷隔盐灸；灸 5～10 壮，或 10～30 分钟。

（3）气海 Qìhǎi（CV6）

1)定位：在下腹部，脐中下 1.5 寸，前正中线上（见图 6-18）。

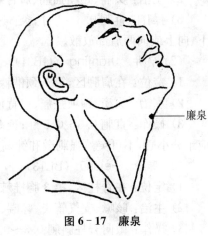

图 6-17 廉泉

2)主治：腹胀、腹泻、便秘、月经不调、痛经、遗尿、遗精、阳痿、虚劳、失眠。

3)操作：直刺 0.5～1 寸；灸 5～10 壮，或 10～30 分钟；多为胀感，沿任脉向下放散至外生殖器，或向上、向下外方放散。

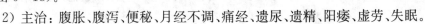
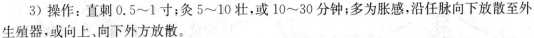

图 6-18 腹部腧穴

（4）关元 Guānyuán（CV4）

1)定位：在下腹部，脐中下 3 寸，前正中线上（见图 6-18）。

2)主治：腹泻、遗尿、尿频、尿潴留、遗精、阳痿、功能性子宫出血、月经不调、痛经、子宫脱垂、脱肛、神经衰弱。

3)操作：直刺 0.5～1.2 寸；针前宜令患者排尿，孕妇不宜针；灸 5～10 壮，或 10～30 分钟；多为胀麻感，沿任脉向下放散至会阴部和外生殖器，亦可向上或向外方放散。

（5）中极 Zhōngjí（CV3）

1)定位：在下腹部，脐中下 4 寸，前正中线上（见图 6-18）。

2)主治：遗尿、尿失禁、尿潴留、遗精、阳痿、月经不调、白带过多、痛经。

3)操作：直刺 0.5～1 寸；针前宜令患者排尿，孕妇不宜针；灸 5～10 壮，或 10～30 分钟；多为酸胀感，沿任脉向下放散至外阴部和生殖器。

（6）天枢 Tiānshū（ST25）

1)定位：在腹部，横平脐中，前正中线旁开 2 寸（见图 6-18）。

2)主治：急慢性胃肠炎、痢疾、便秘、肠麻痹、小儿单纯性消化不良、阑尾炎。

3)操作：直刺 0.5～1 寸；灸 5～10 壮，或 10～50 分钟。

3. 腰背部腧穴

（1）大椎 Dàzhuī（GV14）

1)定位：在脊柱区，第 7 颈椎棘突下凹陷中，后正中线上（见图 6-16）。

45

2) 主治：头痛、颈项强痛、肩背痛、发热、癫痫、疟疾。

3) 操作：直刺 0.3～1 寸；灸 3～7 壮,或 10～30 分钟;针感为局部酸胀或热或凉感,向下、向上或向两肩部放散。

(2) 肩井 Jiānjǐng（GB21）

1) 定位：在肩胛区,第 7 颈椎棘突与肩峰最外侧点连线的中点(见图 6-16)。

2) 主治：头痛、颈项强痛、肩背痛、颈淋巴结结核、乳腺炎。

3) 操作：直刺 0.3～0.5 寸;灸 3～7 壮,或 10～30 分钟;本穴适对胸内之肺尖,针刺时应十分小心,不可突然强刺激和针刺太深,以免发生气胸。

(3) 肺俞 Fèishū（BL13）

1) 定位：在脊柱区,第 3 胸椎棘突下,后正中线旁开 1.5 寸(见图 6-19)。

2) 主治：咳嗽、支气管炎、哮喘、肺结核、背痛、皮肤瘙痒。

3) 操作：微向脊柱斜刺 0.3～0.8 寸;灸 5～10 壮,或 10～30 分钟;针感为胀、麻并向下外方放散。

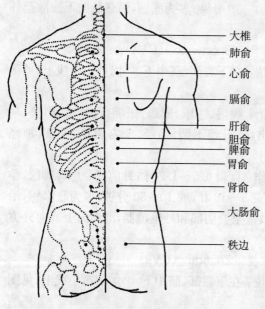

图 6-19　背部腧穴

大椎
肺俞
心俞
膈俞
肝俞
胆俞
脾俞
胃俞
肾俞
大肠俞
秩边

(4) 心俞 Xīnshū（BL15）

1) 定位：在脊柱区,第 5 胸椎棘突下,后正中线旁开 1.5 寸(见图 6-19)。

2) 主治：心悸、失眠、神经衰弱、冠心病、心绞痛、癫痫、背痛。

3) 操作：微向脊柱斜刺 0.3～0.8 寸;灸 3～7 壮,或 10～30 分钟;针感为胀、麻感,可向前放散到心区。

(5) 膈俞 Géshū（BL19）

1) 定位：在脊柱区,第 7 胸椎棘突下,后正中线旁开 1.5 寸(见图 6-19)。

2) 主治：心痛、背痛、胃脘痛、呕吐、呃逆、咳嗽、吐血、盗汗、贫血。

3) 操作：微向脊柱斜刺 0.3～0.8 寸;灸 3～8 壮,或 10～30 分钟。

(6) 肝俞 Gānshū（BL18）

1) 定位：在脊柱区,第 9 胸椎棘突下,后正中线旁开 1.5 寸(见图 6-19)。

2) 主治：肝病、脊背痛、眼病、癫痫、头痛、眩晕、神经衰弱。

3) 操作：微向脊柱斜刺 0.3～0.8 寸;灸 3～9 壮,或 10～30 分钟;针感为胀、麻感,常向下或沿肋骨向前胸部放散。

(7) 胆俞 Dǎnshū（BL19）

1) 定位：在脊柱区,第 10 胸椎棘突下,后正中线旁开 1.5 寸(见图 6-19)。

2) 主治：胁痛、呕吐、黄疸。

3) 操作：同肝俞。

(8) 脾俞 Píshū（BL20）

1) 定位：在脊柱区,第 11 胸椎棘突下,后正中线旁开 1.5 寸(见图 6-19)。

2）主治：腹痛、腹胀、呕吐、腹泻、胃痛、消化不良、糖尿病、胃下垂。

3）操作：微向脊柱斜刺 0.3～0.8 寸；灸 3～9 壮，或 10～30 分钟；针感以胀、麻居多，可向下或沿肋骨向前放散。

（9）胃俞　Wèishū（BL21）

1）定位：在脊柱区，第 12 胸椎棘突下，后正中线旁开 1.5 寸（见图 6-19）。

2）主治：胃痛、腹胀、消化不良、呕吐、胃下垂。

3）操作：直刺 0.5～1 寸，灸 3～7 壮，或 10～30 分钟；针感以胀、麻居多，可沿肋骨向前放散。

（10）肾俞　Shènshū（BL23）

1）定位：在脊柱区，第 2 腰椎棘突下，后正中线旁开 1.5 寸（见图 6-19）。

2）主治：腰痛、肾炎、遗精、阳痿、月经不调、耳鸣。

3）操作：直刺 0.5～1 寸；灸 3～7 壮，或 10～30 分钟；针感以胀、麻居多，常向下外方放散，有时放散至臀部或下肢。

（11）大肠俞　Dàchángshū（BL25）

1）定位：在脊柱区，第 4 腰椎棘突下，后正中线旁开 1.5 寸（见图 6-19）。

2）主治：肠道疾病、腰痛、痛经、坐骨神经痛。

3）操作：直刺 0.5～1 寸，灸 5～10 壮，或 10～30 分钟。

（12）秩边　Zhìbiān（BL54）

1）定位：在骶区，横平第 4 骶后孔，骶正中嵴旁开 3 寸（见图 6-19）。

2）主治：腰腿痛、下肢瘫痪、痔疮。

3）操作：直刺 0.5～1.5 寸；灸 3～7 壮，或 10～30 分钟；针感以胀、麻居多，向下肢放散。

（13）夹脊　Jiájǐ（EX-B2）

1）定位：在脊柱区，第 1 胸椎至第 5 腰椎棘突下两侧，后正中线旁开 0.5 寸，一侧 17 穴（见图 6-20）。

2）主治：上胸部的穴位治疗心肺、上肢疾病；下胸部的穴位治疗胃肠疾病；腰部的穴位治疗腰腹及下肢疾病。

3）操作：直刺 0.3～0.5 寸；灸 3～7 壮，或 10～30 分钟。根据病情，每次选其中的 2～4 穴。

4．上肢部腧穴

（1）肩髃　Jiānyú（LI15）

1）定位：在三角肌区，肩峰外侧缘前端与肱骨大结节两骨间凹陷中。曲臂外展，肩峰外侧缘前后端呈现两个凹陷，前一较深凹陷即本穴，后一凹陷为肩髎（见图 6-21）。

2）主治：肩关节周围炎、上肢瘫痪。

3）操作：直刺或向下斜刺 0.5～1 寸；灸 3～7 壮，或 10～30 分钟；针感多为胀、麻，可放散至肘部。

（2）肩髎　Jiānliáo（TE14）

1）定位：在三角肌区，肩峰角与肱骨大结节两骨间凹陷中。曲臂外展时，肩峰外侧缘前后端呈现两个凹陷，前一较深凹陷为肩髃，后一凹陷即本穴。垂肩时，肩髃后约 1 寸（见

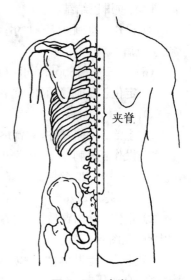

图 6-20　夹脊

第二军医大学出版社

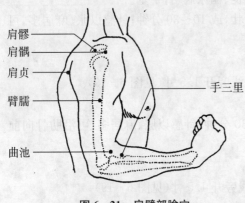

图 6-21　肩臂部腧穴

图 6-21）。

2）主治：肩关节周围炎、上肢瘫痪。

3）操作：直刺或向下斜刺 0.5～1 寸；灸 3～5 壮，或 10～20 分钟；针感以胀、麻居多，并常向肩部放散。

（3）肩贞　Jiānzhēn　（SI9）

1）定位：在肩胛区，肩关节后下方，腋后纹头直上 1 寸。臂内收时，腋后纹头直上 1 寸，三角肌后缘（见图 6-21）。

2）主治：肩臂疼痛、发热、耳鸣、耳聋。

3）操作：直刺 0.5～1 寸；灸 2～3 壮，或 5～10 分钟。

（4）臂臑　Bìnào　（LI14）

1）定位：在臂部，曲池上 7 寸，三角肌前缘处，在肩髃与曲池连线上（见图 6-21）。

2）主治：肩臂疼痛、发热、颈淋巴结结核。

3）操作：直刺 0.3～0.5 寸，如向上斜刺透肩髃可针 1～1.5 寸；灸 3～5 壮，或 5～20 分钟；针感以局部酸胀居多。

（5）曲池　Qūchí　（LI11）

1）定位：在肘区，90°屈肘，肘横纹外侧端外凹陷中；极度屈肘，肘横纹桡侧端凹陷中（见图 6-21）。

2）主治：前臂痛、肘关节痛、上肢瘫痪、麻木、高血压病、风疹、发热、腹痛吐泻、咽喉肿痛、乳少、颈淋巴结结核。

3）操作：直刺 0.5～1 寸；灸 3～7 壮，或 10～30 分钟；针感以胀、麻居多，常可放散至腕、手或肩。

（6）手三里　Shǒusānlǐ　（LI10）

1）定位：在前臂，肘横纹下 2 寸，桡骨茎突与曲池连线上（见图 6-21）。

2）主治：齿痛颊肿，肘臂疼痛、上肢瘫痪，腹痛、腹泻。

3）操作：直刺 0.3～0.5 寸，针刺时要注意避免刺伤桡神经；灸 3～5 壮，或 10～20 分钟。

（7）外关　Wàiguān　（TE5）

1）定位：在前臂后区，腕背侧远端横纹上 2 寸，尺骨与桡骨间隙中点（见图 6-22）。

2）主治：上肢麻木、瘫痪、耳鸣、耳聋、鼻衄、感冒、发热、头痛、胸胁痛、高血压。

3）操作：直刺 0.5～1 寸；灸 3～5 壮，或 10～20 分钟；针感以胀、麻居多，并可放散至手指，向上放散至肘、肩。

（8）养老　Yǎnglǎo　（SI6）

1）定位：在前臂后区，腕背横纹上 1 寸，尺骨头桡侧凹陷中。

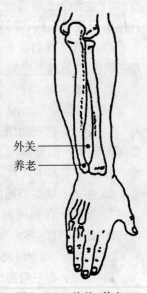

图 6-22　外关、养老

掌心向下,用一手指按在尺骨头的最高点上,然后手掌旋后,在手指滑入的骨缝中(见图 6－22)。

2)主治:肩臂疼痛、目视不明、落枕、腰痛、呃逆。

3)操作:直刺或斜刺 0.3～0.5 寸;灸 3～5 壮,或 10～20 分钟。

(9)内关　Nèiguān　(PC6)

1)定位:在前臂前区,腕掌侧远端横纹上 2 寸,掌长肌腱与桡侧腕屈肌腱之间(见图 6－23)。

2)主治:心悸、心绞痛、胸痛、胃痛、呃逆、呕吐、失眠、头痛、眩晕。

3)操作:直刺 0.5～1 寸;灸 3～5 壮,或 5～10 分钟;针感以胀、麻居多,并可向上、下放散至手指或肘、腋等部位。

(10)列缺　Lièquē　(LU7)

1)定位:在前臂,腕掌侧远端横纹上 1.5 寸,拇短伸肌腱与拇长展肌腱之间,拇长展肌腱沟的凹陷中。间便取穴法:两手虎口交叉,示指尖所指桡骨茎突上小凹窝处(见图 6－23、6－24)。

2)主治:头痛、项强、咽喉痛、咳嗽、哮喘、腕部肿痛无力。

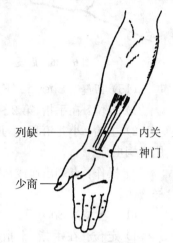

图 6－23　前臂部腧穴

3)操作:斜刺,向肘关节方向进针 0.3～0.8 寸;灸 3～5 壮,或 5～10 分钟;针感以局部酸胀居多。

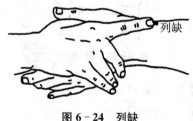

图 6－24　列缺

(11)神门　Shénmén　(HT7)

1)定位:在腕前区,腕掌侧远端横纹尺侧端,尺侧腕屈肌腱的桡侧缘(见图 6－23)。

2)主治:失眠、心悸、神经衰弱。

3)操作:直刺 0.2～0.4 寸;针感以胀、麻居多,并常向指端放散。

(12)少商　Shàoshāng　(LU11)

1)定位:在手指,拇指末节桡侧,指甲根角侧上方 0.1 寸(指寸)(见图 6－23)。

2)主治:咽喉肿痛、发热、呕吐、中暑、卒中昏迷、休克、癫痫。

3)操作:直刺 0.1～0.2 寸,或点刺出血;针感为局部疼痛感。

(13)合谷　Hégǔ　(LI4)

1)定位:在手背,第 2 掌骨桡侧的中点处(见图 6－25)。

2)主治:一切头面诸疾和各种疼痛,如头痛、牙痛、咽喉痛、目赤肿痛、痛经,其他如感冒、多汗、无汗、吐泻、晕厥、难产、乳少、面神经麻痹、上肢关节疼痛、上肢瘫痪、荨麻疹等。

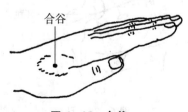

图 6－25　合谷

3)操作:直刺 0.5～1 寸;灸 3～5 壮,或 10～20 分钟;针感以胀、麻居多,向手指或肘、肩部放散,有的可传导至面部。

第二军医大学出版社

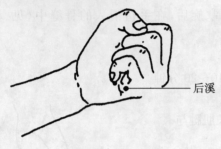

图 6-26 后溪

（15）四缝　Sìfèng　（EX-UE10）

1）定位：在手指，第 2~5 指掌面的近侧指间关节横纹的中央，一手 4 穴（见图 6-27）。

2）主治：小儿疳积、小儿消化不良、营养不良，腹泻、胆道蛔虫症。

3）操作：点刺出血或从针孔中挤出少许黄白色透明样液体。

（16）十宣　Shíxuān　（EX-UE11）

1）定位：在手指，十指尖端，距指甲游离缘 0.1 寸（指寸），左右共 10 穴（见图 6-27）。

2）主治：昏迷、休克、高热、咽喉肿痛、中暑、小儿惊厥、癫痫、癔症。

3）操作：点刺出血。

5. 下肢部腧穴

（1）环跳　Huántiào　（GB30）

1）定位：在臀区，股骨大转子最凸点与骶管裂孔连线的外 1/3 与内 2/3 交点处。侧卧，伸下腿，上腿屈髋屈膝取穴（见图 6-28）。

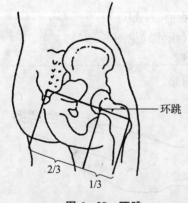

图 6-28 环跳

3）操作：直刺 0.5~1 寸；灸 3~5 壮，或 10~20 分钟。

（4）委中　Wěizhōng　（BL40）

1）定位：在膝后区，腘横纹之中点（见图 6-29）。

（14）后溪　Hòuxī　（SI3）

1）定位：在手内侧，第 5 掌指关节尺侧近端赤白肉际凹陷中。半握拳，第 5 指掌横纹尺侧端（见图 6-26）。

2）主治：落枕、手指麻木、肋间神经痛、疟疾、癫痫、聋哑。

3）操作：直刺 0.5~1 寸；灸 3~5 壮，或 5~10 分钟；针感以胀麻居多，并可放散至手指。

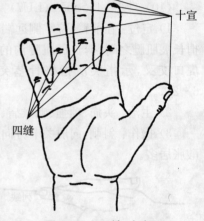

图 6-27 四缝、十宣

2）主治：坐骨神经痛、下肢瘫痪。

3）操作：直刺 1~2 寸；灸 5~10 壮，或 10~50 分钟；针刺时多出现麻、胀感，并沿经脉向下放散至足。

（2）承扶　Chéngfú　（BL36）

1）定位：在股后区，臀沟的中点（见图 6-29）。

2）主治：坐骨神经痛、腰背痛、下肢瘫痪、痔疮。

3）操作：直刺 1~1.5 寸；灸 3~5 壮，或 10~20 分钟；针感以胀、麻居多，向膝或脚放散。

（3）殷门　Yīnmén　（BL37）

1）定位：在股后区，臀沟下 6 寸，股二头肌与半腱肌之间。于承扶与委中连线的中点上 1 寸处取穴（见图 6-29）。

2）主治：坐骨神经痛、腰背痛、下肢瘫痪。

2）主治：腰背痛、坐骨神经痛、下肢瘫痪、热病、中暑。

3）操作：直刺 0.6～1.2 寸（避开腘动脉进针），或用三棱针点刺腘静脉出血，灸 3～5 壮，或 5～10 分钟；针感多为胀、麻，可放散至足底。

（5）髀关　Bìguān（ST31）

1）定位：在股前区，股直肌近端、缝匠肌与阔筋膜张肌 3 条肌肉之间凹陷中。约相当于髂前上棘、髌底外侧端连线与耻骨联合下缘水平线的交点处（见图 6-30）。

2）主治：大腿前面病症（瘫痪、麻木、疼痛）。

3）操作：直刺 0.6～1 寸；灸 3～5 壮，或 10～20 分钟。

（6）伏兔　Fútù（ST32）

1）定位：在股前区，髌底上 6 寸，髂前上棘与髌底外侧端的连线上（见图 6-30）。

2）主治：下肢瘫痪、膝关节疼痛、疝气、脚气。

3）操作：直刺 0.5～1 寸；灸 3～5 壮，或 10～20 分钟。

（7）梁丘　Liángqiū（ST34）

1）定位：在股前区，髌底上 2 寸，股外侧肌与股直肌肌腱之间（见图 6-30）。

2）主治：胃痛、下肢瘫痪、膝关节疼痛。

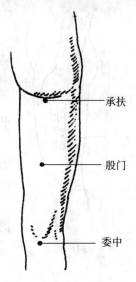

图 6-29　大腿后面腧穴

3）操作：直刺 0.3～0.4 寸；灸 3～5 壮，或 10～30 分钟；针感多为胀、麻，并放散至膝关节。

（8）血海　Xuèhǎi（SP10）

1）定位：在股前区，髌底内侧端上 2 寸，股内侧肌隆起处（见图 6-30）。

2）主治：月经不调、痛经、荨麻疹、膝关节疼痛、贫血。

3）操作：直刺 0.5～0.8 寸；灸 3～5 壮，或 18～20 分钟；针感为局部酸胀或放散至膝关节内。

（9）风市　Fēngshì（GB31）

1）定位：在股部，直立垂手，掌心贴于大腿时，中指尖所指凹陷中，髂胫束后缘。稍屈膝，大腿稍内收提起，可显露髂胫束（见图 6-31）。

2）主治：下肢瘫痪、腰腿痛、股外侧皮神经炎。

3）操作：直刺 0.5～1 寸；灸 5～7 壮，或 10～30 分钟。

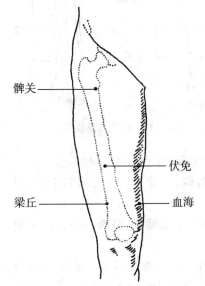

图 6-30　大腿前面腧穴

（10）内膝眼　Nèixīyǎn（EX-LE4）

1）定位：在膝部，髌韧带内侧凹陷处的中央（见图 6-32）。

2）主治：膝关节痛。

3）操作：直刺 0.3～0.5 寸；灸 3～5 壮，或 10～30 分钟。

（11）犊鼻　Dúbí（ST35）

1）定位：在膝前区，髌韧带外侧凹陷中。屈膝 45°，髌骨外下方的凹陷中（见图 6-32）。

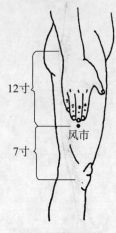

图 6-31　风市

2）主治：膝痛、脚气。

3）操作：直刺 0.3～0.5 寸；灸 3～5 壮，或 10～30 分钟；针感为膝关节内胀、热感。

（12）足三里　Zúsānlǐ（ST36）

1）定位：在小腿外侧，犊鼻下 3 寸，犊鼻与解溪连线上。在胫骨前肌上取穴（见图 6-32）。

2）主治：胃肠道病症如胃痛、呕吐、腹泻、阑尾炎，以及失眠，高血压、休克、发热、下肢前面病症。此外，足三里有防病保健和强壮作用。

3）操作：直刺 0.5～1.5 寸；灸 5～10 壮，或 10～50 分钟；针感以胀、麻居多，并常沿经脉向下放散至足趾，向上放散至膝部或腹部。

（13）丰隆　Fēnglóng（ST40）

1）定位：在小腿外侧，外踝尖上 8 寸，胫骨前嵴的外缘（见图 6-32）。

2）主治：咳嗽、痰多、下肢瘫痪、腹痛、腹泻、便秘、癃闭、阑尾炎、高血压。

3）操作：直刺 0.5～1 寸；灸 5～10 壮，或 10～30 分钟。

（14）解溪　Jiěxī（ST41）

1）定位：在踝区，踝关节前面中央凹陷中，踇长伸肌腱与趾长伸肌腱之间。令足趾上跷，显现足背部两肌腱，穴在两腱之间，相当于内、外踝尖连线的中点处（见图 6-32）。

2）主治：踝关节痛、足下垂、卒中下肢瘫痪。

3）操作：直刺 0.3～0.5 寸；灸 3～5 壮，或 10～20 分钟。

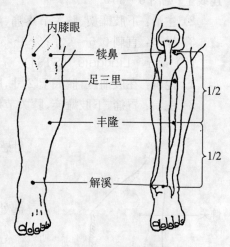

图 6-32　小腿前面腧穴

（15）阳陵泉　Yánglíngquán（GB34）

1）定位：在小腿外侧，腓骨头前下方凹陷中（见图 6-33）。

2）主治：膝关节痛、下肢瘫痪、肝炎、胆囊炎、胆道蛔虫症。

操作：直刺 0.6～1 寸；灸 3～7 壮，或 10～30 分钟；针感以胀、麻居多，并沿经脉向下放散至足。

（16）悬钟　Xuánzhōng（GB39）

1）定位：在小腿外侧，外踝尖上 3 寸，腓骨前缘（见图 6-33）。

2）主治：下肢瘫痪、落枕。

3）操作：直刺 0.3～0.5 寸；灸 3～7 壮，或 10～20 分钟；针感以胀、麻居多，并放散至足。

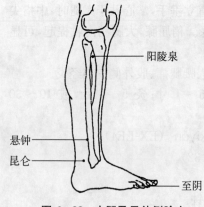

图 6-33　小腿及足外侧腧穴

(17) 阴陵泉 Yīnlíngquán (SP9)

1) 定位：在小腿内侧,胫骨内侧髁下缘与胫骨内侧缘之间的凹陷中。用拇指沿胫骨内缘由下往上推,至拇指抵膝关节下时,胫骨向内上弯曲的凹陷中即是本穴(见图6-34)。

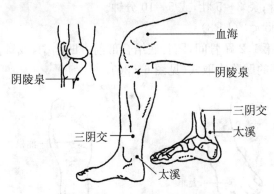

图6-34 下肢内侧腧穴

2) 主治：腹胀、腹痛、腹水、尿潴留、水肿、下肢瘫痪、膝痛。

3) 操作：直刺0.3~0.5寸;灸3~5壮,或5~10分钟;针感为局部酸胀,可向下放散。

(18) 三阴交 Sānyīnjiāo (SP6)

1) 定位：在小腿内侧,内踝尖上3寸,胫骨内侧缘后际(见图6-34)。

2) 主治：失眠、神经衰弱、遗精、遗尿、尿潴留、腹泻、月经不调、痛经、偏瘫、湿疹、荨麻疹、高血压。

3) 操作：直刺1~1.5寸,孕妇禁针;灸5~10壮,或10~30分钟;针感为局部麻胀感,并常可向足底或向膝部放散。

(19) 太溪 Tàixī (KI3)

1) 定位：在踝区,内踝尖与跟腱之间的凹陷中(见图6-34)。

2) 主治：眩晕、耳鸣、牙痛、慢性腹泻、慢性腰痛、遗精、阳痿、月经不调、失眠以及跟腱部病症。

3) 操作：直刺0.3~0.5寸;灸3~5壮,或5~10分钟;针感为局部胀麻感,有时麻感可向足底放散。

(20) 承山 Chéngshān (BL57)

1) 定位：在小腿后区,腓肠肌两肌腹与肌腱交角处。伸直小腿或足跟上提时,腓肠肌肌腹下出现尖角凹陷中(即腓肠肌内、外侧头分开的地方,呈"人"字形沟)(见图6-35)。

2) 主治：脱肛、痔疮、便秘、腓肠肌痉挛、腰腿痛、下肢瘫痪。

3) 操作：直刺0.5~1.5寸;灸3~7壮,或10~20分钟;针感胀、麻至足。

(21) 昆仑 Kūnlún (BL60)

1) 定位：在踝区,外踝尖与跟腱之间的凹陷中(见图6-33、6-35)。

2) 主治：坐骨神经痛、下肢瘫痪、踝关节痛、难产、鼻衄、头痛。

3) 操作：直刺0.3~0.5寸;灸3~7壮,或10~20分钟。

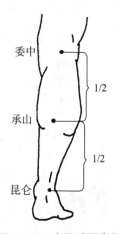

图6-35 小腿后面腧穴

53

（22）至阴　Zhìyīn（BL67）

1）定位：在足趾，小趾末节外侧，距甲根角侧后方 0.1 寸（指寸）（见图 6 - 33）。

2）主治：胎位不正、难产。

3）操作：孕妇禁针；灸 3～5 壮，或 5～10 分钟。

（23）太冲　Tàichōng（LR3）

1）定位：在足背，第 1、2 跖骨间，跖骨底结合部前方凹陷中，或触及动脉搏动。从第 1、2 跖骨间向后推移至底部的凹陷中取穴（见图 6 - 36）。

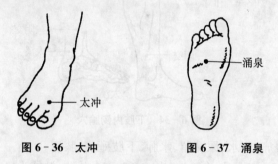

图 6 - 36　太冲　　　　　图 6 - 37　涌泉

2）主治：高血压、头痛、头晕、失眠、肝炎、闭经、痛经。

3）操作：直刺 0.3～0.5 寸；灸 3～5 壮，或 5～10 分钟；针感为局部胀麻。

（24）涌泉　Yǒngquán（KI1）

1）定位：在足底，屈足卷趾时足心最凹陷中。卧位或伸腿坐位，卷足，约当足底第 2、3 趾蹼缘与足跟连线的前 1/3 与后 2/3 交点凹陷中（见图 6 - 37）。

2）主治：头痛、头晕、昏厥、癫证、癃闭、高血压。

3）操作：直刺 0.3～0.8 寸；灸 3～5 壮，或 5～10 分钟；针感为局部胀痛。

第七章 病因病机

人体阴阳平衡是生理正常状态,人体阴阳失调是病理异常状态。当人体的生理动态平衡遭到某种原因破坏,而又不能自我调节恢复到正常状态时,就会发生病变。破坏人体生理动态平衡而导致疾病发生的原因,即病因。病因作用于人体而引起病变的机制,就是病机。

第一节 病 因

中医学对病因的认识,就是通过诊察患者的各种症状和体征,结合发病时的自然环境、人的精神状态、饮食情况等进行综合分析,从而推求病因。这即通常所说的"审证求因"。因此,了解各种病因的性质与特点,主要在于掌握它们所致病证的相应临床表现。

关于病因的归类,主要是"三因"学说,它把病因分为内因、外因和不内外因。其中六淫邪气致病为外因;情志所伤为内因;饮食、劳逸、房室、跌扑、金刃及虫兽所伤为不内外因。在疾病过程中,原因和结果相互作用,在某一病理阶段中是结果的,而在另一阶段则可成为新的致病因素,如痰饮、瘀血、结石等,又称为继发性病因。

一、外因

六淫即对风、寒、暑、湿、燥、火(热)6种外感病邪的统称。风、寒、暑、湿、燥、火,本是自然界6种不同的气候变化。六气的正常变化,是万物生长变化的自然条件。当气候变化异常,或人体抵抗力下降时,六气才能侵害人体,引起人体发病,六气便成为六淫。

1. 六淫的共同致病特点

(1) 外感性 六淫致病,其致病途径多从肌表、口鼻而入,或两者同时受邪。因其均自外界侵犯人体,故称外感致病因素,所致疾病即称为"外感病"。

(2) 季节性 六淫致病常有明显的季节性。如春季多风病,夏季多暑病,长夏多湿病,秋季多燥病,冬季多寒病。

(3) 地域性 六淫致病与生活、工作的区域环境密切相关。如西北多燥病、东北多寒病、江南多湿热为病;久居湿地、水上作业、触冒雾露等多湿病等。

(4) 相兼性 六淫邪气既可单独伤人致病,又可两种以上同时侵犯人体而为病。如风热感冒、暑湿感冒、湿热泄泻、风寒湿痹等。

2. 六淫各自的性质和致病特征 风、寒、暑、湿、燥、火各自的性质和致病特征,主要是运用类比和演绎的思维方法,即以自然界之气象、物象与人体临床表现相类比,经过反复临床实践的验证,不断推演、归纳、总结出来的。从临床实践来看,六淫致病除了气候因素外,还包括了生物(细菌、病毒等)等多种致病因素。

第二军医大学出版社

（1）风邪

1）风为阳邪，轻扬开泄，易袭阳位：风邪善动不居，具有升发、向上、向外的特性，故属于阳邪。其性开泄，指风邪易使腠理疏泄开张而汗出。风邪易袭阳位，是指风邪常伤及人体的上部（头、面）、阳经和肌表，出现头痛、汗出、恶风等症。

2）风性善行而数变："善行"，指风性善动不居，游移不定。风本为气之剧烈运动，故其致病也多具有病位游移、行无定处的特征。如痹证见游走性关节疼痛，痛无定处。"数变"，指风邪致病变幻无常，发病迅速。如风疹块（荨麻疹）就表现为皮肤瘙痒时作，疹块发无定处，此起彼伏，时隐时现等特征。同时，以风邪为先导的外感病，一般发病急，传变也较快。如风中于头面，可突发口眼㖞斜等。

3）风性主动："主动"，指风邪致病具有动摇不定的特征。如风邪入侵，常现颜面肌肉抽掣，或眩晕、震颤、抽搐、颈项强直、角弓反张、两目上视等。

4）风为百病之长：长者，始也，首也。风为百病之长，是指风邪常兼他邪合而伤人，为外邪致病的先导。因风性开泄，凡寒、湿、暑、燥、热诸邪，常依附于风而侵犯人体，从而形成外感风寒、风湿、风热、风燥等证。

（2）寒邪　寒是冬季的主气，寒邪袭人，有伤寒与中寒之分。凡寒邪伤于肌表为"伤寒"，而寒邪直中脏腑则为"中寒"。

1）寒为阴邪，易伤阳气：寒为阴邪。寒邪侵入后，阴盛则阳衰，阳气受损，可致寒遏卫阳的实寒证，或阳气衰退的虚寒证。

2）寒性凝滞：凝滞，即凝结阻滞。寒性凝滞，即指寒邪能使气血凝结阻滞，不能通畅流行，往往发生疼痛，即所谓"不通则痛"。故疼痛是寒邪致病的重要临床表现。

3）寒性收引："收引"，有收缩牵引之意。寒性收引，即指寒邪侵袭人体，可使气机收敛，腠理、经络、筋脉收缩而挛急。如寒邪侵及肌表，毛窍腠理闭塞，卫阳被郁不得宣泄，可见恶寒、发热、无汗等；寒客血脉，则气血凝滞，血脉挛缩，可见头身疼痛，脉紧；寒客经络关节，则经脉收缩拘急，甚则挛急作痛，屈伸不利，或冷厥不仁等。

（3）湿邪

1）湿为阴邪，易损伤阳气，阻遏气机：湿为重浊有质之邪，与水同类，故属阴邪。阴邪侵入，易伤阳气，尤其是脾阳。脾阳为湿邪所伤，则使水湿不运，发生水肿、泄泻等证。因湿为重浊有质之邪，易阻遏气机，使脏腑气机升降失常，经络阻滞不畅。如湿阻胸膈，气机不畅则胸膈满闷；湿阻中焦，脾胃气机升降失常，纳运失司，则脘痞腹胀，食欲减退；湿停下焦，膀胱气机不利，则小腹胀满、小便淋涩不畅。

2）湿性重浊："重"，即沉重、重着，指湿邪致病，出现以沉重感为特征的临床表现，如头身困重、四肢酸楚沉重等。"浊"，即秽浊不清，指湿邪为患，易呈现分泌物和排泄物秽浊不清的现象。

3）湿性黏滞："黏"，即黏腻；"滞"，即停滞。湿邪致病，其黏腻停滞的特性主要表现在两个方面：一是症状的黏滞性。湿病症状多表现为黏滞而不爽，如排泄物和分泌物多滞涩不畅，痢疾的大便排泄不爽，淋证的小便滞涩不畅，以及口黏、口甘和舌苔厚滑黏腻等，皆为湿邪为病的常见症状；二是病程的缠绵性。表现为起病隐缓，病程较长，反复发作，或缠绵难愈。

4）湿性趋下，易袭阴位：湿邪为重浊有质之邪，类水属阴而有趋下之势，人体下部亦属阴,同类相求,故湿邪为病,多易伤及人体下部。

（4）燥邪

1）燥性干涩,易伤津液:燥邪为干涩之病邪,侵犯人体,最易损伤津液,出现各种干燥、涩滞的症状,如口鼻干燥,咽干口渴,皮肤干涩,甚则皲裂,毛发不荣,小便短少,大便干结等。

2）燥易伤肺:肺为娇脏,喜润而恶燥。肺主气司呼吸,直接与自然界大气相通,且外合皮毛,开窍于鼻,燥邪多从口鼻而入,故最易损伤肺津,从而影响肺气之宣降,甚或燥伤肺络,出现干咳少痰,或痰黏难咯,或痰中带血,甚则喘息胸痛等。

（5）火（热）邪　火与热同为阳邪,常混称。但火与热又有区别:热多外感,火自内生;火的热象较为明显,且多表现上炎的特征。

1）火热为阳邪,其性上炎:火热之邪侵入,致人体阳气病理性偏亢,故发为实热性病证,临床多见高热、恶热、烦渴、汗出、脉洪数等症。火性趋上,火热之邪易侵害人体上部,故火热病证,多发生在人体上部,尤以头面部为多见。

2）火热易扰心神:火热与心相通应,故火热之邪入于营血,尤易影响心神,轻者心神不宁而心烦、失眠;重者可扰乱心神,出现狂躁不安,或神昏、谵语等症。

3）火热易伤津耗气:火热之邪侵入,热淫于内,一方面迫津外泄,致气随津泄而津亏气耗;另一方面则直接消灼煎熬津液,耗伤人体的阴气,即所谓热盛伤阴。

4）火热易生风动血:"生风",是指火热之邪侵犯人体,燔灼肝经,耗劫津液,筋脉失养失润,易引起肝风内动的病证,称为"热极生风"。临床表现为高热神昏、四肢抽搐、两目上视、角弓反张等。"动血",指火热入于血脉,易迫血妄行,引起各种出血证。

5）火邪易致疮痈:火邪入于血分,可聚于局部,腐蚀血肉,发为痈肿疮疡。由火毒壅聚所致之痈疡,其临床表现以疮疡局部红肿热痛为特征。

（6）暑邪　暑是夏季的主气,乃火热之气所化。其发病独见于夏令,所以有"先夏至日为病温,后夏志日为病暑"的说法。

1）暑为阳邪,其性炎热:暑为盛夏火热之气所化,火热属阳,故暑邪为阳邪。暑邪伤人多表现为一系列阳热症状,如高热、心烦、面赤、脉洪大等。

2）暑性升散,易伤津耗气:暑邪侵犯人体,可致腠理开泄而多汗。汗出过多则津伤,同时气也随之耗损。

3）暑多挟湿:暑季气候炎热,且常多雨而潮湿,热蒸湿动,水气弥漫,故暑邪致病,多挟湿邪为患。其临床表现除发热、烦渴等暑热症状外,常兼见身热不扬、四肢困倦、胸闷呕恶、大便溏泄不爽等湿滞症状。

二、内因

1. **七情内伤**　七情是指喜、怒、忧、思、悲、恐、惊7种正常的情志活动,是人体的生理和心理活动对外界环境刺激在情志方面的应答反应。当突然的、强烈的或持久的情志刺激超越了人体的生理和心理适应能力,或在人体正气虚弱的情况下,可导致机体的阴阳气血失调,脏腑经络气机紊乱及功能活动失常而致病,称之为"七情内伤"。七情内伤的致病特点如下。

（1）直接伤及内脏　七情是机体对内外环境变化所产生的心理反应,以脏腑气血为物质基础。因此,七情致病,可直接伤及内脏。七情分属五脏,七情反应太过与不及则可损伤相应之脏。过喜则伤心,过怒则伤肝,过度思虑则伤脾,过悲伤肺,过恐则伤肾。七情内伤,既可单一情志伤人,又可两种以上情志交织伤人。数情交织致病,可损伤一个或多个脏腑。

(2)影响脏腑气机 异常的情志活动直接会影响脏腑气机,导致脏腑气机升降失常而出现相应的临床表现。如怒则气上,喜则气缓,悲则气消,恐则气下,惊则气乱,思则气结。

(3)影响病情变化 七情变化对病情具有两方面的影响:①有利于疾病康复。情绪积极乐观,七情反应适当,有利于病情的好转乃至痊愈。②加重病情。情绪消沉,悲观失望,或七情异常波动,可使病情加重或恶化。

2. 饮食劳逸

(1)饮食失宜 饮食是人类赖以生存和保持健康的基本条件,但同时又要有一定的节制。如果饮食失宜,可成为病因而影响人体的生理功能,导致脏腑功能失调或正气损伤而发病。

1)饮食不节:良好的饮食行为,应定时、适度为宜。如饮食无规律,或过饥过饱,或饥饱无常,均可影响健康,导致疾病发生。长期摄食不足,营养缺乏,则一方面因气血亏虚而脏腑组织失养,功能衰退,全身虚弱;另一方面又因正气不足,抗病力弱,易招致外邪入侵,继发其他疾病。相反,饮食超量,或暴饮暴食,或中气虚弱而强食,也可导致脾胃难于消化而致病。此外,大病初愈阶段,若饮食不当,如暴食、过于滋腻,或过早进补等,还可引起疾病复发。

2)饮食不洁:是指进食不洁净或误食有毒的食物,可引起胃肠疾患或食物中毒。

3)饮食偏嗜:摄入的食物要全面,不应有所偏嗜,人体才能获得各种必需的营养。若饮食有所偏嗜,如饮食偏寒偏热,或饮食五味有所偏嗜,或嗜酒等,久之可导致人体阴阳失调,或导致某些营养物质缺乏而引发疾病。

(2)劳逸失度 包括过度劳累和过度安逸两个方面。正常的劳动和体力锻炼,有助于气血流通,增强体质。必要的休息,可以消除疲劳,恢复体力和脑力。只有过度劳累,包括体力劳动、脑力劳动及房劳的过度,或过度安逸,劳逸才能成为致病因素而使人发病。

过劳是指过度劳累,包括劳力过度,劳神过度和房劳过度3个方面:①劳力过度则伤气,久之则气少力衰,神疲消瘦;②劳神过度,则损伤心脾,可出现心神失养的心悸,健忘,失眠,多梦及脾不健运的纳呆、腹胀、便溏等症;③房劳过度,性生活不节,则肾精耗伤,临床常出现腰膝酸软,眩晕耳鸣,精神委靡,性功能减退,或遗精,早泄,甚或阳痿等病症。

过逸是指过度安逸,不参加劳动,又不运动而言。人体每天需要适当的活动,气血才能流畅,若长期不劳动,又不从事体育锻炼,易使人体气血不畅,脾胃功能减弱,可出现食少乏力,精神不振,肢体软弱,或发胖臃肿,动则心悸,气喘以及汗出等症,或继发其他疾病。

三、其他病因

1. 痰饮 痰饮是人体水液代谢障碍所形成的病理产物。其形成之后,又能直接或间接作用于机体,影响机体正常功能的发挥,从而加重病理变化,或引起新的病变发生,故又属继发性致病因素之一。一般以较稠浊的称为痰,清稀的称为饮。痰可分为有形之痰和无形之痰。有形之痰,是指视之可见,闻之有声的痰液,如咳嗽吐痰、喉中痰鸣等,或指触之有形的痰核。无形之痰,是指只见其征象,不见其形质的痰病,如眩晕、癫狂等。

(1)痰饮的形成 痰饮,多为外感六淫,或七情内伤,或饮食不节等,导致肺、脾、肾及三焦功能失调,三焦气化不利,水道不畅,影响了津液的输布,以至于水液停聚而形成。

（2）痰饮的致病特点

1）阻滞气血运行：痰饮形成后，可随气流行，或停滞于经脉，或留滞于脏腑，无处不到。如影响脏腑气机和气血的运行，便会发生各种病证。

2）影响水液代谢：痰饮本为水液代谢失常的病理产物，但是痰饮一旦形成之后，可作为一种继发性致病因素反过来作用于人体，进一步影响肺、脾、肾等脏腑的功能活动，影响水液代谢，加重水液代谢障碍。

3）易于蒙蔽心神：痰饮为浊物，随气上逆，尤易蒙蔽清窍，扰乱心神，使心神活动失常，引起癫、狂、痫等病证。

4）致病广泛，变幻多端：痰饮随气流行，内而五脏六腑，外而四肢百骸、肌肤腠理，可停滞而致多种疾病，故有"百病多由痰作祟"之说。

2. **瘀血**　指体内血液停滞而形成的病理产物，包括体内瘀积的离经之血，以及因血液运行不畅，停滞于经脉或脏腑组织内的血液。瘀血既是疾病过程中形成的病理产物，又具有致病作用。

（1）瘀血的形成　凡能影响血液正常运行，引起血液运行不畅，或致血离经脉而瘀积的内外因素，均可导致瘀血的形成。一般而言，多为气滞、气虚、血寒、血热等原因而形成。气为血之帅，气虚则推动无力，气滞则运行不畅，均可导致血瘀；寒性凝滞，则经脉拘挛，血液凝滞不畅，因而成瘀。血热则津液煎熬，血液黏滞而运行不畅，亦可成瘀。此外，外伤及其他原因造成内出血，不能及时消散或排泄，也是形成瘀血的原因之一。

（2）瘀血的致病特点

1）易于阻滞气机：血为气之母，气为血之帅，瘀血一旦形成，又反过来影响气血的运行，所谓"血瘀必兼气滞"。

2）影响血脉运行：瘀血为血液运行失常的病理产物，但瘀血形成之后，无论其瘀滞于脉内，还是留积于脉外，均可影响血脉运行，导致局部或全身的血液运行失常，可造成某一部位气血不通而出现疼痛或肿块，甚至由于得不到气血的供养而导致坏死。

3）影响新血生成：瘀血乃病理性产物，已失去对机体的濡养滋润作用。瘀血阻滞体内，尤其是瘀血日久不散，就会严重地影响气血的运行，脏腑失于濡养，功能失常，势必影响新血的生成。

（3）瘀血致病的病证特点　瘀血致病，虽然症状错综繁多，但其主要病证特点可大致归纳如下：①疼痛：一般表现为刺痛，痛处固定不移，拒按，夜间痛势尤甚。②肿块：瘀血积于皮下或体内则可见肿块，肿块部位多固定不移。③出血：部分瘀血为患者可见出血之象，通常出血量少而不畅，血色紫暗，或夹有瘀血块。④色紫暗：一是面色紫暗，口唇、爪甲青紫等；二是舌质紫暗，或舌有瘀斑、瘀点等。⑤脉象的异常，如涩脉或结代脉等。

第二节　病　机

病机，即疾病发生、发展与变化的机制。疾病的发生、发展与变化，与患者体质，致病因素的强弱、性质有关。人体脏腑功能失常或邪气侵袭人体，正气奋起抗邪，正邪相争，从而导致体内阴阳失调，升降失常，人体动态平衡被破坏，即发生病变。虽然疾病种类繁多，其发

第二军医大学出版社

生、发展错综复杂,千变万化,但就其病变过程来讲,总不外乎正邪相争、阴阳失调。

一、邪正相争

正气,指人体的正常生理功能及防御功能,简称为"正"。邪气,泛指各种致病因素,简称"邪"。正气充盛,邪气不易入侵。正气虚弱,邪气易乘虚而入,导致发病。在疾病过程中,由于正邪双方力量对比的消长变化,直接影响者疾病的发展、变化与转归。邪气侵犯人体后,一方面是邪气对机体的正气起着损害作用,另一方面是正气对邪气的抗御、驱除作用及正气的康复功能。邪正双方不断斗争的态势和结果,不仅关系着疾病的发生,而且直接影响着疾病的发展和转归,同时也决定病证的虚实变化。

1. 邪正盛衰与虚实变化

(1)虚实病机

1)实:指邪气盛,是以邪气亢盛为矛盾主要方面的一种病理状态。即邪气的致病力强盛,而正气的抗病能力未衰,能积极与邪抗争,故正邪相搏,斗争激烈,反应明显,临床上出现一系列病理性反映比较剧烈的、有余的证候,称为实证。

2)虚:指正气不足,是以正气虚损为矛盾主要方面的一种病理反映。即机体的正气虚弱,防御能力和调节能力低下,对于致病邪气的斗争无力,而邪气已退或不明显,故难以出现邪正斗争剧烈的病理反映,临床上表现一系列虚弱、衰退和不足的证候,称为虚证。

(2)虚实变化 邪正的消长盛衰,不仅可以产生比较单纯的虚或实的病理变化,而且在某些病程较长、病情复杂的疾病中,还会出现虚实之间的多种变化,包括:虚实错杂,指在疾病过程中,邪盛和正虚同时存在的病理状态;虚实转化,指在疾病过程中,由于邪气伤正,或正虚而邪气积聚,发生病机性质由实转虚或因虚致实的变化;虚实真假,指在某些特殊情况下,疾病的临床表现可见与其病机的虚实本质不符的假象,主要有真实假虚和真虚假实两种情况。

总之,在各类证候错综复杂的变化中,只要掌握了正气和邪气的虚实变化,了解正邪双方相争的发展趋势,就能做出准确的判断,采取相应的治疗措施,从而收到良好的疗效。

2. 邪正盛衰与疾病转归
在疾病的发生、发展过程中,由于邪正双方的力量对比不断发生消长盛衰的变化,这种变化对疾病转归起着决定性的作用。一般而论,正胜邪退,疾病趋向于好转和痊愈;邪胜正衰,则疾病趋向于恶化,甚则导致死亡;若邪正力量相持不下,则疾病趋向迁延或慢性化。

二、阴阳失调

阴阳失调,即阴阳之间失去平衡协调的简称,是指在疾病的发生发展过程中,由于各种致病因素的影响,导致机体的阴阳双方失去相对的平衡协调而出现的阴阳偏胜、偏衰、互损等一系列病理变化。

1. 阴阳偏胜
指人体阴阳双方中的某一方的病理性亢盛状态,属实证。

(1)阳偏胜 阳偏胜即是阳盛,是指机体在疾病过程中,所出现的一种阳气病理性偏盛,功能亢奋,机体反应性增强,热量过剩的病理状态,以热、动、燥为其特点。

(2)阴偏胜 阴偏胜即是阴盛,是指机体在疾病过程中所出现的一种阴气病理性偏盛,功能抑制,热量耗伤过多,病理性代谢产物积聚的病理状态。以寒、静、湿为其特点。

2. **阴阳偏衰**　指人体阴阳双方中的一方虚衰不足的病理状态,属虚证。

（1）阳偏衰　阳偏衰即是阳虚,是指机体阳气虚损,功能减退或衰弱,代谢减缓,产热不足的病理状态,其病机特点多表现为机体阳气不足,阳不制阴,阴气相对偏亢的虚寒证。

（2）阴偏衰　阴偏衰即是阴虚,是指机体阴气不足,阴不制阳,导致阳气相对偏盛,功能虚性亢奋的病理状态,其病机特点多表现为阴气不足,阳气相对偏盛的虚热证。

3. **阴阳互损**　由于阴阳互根互用,机体在阴或阳任何一方长期虚损的前提下,病变发展会不可避免影响到另一方,形成阴阳两虚的病理状态。主要包括阴损及阳和阳损及阴两种情况。

综上所述,阴阳失调的病机,是以阴阳的属性,阴和阳之间所存在着的对立制约、互根互用以及相互消长、转化等理论,来阐释、分析、综合机体病变的机制。因此,阴阳失调的各种病机,并不是固定不变的,而是随着病情的进退和邪正盛衰等情况的改变而变化,存在着内在的密切联系。

第二军医大学出版社

第八章 四 诊

中医诊法是通过望、闻、问、切4种手段诊察和搜集病情资料。望、闻、问、切又称四诊。中医学认为人是一个有机的整体,通过患者外在的表现,可以推知在内的,或某一局部的病变。望、闻、问、切这4种方法,是从不同方面搜集病情资料的主要手段,必须将四者结合起来应用,才能全面的了解病情,即所为"四诊合参"。强调四诊中任何一、二诊,而忽视其他诊法,都是片面的。

第一节 望 诊

望诊是医生观察患者的神、色、形态及其分泌物和排泄物来诊察病情的方法。

一、望神

神,狭义指"神志",指精神、意识、思维(和情志)活动。广义指机体脏腑组织功能活动的外在表现,包括精神意识,思维活动,面色,眼神,形体动态,语言呼吸和对外界的反应等各个方面,是对人体生命现象的高度概括。所以神的变化对于判断疾病轻重,预后善恶,有着十分重要的意义。《素问·移精变气论》中说:"得神者昌,失神者亡",足见望神的重要性。

望神主要观察患者精神情况,神志是否清楚,反应是否灵活,尤其重点是观察患者的眼神。由于五脏六腑之精气皆上注于目,从眼神的变化,可察之人体精气盛衰存亡的情况。

患者神的情况一般有3种:①得神:患者两目灵活、神志清晰、言语清亮、反应灵敏等为得神,提示正气未大伤,脏气未大衰,属预后良好。②失神:患者两目呆滞、面色晦暗、神志不清,言语无伦,反应迟缓等为失神,提示正气大伤、脏气衰竭,为病情危重,预后不佳。③假神:久病、重病之人,精气本已极度衰竭,而突然出现某些神气暂时"好转"的虚假表现。提示阴阳离决,即将死亡,属病危。

望神对癫、狂、痫等精神失常的患者,应另当别论。

二、望色

望色,又称为"色诊",是通过观察患者皮肤(主要是面部皮肤)色与泽的变化来诊察病情的方法。临床上,根据颜色与光泽的变化,可以了解脏腑的虚实,气血的盛衰,病性的寒热,病情的轻重和预后的吉凶。因此色诊在临床诊病中具有重要的价值。

1. 面部色诊

(1)色、泽的意义与关系 色、泽,指皮肤的颜色和光泽。一般来说,面色荣润光泽是脏腑精气未衰,多见无病,病轻,预后好。面色晦暗枯槁是脏腑精气已衰,多见病重,预后差。

Second Military Medical University Press

中国人正常面色为微黄红润,但由于禀赋、地域、季节、职业等关系,面色略有差异。无论何色,只要色泽明润,即为正常的面色。

临床所见不论何色,凡有色有泽,表示脏腑精气内藏未衰;若有色无泽,表示脏腑精气泄露衰败。泽与色相比较,泽的盛衰有无,对判断病情轻重和预后更为重要。临床诊病时,必须将泽与色两者综合起来,才能做出正确的判断。

(2) 望面色的诊断意义　心主血脉,其华在面,手足三阳经皆上行于头面,故面部的血脉丰盛,为脏腑气血之所荣。脏腑的虚实、气血的盛衰,不同性质的疾病皆可以通过面部色泽的变化而反映于外。此外面部皮肤薄嫩而外露,其色泽变化易于观察,所以临床上把面部作为望色的主要部位。

2. 五色主病

临床上病色可分为赤、白、黄、青、黑 5 种,分别见于不同脏腑和不同性质的疾病。从性质而言,青黑为痛,黄赤为热,白为寒;从脏腑而言：青为肝,赤为心,白为肺,黄为脾,黑为肾。

(1) 青色　主寒主痛、主瘀血惊风。青为寒凝气滞,经脉瘀阻。寒性收引,寒邪侵袭,络脉拘急,气血运行不畅,则或气滞或血瘀,故使面现青色。小儿壮热,而面口青紫,多为惊风先兆。

(2) 赤色　主热。热盛则血行加快,络脉血液充盈,故面赤。实证面赤,发病即现。且满面红赤。虚证面赤,病久方见,且多见于两颧。久病、重病面色苍白而见面赤如妆者,多为戴阳证,为虚阳上越之征。

(3) 黄色　主虚主湿。黄为脾虚、湿郁的征象。面色淡黄枯槁为萎黄,主脾胃气虚,气血不能上荣于面所致。面目身俱黄,为黄疸,黄色鲜明如橘子色者,为阳黄,多因湿热,黄而晦暗如烟熏者,多因寒湿所致。黄而略带瘀色,为蓄血发黄。

(4) 白色　主虚主寒,主亡血脱气。白为气血不能上荣所致。或阳虚不能温煦行血,或久病气血不足,或亡血脱气,或阴寒过盛之剧痛,或恶寒战栗等,一切使气血不能上荣面部之症,均可导致面色白。

(5) 黑色　主肾虚、水饮,主虚寒、疼痛。黑属肾水之色,多为阳虚阴寒亢盛之征。肾主水,肾阳虚不能化气行水,为水饮停聚,常见目眶黑色。若黑而枯焦,形体消瘦,为阴虚内热,肾精不足。

三、望舌

舌诊是观察患者舌形、舌质和舌苔的变化以诊察疾病的方法,是望诊的重要内容,也是中医诊法的特色之一。由于舌为心之苗,又为脾之外候,且五脏六腑之经脉又直接或间接与舌相通。所以观察舌象的变化,可以测知内在脏腑的病变。

舌质以候五脏病变为主,侧重血分;舌苔以候六腑病变为主,侧重气分。舌尖候上焦心肺的病变;舌中候中焦脾胃的病变;舌根候下焦肾的病变;舌两侧候肝胆的病变。

望舌时,医者姿势可略高于患者,以便俯视口舌部位。患者可以采用坐位或仰卧位,面向自然光线,头略扬起,自然地将舌伸出口外,舌体放松,舌面平展,舌尖略向下,尽量张口使舌体充分暴露。如伸舌过分用力,舌体紧张卷曲,或伸舌时间过久,都会影响舌体血液循环而引起舌色改变,或舌苔紧凑变样,或干湿度发生变化。

第二军医大学出版社

舌诊的内容：观察舌质和舌苔，并综合分析。正常舌象的主要特征：舌体柔软灵活，舌色淡红明润，舌苔薄白均匀，苔质干湿适中，简称"淡红舌，薄白苔"。

1. **望舌质** 舌质（舌体），是舌的肌肉和脉络组织。望舌质主要观察舌色、舌的形质、动态以及舌下络脉4个部分。

（1）舌色 舌色，即舌的颜色。舌色异常改变常见有淡白、红、绛、紫等。

1）淡白舌：舌色比正常舌色浅淡。舌色白，几无血色者，称为枯白舌。多见于阳虚寒证及血虚病证。

2）红舌：舌色较正常舌色红，呈鲜红色者，称为红舌。因热盛而气血充溢所致，见于里实热证，也见于阴虚内热证。

3）绛舌：舌色较红舌更深的或略带暗红色者，谓之绛舌。绛舌一般为红舌进一步发展所致。多见于外感热病热盛期或内伤杂病，久病、重病之阴虚火旺。

4）紫舌：舌色暗红呈紫色。绛紫而干，为邪热亢盛，阴液耗伤，气血郁滞。淡紫或青紫而湿润，为阴寒内盛，血脉瘀滞。舌上出现青紫色斑点，大小不一，不高于舌面，称为"瘀斑舌"或"瘀点舌"，多为血行不畅。

（2）舌形 舌形是指舌质的形状，包括老嫩、胖瘦、点刺、裂纹等方面的特征。

1）胖、瘦舌：胖大舌，舌体胖大。舌淡胖大为脾肾阳虚，水湿不化。舌红胖大，多属心脾热盛，气血壅滞。舌体胖大青紫，多见于中毒。瘦薄舌，舌体比正常舌瘦小而薄。瘦薄色淡主气血两虚；瘦薄而干，舌质红绛，为阴虚火旺，或津液耗伤。

2）裂纹舌：舌面上出现各种形状的裂纹、裂沟，沟裂中并无舌苔覆盖。舌上裂可多少不等，深浅不一，可见于全舌，亦可见于舌前部或舌尖、舌边等处。多为津血亏虚，舌体失于滋润。舌淡白而有裂纹，为血虚不润；舌红绛而有裂纹，为热盛伤津，或阴虚液损。若生来舌面上就有较浅的裂沟、裂纹，裂纹中一般有苔覆盖，且无不适感觉者，称先天性舌裂。

3）齿痕舌：舌体边缘有牙齿压迫的痕迹。多因胖大而被牙齿压迫所致，多与胖大舌并见属脾虚。舌淡胖大而润，边有齿痕，主寒湿壅盛，或阳虚水湿内停。

（3）舌态 舌态，即舌体的动态。正常舌态为舌体伸缩自如，运动灵活，提示脏腑功能旺盛，气血充足，经脉调匀。常见的病理舌态有痿软、强硬、歪斜、颤动等。

1）痿软舌：舌体软弱无力，不能随意伸缩回旋。多属气血津液大亏，筋脉失养。舌痿软而淡白无华，多为气血俱虚，因慢性久病，气血虚衰，舌体失养所致；舌痿软而红绛少苔或无苔，多因外感病后期，热极伤阴，或内伤杂病，阴虚火旺；舌红干而渐痿，多因肝肾阴亏，舌肌筋脉失养。

2）强硬舌：舌失柔和，屈伸不利，或不能转动，板硬强直。见于温病，如热入心包，痰浊内阻，或热盛伤阴，或为卒中征兆。

3）歪斜舌：伸舌时舌体偏向一侧，或左或右。多为卒中，或卒中先兆。

4）颤动舌：舌体震颤抖动，不能自主。久病舌颤，为气血两虚，或肝风内动。外感热病，为热极生风。酒毒内蕴，亦可见舌体颤动。

5）吐弄舌：舌伸长，吐出口外，为吐舌。舌时而伸出口外，立即收回，如此反复，或舌舐口唇，为弄舌。两者均为心脾有热。吐舌可见于疫毒攻心，或正气已绝。弄舌，多为动风先兆，或小儿脾燥。

6）缩舌：舌体收缩，不能伸展，多为危重病症。舌淡湿润而缩，多为寒凝筋脉。舌红干短缩,为热病伤津。舌胖而短缩,是痰湿内阻。凡舌体短缩起强硬,均为危候。

2. **望舌苔**　舌苔,指舌面上的一层苔状物,由脾胃之气蒸化胃中食浊而产生。正常的舌苔一般是薄而均匀,干湿适中,舌面的中部和根部稍厚。望舌苔要注意苔质和苔色两方面的变化。

(1) **苔质**　苔质,指舌苔的质地、形态。包括:厚薄、润燥、腻腐、剥脱、有根无根。

1) 厚薄:薄苔,又称见底苔,透过舌苔能隐隐见到舌质;厚苔,又称不见底苔,不能透过舌苔见到舌质。苔之厚薄反映了邪气的深浅:薄苔多为疾病初起,病邪在表,病情轻浅。厚苔多为邪气已入里,病情较重,或胃肠内有宿食,或痰浊停滞。舌苔由薄转厚,为邪气渐盛,或表邪入里,为病进;舌苔由厚转薄,或舌上复生薄白新苔,为正气胜邪,或内邪消散外达,为病退的征象。

2) 润燥:润苔,舌苔润泽有津,干湿适中,不滑不燥;滑苔,舌面水分过多,伸舌欲滴,扪之湿滑;燥苔,舌苔干燥,扪之无津,甚则舌苔干裂;润苔是津液上承之象,是正常舌苔的表现之一。滑苔是水湿之邪内聚的表现,主痰饮、主湿。燥苔提示体内津液已伤或阳虚津不上承。

3) 腻腐:腻苔,苔质致密,颗粒细小,融合成片,紧贴舌面,揩之不去,刮之不脱;腐苔,苔质疏松,颗粒粗大,形如豆腐渣堆积舌面,揩之易去。皆主痰饮、湿浊、食积。

4) 剥脱:舌苔全部或部分脱落,脱落处光滑无苔而可见舌质。舌苔局部剥脱,为花剥苔,属胃之气阴两伤之征。若花剥而舌有腻苔,为痰浊不化,正气已伤。舌苔全部剥脱,舌面光洁如镜,为镜面舌,为胃之气阴大伤所致。舌心无苔是阴虚、血虚或胃气已伤所致。

5) 有根无根:有根是指舌苔刮之不去,舌苔与舌体如同一体,又称真苔。无根是指舌苔如涂于舌上,刮之即去,又称假苔。有根表示有胃气,主实证、热证。无根表示胃气已衰,主虚证、寒证。

(2) **苔色**　苔色主要有白、黄、灰、黑 4 类。苔色的变化,主要反映病邪深浅及病邪性质。

1) 白苔:主表证、寒证。薄白苔为正常舌苔。或为表证初起,或为里证病轻,或是阳虚内寒。舌淡而苔白,为里寒证。舌苔布满,如白粉堆积,扪之不燥,为积粉苔,常见于瘟疫,为外感秽浊之气,毒热内蕴所致,也可见于内痈。

2) 黄苔:主里证、热证。黄色之深浅,表示热邪之轻重。舌苔由白转黄,为外邪入里化热。如黄苔滑润兼见舌淡胖嫩者,为阳虚水湿不化。苔黄腻滑,为内有湿热。

3) 灰苔:主里证,见于里热证或寒湿证。灰色常与黑苔同时出现,也可与黄苔并见。灰苔润滑,为寒邪内阻,或痰饮内停。灰苔干燥多为热盛津伤,或阴虚火旺。

4) 黑苔:主里证,主热极或寒盛。黑苔多由灰苔或焦黄苔发展而来,常见于疾病的严重阶段。黑苔燥裂,甚至苔生芒刺,多为热极津伤。黑苔滑润,多为阳虚寒盛。

四、望形态

望形态是观察患者形体方面的变化以及姿态活动异常来诊察病情的方法。

1. **望形体**　一般而言,脏腑气血充盛,则形体健壮,反之则形体衰弱。

肥胖而肤白无华,为形盛气衰,多为阳气不足之象。骨细胸小,面黄肤燥,多为阴血不足。鸡胸龟背,多为先天不足。

65

2. 望姿态 是观察患者的动静姿态、体位变化和异常动作以诊察病情的方法。

阳主动，火主动。因此，躁动、多言、仰面伸足、不欲衣被的患者多为阳证、热证。安卧不语或蜷缩喜卧者，多属于阴证、寒证。若头部低垂，目陷无光，为精气神明将衰败之象。后背弯曲，两肩下垂，为心肺宗气将衰惫之象。腰酸软疼痛，不能转动，为肾将衰惫之象。两膝屈伸不利，行则俯身扶物，为筋将衰惫之象。不能久立，行则振摇不稳，为骨将衰惫之象。睑、唇、指、趾颤动，为动风先兆，或气血不足，筋脉失养。四肢抽搐，角弓反张，为肝风内动。卒倒神昏，口角歪斜，半身不遂，为卒中。肢体软弱，运动不灵，为痿病。关节拘挛，屈伸不利，多属痹病。

五、望头面五官

1. 望头面

(1) 望头部 头为诸阳之会，脑为髓海，肾生髓。所以，头与诸阳经及肾的气化，以及血的关系密切。

在成人主要观察是否有振摇的现象，头动摇不能自主，则为风证。在小儿主要观察囟门凹凸、大小、闭合的迟早。囟门突起为囟填，属实证。囟门凹陷为囟陷，多属虚证。小儿囟门迟闭为解颅，多属肾气不足，发育不良。小儿头形过大或过小，智力低下，多属先天不足，肾精亏虚。

(2) 望发 发为血之余，又为肾气所充养。头发主要观察颜色和枯润。发黄干枯，稀疏易落，为精血不足。小儿发结如穗，枯黄无泽，为疳积病。发白，为肾虚，或劳神伤血。脱发，为肾虚，或血热。

2. 望五官

(1) 望目 中医将目的不同部位分属于五脏，瞳仁属肾，称为水轮；黑睛属肝，称为风轮；两眦血络属心，称为血轮；白睛属肺，称为气轮；眼睑属脾，称为肉轮，此为"五轮学说"。

目赤肿痛，属实热证。白睛发黄，为黄疸病。睑缘赤烂，属脾经湿热上攻。目眦淡白，属血虚。目胞水肿，为水肿病。眼窝凹陷，为伤津耗液，或气血不足。眼突而喘，为肺胀。眼突颈肿，为瘿肿。单侧眼突，多属恶候。瞳孔缩小，肝胆火炽，或为中毒。瞳孔散大，为脏腑功能衰竭、濒临死亡之象。横目斜视，为肝风内动。昏睡露睛，为脾气虚衰，眼睑失养。眼睑下垂，为先天不足，脾肾亏虚。

(2) 望耳 耳轮瘦小而薄，为先天亏损，肾气不足。耳轮干枯焦黑，为肾精亏虚，属重病。耳内流脓水，多属肝胆湿热熏蒸所致。

(3) 望鼻 应注意观察鼻形态和鼻分泌物。鼻塞流清涕，为外感风寒。鼻塞流浊涕，为外感风热。鼻塞流腥臭脓涕，为鼻渊，属胆经蕴热。鼻端红色粉刺，为酒渣鼻，属肺胃蕴热。鼻翼翕动，为肺热或哮喘病。

(4) 望口 应注意观察唇、齿、咽喉。口唇主要反映脾胃病变。唇色淡白，为血虚。唇色深红，为热盛。唇色青紫，为寒盛、血络瘀阻。口唇干裂，为燥热伤津。口唇糜烂，为脾胃积热上蒸。口角流涎，为脾虚湿盛，或卒中口歪。口歪，为风邪中络、卒中。小儿口腔、舌上布满白斑，为鹅口疮，为感受毒邪，心脾结热。

(5) 望齿与龈 齿为骨之余，骨为肾所主；龈为手足阳明经分布之处，望齿与龈主要可以观察胃、肾的病变以及津液的盈亏。牙齿干燥，为胃热伤津。牙齿燥如枯骨，为肾阴枯竭，精不上荣。牙关紧闭,为风痰阻络,或热极动风。睡中咬牙,为胃热,或虫积。牙龈出血,为胃火或气虚。龈肉萎缩,为肾虚,或胃阴不足。齿龈溃烂,为胃热,或心脾积热。

六、望皮肤

望皮肤应注意观察皮肤色泽及形态的变化,如斑、疹、痘、痈、疽、疔、疖等。

1. 斑疹 是某些疾病在肌表的反映,常见于外感热病,少数亦见于内伤杂病。斑,为皮肤黏膜出现深红色或青紫色片状斑块,平铺于皮肤,抚之不碍手,压之不褪色。有阳斑、阴斑之分。疹,为皮肤出现红色或紫红色、粟粒状疹点,高出皮肤,抚之碍手,压之褪色的症状。有麻疹、风疹、瘾疹等。

斑疹见于外感病,多为邪热郁于肺胃,内迫营血所致。斑疹的色泽,以红活润泽为顺。深红如鸡冠色,多为热毒炽盛。紫暗为热毒伤阴。淡红或淡紫,为气血不足,阳气式微。斑疹形态,以分布均匀,疏密适中为顺。稀疏松浮,为病邪轻浅。稠密紧束,压之色不退,为热毒深重。疹点疏密不匀,或见面即失,多为正气不足,邪气内陷之重证。

斑疹见于内伤杂病,一般多为血热。若斑色紫暗,斑片较大,时有时无,多为气虚不能摄血。

2. 水疱 指皮肤上出现成簇或散在性小水疱的症状。可有水痘、热气疮、湿疹等。

水痘,为小儿皮肤出现粉红色斑丘疹,很快变成椭圆形的小水疱,顶满无脐,晶莹明亮,浆液稀薄,皮薄易破,分批出现,大小不等,多因外感时邪,内蕴湿热所致,属儿科常见传染病。热气疮,为口角唇边鼻旁出现成簇粟米大小水疱,灼热疼痛者,多因外感风热或肺胃蕴热而发。湿疹,为周身皮肤出现红斑,迅速形成丘疹、水疱,破后渗液,出现红色湿润之糜烂面,多因湿热蕴结,复感风邪,郁于肌肤而发。

3. 疮疡 指发于皮肉筋骨之间的疮疡类疾患。主要有痈、疽、疔、疖等。痈:患部红肿高大,根盘紧束,焮热疼痛,并能形成脓疡。其具有未脓易消,已脓易溃,疮口易敛的特点,属阳证,多由湿热火毒蕴结,气血壅滞所致。疽:患部漫肿无头,皮色不变,疼痛不已。其具有难消、难溃、难敛,溃后易伤筋骨的特点,属阴证,多为气血亏虚,阴寒凝滞而发。疔:患部形小如粟,根深如钉,漫肿灼热,麻木疼痛,多发于颜面和手足,多因竹木等锐器刺伤,或感受疫毒、疠毒、火毒等邪所致。疖:患部形小而圆,红肿热痛不甚,根浅、脓出即多愈,多由感火热毒邪,或湿热蕴结而致。

七、望排出物

望排出物是观察患者的分泌物、排泄物和某些排出体外的病理产物的行、色、质、量的变化以诊断病情的方法。排泄物是指人体排出的代谢废物,如大便、小便以及月经等;痰液、呕吐物等病理产物也属排出物范畴。一般而言,凡色白(或淡)清稀者,多属虚证、寒证;凡色黄(或深)黏稠者多属实证、热证。

八、望小儿指纹

指纹,是浮露于小儿示指掌侧的脉络,是手太阴肺经分支循行部位。适用于3岁以下的幼儿。

指纹分"风"、"气"、"命"三关,即示指近掌部的第一节为"风关",第二节为"气关",第三

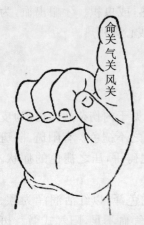

图 8-1 婴儿指纹三关

节为"命关"（见图 8-1）。

1. **望指纹的方法** 用左手的示指和拇指握住患儿示指末端，以右手大拇指在其示指掌侧，从指端向根部直推几次，用力要适当，使指纹更为明显，便于观察。

2. **指纹主病**

（1）颜色 正常指纹，色浅红，只见于风关之内，隐隐可见，大多不浮露。色鲜红者，主外感风寒。色紫红为内热。色紫黑，病多危重。色淡为虚。色暗推之滞而不散者，为实证。色青主惊风疼痛。

（2）延伸部位 正常指纹止于风关。疾病时指纹显于风关附近者，表示邪浅，病轻。指纹过风关至气关者，为邪已深入，病情较重。指纹过气关达命关者，病势深重。若指纹透过风、气、命三关，一直延伸到指甲端者，是所谓"透关射甲"，揭示病情危重难治。

（3）浮沉 浮，指纹浮露外显明显，主病在表；沉，指纹深藏但可见，主病在里。

总之，望小儿指纹的要点就是：浮沉分表里，红紫辨寒热，淡滞定虚实，三关测轻重，纹形色相参，留神仔细看。

第二节 闻 诊

闻诊，包括听声音，嗅气味。听声音是指诊察患者的声音、呼吸、语言、咳嗽、呕吐、呃逆、嗳气、肠鸣等各种声响。嗅气味是指嗅病体发出的异常气味、排出物的气味、病室的气味等。

一、听声音

1. **语言**

（1）声音强弱 患者语言声音有力，多为热证、实证。声音低微无力，多为寒证、虚证。言语发声困难，或发不出声音，为音哑或失音。音哑或失音，外感多见于外感风寒或风热，内伤多见于肺肾阴虚。

（2）言语有无伦次 心主神，语言是神志活动表现形式。语言的正常与否，反映了神志是否正常。言语不乱，说明神志正常，心气未伤，反之则说明心神受损。神志不清，语无伦次，声高有力，为谵语，多热证、实证。神志不清，语言重复，时断时续，语声低弱模糊，为郑声，多由邪伤心气，心不藏神的虚证。另外，语无伦次，还见于癫证或狂证。

2. **气息** 气息指患者的呼吸。气息微弱，多见于虚证。气息有力，多见于实证、热证。

（1）喘哮 喘，指呼吸困难，短促急迫的症状，甚则鼻翼翕动，张口抬肩，不能平卧。实喘发病急骤，呼吸深长，气粗声高息涌，胸中胀满，唯以呼出为快，多为风寒袭肺或痰热壅肺，肺失肃降所致。虚喘病势缓慢，时轻时重，喘声低微，呼吸短促难续，唯以深吸为快，动则喘甚，是肺肾亏虚，气失摄纳所致。哮，指呼吸急促似喘，喉间有哮鸣音的症状，多因宿痰内伏，复感外邪所引动而发。喘不兼哮，但哮必兼喘。喘以气息急迫、呼吸困难为主，哮以喉间哮鸣声为特征，两者常同时出现，并称为哮喘。

（2）短气　指呼吸气急而短促，气短不足以息，数而不能接续的症状，似喘而不抬肩，呼吸虽急而无痰声，多因体质素弱或元气大虚所致。

（3）叹息　又称"太息"，即"出长气"，多见于情志抑郁，肝气不疏之证。

（4）咳嗽　有声无痰谓之咳，有痰无声谓之嗽，有痰有声谓之咳嗽。咳嗽多见于肺脏疾病，但其他脏腑病证影响到肺亦可出现，故曰"咳嗽不止于肺，亦不离乎肺。"

咳声重浊紧闷，多属实证。咳声轻清低微，多属虚证。咳声不扬，痰稠而黄，不易咳出，多属热证。咳有痰声，痰多易咯，多属痰湿阻肺所致；干咳无痰或少痰，多见于燥邪犯肺或阴虚肺燥。

二、嗅气味

嗅辨与疾病有关的气味（包括病室与病体，分泌物与排出物）了解病情的方法。嗅气味可以了解疾病的寒热虚实，一般气味酸腐臭秽者，多属实热；气味偏淡或微有腥臭者，多属虚寒。

口气酸臭，为胃肠积滞。口气臭秽，为胃热。口气腐臭，为内有溃腐脓疡或牙疳。大便酸臭难闻，为肠有郁热。大便臭如败卵，矢气酸臭，为宿食停滞。小便黄赤混浊，有臊臭气，为膀胱湿热。尿甜并散发苹果样气味，为消渴病。带下清稀而腥臭，为寒湿。带下黄稠而臭秽，为湿热。

病室气味由病体本身或排出、分泌物所散发。如病室腐臭味，为患者溃腐疮疡。病室尿臊味，为水肿病晚期。病室有烂苹果气味，为消渴病。

第三节　问　　诊

问诊，就是询问病情，询问与病情相关的情况的诊查方法。问诊在四诊中占有重要位置。只有通过问诊才能获得疾病的发生、发展、变化过程及治疗经过，患者的自觉症状以及与疾病有关的情况（如既往史、生活史、家族史等），为分析病情提供依据。

问诊时环境要安静适宜，医生的态度要严肃和蔼，切忌使用患者听不懂的医学术语。医生不可凭个人主观意愿去暗示和诱导患者，以避免所获病情资料的片面或失真，影响正确的诊断。应重视询问主诉，要善于围绕主诉内容，深入询问。

一、问一般情况

一般情况包括姓名、性别、年龄、婚否、民族、职业、籍贯、工作单位、现住址等。这些情况都对疾病的发生、发展有一定影响。如某些疾病多见于女性，某些疾病仅见于儿童。不同的工作环境，对人体会产生不同的影响。不同的籍贯、生活习惯也与疾病的发生有一定的关系。

二、问现在症

问现在症，是指对患者就诊时所感到的痛苦和不适，以及与其病情相关的全身情况进行详细询问，是问诊的主要内容。

第二军医大学出版社

问现在症的内容涉及范围较为广泛。明代张景岳在总结前人问诊经验的基础上写成《十问歌》，后人又将其略作修改。其内容为："一问寒热二问汗，三问头身四问便，五问饮食六胸腹，七聋八渴俱当辨，九问旧病十问因，再兼服药参机变，女性尤必问经期，迟速闭崩皆可见，再添片语告儿科，天花麻疹全占验。"十问歌内容言简意赅，目前仍有指导意义，但在实际运用时，也要根据患者的不同病情，灵活而有主次地进行询问，不能千篇一律地机械套问。

1. 问寒热 寒热是疾病常见症状之一，是辨别病邪性质和机体阴阳盛衰的重要依据，是问诊的重点内容。寒：即怕冷。热：即发热，包括患者体温升高，或体温正常而患者自觉全身或某一局部（如手足心）发热。临床常见的寒热类型：恶寒发热、但热不寒、但寒不热、寒热往来。

（1）恶寒发热 指恶寒与发热同时出现，多见于外感病的表证阶段，是表阳与外邪相争的反映。其恶寒，得衣被而不减。恶寒重，发热轻，为外感风寒。发热重，恶寒轻，为外感风热。发热轻而恶风自汗，为外感风邪。

（2）但寒不热 指患者只感怕冷而不觉发热的症状，多为里寒证或外感寒邪有中三阴，这类怕冷可因添衣被而缓解。新病恶寒，为里实寒证。久病恶寒，为里虚寒证。

（3）但热不寒 患者身热恶热而不恶寒，或自觉发热，或只见五心烦热等。一般可分为外感和内伤两大类。外感发热，一般发病急，热势高，且初起多见恶寒发热之表证，表邪入里后，出现但热不寒。内伤发热，一般发病缓，热势不高，且初起无恶寒发热之表证。常有以下几种类型。

1）壮热：高热，手按患者肌肤而有烫手的感觉，且久按热感不减，多兼有口渴面赤气粗等。外感病壮热，多见于伤寒阳明经证或温病的气分阶段。内伤壮热，见于宿食所伤，为夜间热甚。壮热之症，多为里实热证，为正盛邪实，邪正斗争剧烈的表现。

2）潮热：发热如潮汐之有定时，即按时发热，或按时热更甚，多发于午后。外感潮热多见于阳明腑实证、温病热如营血、湿温。内伤潮热，多有热自骨发之感，见于气虚、阴虚。

（4）寒热往来 寒热往来是指患者自觉恶寒与发热同时兼见。为邪在半表半里之征，邪正相争，相持不下，邪胜则恶寒，正胜则发热，所以恶寒与发热交替发作。疟疾也有寒热往来，但休作有时，一日一发，或二、三日一发。

2. 问汗 汗是阳气蒸化津液从汗孔达于体表而成。当汗出而无汗；不当汗出而多汗；或仅见身体某一局部汗出，均为病理性汗出。汗出机制有二：①阳热之气有向上、向外的特性，阳热亢盛时，可蒸化津液外出而为汗。②因卫阳不足，卫外不固，而使津液外出而为汗，或阴虚，阳气外越，津随阳去而为汗。

在疾病过程中，有汗无汗都是两种不同机制的反映。外感病中，有汗为表虚，或为正气祛邪外出之象；无汗，为表实。内伤病中，当汗而无汗，见于内燥伤阴，阴津不足之证；有汗，又有自汗、盗汗等不同。自汗，多为气虚、阳虚，肌表不固。盗汗多为阴虚内热。

（1）自汗 指不因劳动、天热、厚衣等因素而经常汗出，多见于气虚、阳虚之证，为卫阳不固，阴津不能内守而外达。

（2）盗汗 又称"寝汗"，入睡后汗出，醒后则汗止，多属阴虚，阳热亢盛逼津外出。

（3）绝汗 指病情危重的情况下，大汗不止。如高热烦渴，汗出如油，热而黏手，为亡阴；身凉肢厥，大汗淋漓，汗稀而凉为亡阳。两者均为阴阳离决之危证。

（4）战汗 先见全身恶寒战栗，而后汗出，为邪正剧争，病变发展趋势的转折点，如汗出热退,脉静身凉者是邪去正复之佳象,汗出而身热不减,仍烦躁不安,脉来疾急者为邪胜正衰之危候。

(5)头汗　指仅头部或颈部出汗较多,又称为"但头汗出"。一见于温病湿热熏蒸于上;一见大病之后,或老年人气喘而头额汗出,多为气虚不能上奉于头,津液不固而汗出。若重病期间,突然头汗大出,多为虚阳上越之亡阳证。

(6)半身汗出　仅半侧身体有汗,或为左侧、或为右侧;或为上半身、或为下半身。其病因,或气血亏虚,或痰湿痹阻经络,或营卫不调,导致半身汗出。壮年、老年人汗出一侧,应防卒中。

(7)手足汗出　汗出少量,或青少年汗足,无其伴随症状者,不属病态。若手足心出汗较多,并伴有某些全身症状者,即属于病态,常见于阴虚内热、阳明热盛或中焦湿热内结等证。

3. 问头身胸腹

(1)头晕　指患者自觉头脑有晕旋之感,病重者会感觉自身或景物旋转,站立不稳,其临床表现及病机见表8-1。

表8-1　头晕常见类型的表现及形成机制

证型	病因病机	临床表现
肝火上炎	火热循经上攻头目,气血涌盛	头晕而胀,烦躁易怒,舌红,脉弦数
肝阳上亢	肝阳亢逆上扰清窍	头晕胀痛,耳鸣,腰膝酸软,舌红少苔,脉弦细,每因恼怒而加剧
气血亏虚	营血不能上荣,清阳之气不升	头晕面白,神疲体倦,舌淡,脉细,每因劳累而加重
痰湿内阻	痰湿内困,清阳不升	头晕且重,如物裹缠,胸闷呕恶,舌苔白腻
瘀血阻滞	瘀血阻滞,脑络不通	外伤后,头晕刺痛

(2)胸闷　指患者自觉胸部有痞塞满闷之感,其临床表现及意义见表8-2。

表8-2　各类胸闷的表现和临床意义

证型	临床特征	临床意义
肝气郁结	胸闷胁胀	
心气不足	胸闷气短	本症与心、肺等脏气机不畅有密切关系
心血瘀阻	胸闷刺痛	
痰湿阻肺	胸闷痰多	

(3)心悸　指患者经常自觉心跳不安,甚至不能自主的一种症状。多是心神或心脏病变的反映,三者的区别与联系见表8-3。

表8-3　惊悸、怔忡、心悸的区别与联系

	临床特征	持续时间	病情轻重
惊悸	心悸而惊,恐惧不安	多时发时止	病情较轻
怔忡	心跳剧烈,自觉上至心胸,下至脐腹悸动不安	持续时间较长	病情较重
心悸	悸动不安,不能自主		

第二军医大学出版社

（4）疼痛　问疼痛,应注意询问疼痛的部位、性质、程度、时间及喜恶等。疼痛的性质及临床意义见表8-4。不同部位疼痛的临床意义见表8-5。疼痛的虚实鉴别见表8-6。

表8-4　疼痛的性质及其临床意义

疼痛性质	特点	临床意义
胀痛	疼痛而胀	气滞
刺痛	痛如针刺	瘀血
绞痛	痛如刀绞	有形实邪阻闭或寒邪凝滞
隐痛	疼痛可忍,但绵绵不休	多属虚证
冷痛	痛有冷感而喜暖	多为寒凝或阳虚所致
灼痛	痛有灼热感且喜冷恶热	多属热证
重痛	痛有沉重感	多属湿盛表现
走窜痛	痛处游走不定	多为气滞或风湿痹证
固定痛	痛处固定不移	多属血瘀或寒湿痹证
掣痛	抽掣牵扯而痛	多为经脉失养或阻滞不通所致,多与肝病有关
空痛	痛有空虚之感	多属气血精髓亏虚的表现

表8-5　不同部位疼痛的临床意义

疼痛部位	病证范围	临床意义
头痛	原因甚多,无论外感内伤,虚实诸证,均可致头痛	头痛连项病属太阳经 两侧头痛病属少阳经 前额连眉棱骨痛病属阳明经 巅顶痛病属厥阴经
胸痛	多为心肺病证	"虚里"作痛,痛彻臂内者,病位在心 胸膺作痛,兼咳嗽者,病位在肺
胁痛	多为肝胆病证	肝郁气滞、肝胆火盛、肝胆湿热以及悬饮等病证
脘痛(上腹痛)	病变在胃	进食后痛加剧者,多属实证 进食后痛得缓解者,多属虚证
腹痛	根据疼痛发生的不同部位,可察知病变所属的不同脏腑	脐以上为大腹病,属脾胃 脐以下为小腹病,属肾、膀胱、大小肠、胞宫 小腹两侧为少腹病,属足厥阴肝经
背痛	背部有足太阳膀胱经、督脉所过,背痛常与上述经脉相关	脊痛不可俯者,多因督脉损伤 背痛连项者,常为风寒客于太阳经脉
腰疼	多属肾病	腰痛连腹,绕如带状,为带脉损伤
四肢痛	多因风寒湿邪侵袭,或因湿热蕴结,阻滞气血,或脾胃虚损所致	四肢关节、肌肉痛常见于痹证,多由风寒湿邪所致 四肢酸痛乏力,多为脾胃虚损 独见足跟或胫膝酸痛者,多属肾虚
周身疼痛	头身、腰背、四肢均觉疼痛,虚实均可导致	新病周身疼痛,多属实证 久病卧床不起而周身疼痛,多属虚证,由气血亏损,经脉失养所致

Second Military Medical University Press

表 8-6　疼痛虚、实鉴别要点

	病之新久	痛　势	是否喜按
实痛	多新病	痛势较剧,持续不解	痛而拒按
虚痛	多久病	痛势较轻,时痛时止	痛而喜按

4. **问耳目**　询问耳目情况,不仅可了解耳目局部有无病变,并且可以了解肝、胆、肾、三焦等有关脏腑的病变情况。

(1) 问耳　常见耳病的特征及临床意义见表 8-7。

表 8-7　耳鸣、耳聋、重听的特征及临床意义

病症	临床特征	临床表现	临床意义
耳鸣	患者自觉耳内鸣响,妨碍听觉	暴发耳鸣,声大如雷,或如潮水声,按之鸣声不减者	多属实证,多因肝胆火盛,上扰清窍所致
		渐起耳鸣,声细如蝉,按之鸣声可减	多属虚证,常为肝肾阴虚,肝阳上扰或肾虚精亏,髓海不充所致
耳聋	不同程度的听力减退或听觉丧失	新病暴聋	多属实证,常由肝胆火逆,或温热邪气,结于上焦,上壅于耳所致
		久病渐聋	属于虚证,多因精气虚衰,不能上充清窍所致
重听	听声音不够清楚,感觉声音重复	骤发重听	多属实证,常为痰浊上蒙,或风邪上袭耳窍
		渐致重听	多属虚证,常因肾之精气虚衰,耳窍失荣所致

(2) 问目　常见目病的特征及临床意义见表 8-8。

表 8-8　常见目病的特征及临床意义

病症	特征	临床表现	临床意义
目痛	单目或双目疼痛	剧痛、目赤	多属实证,多出现在肝火上炎、外感风热等病证中
		微痛、干涩	多属虚证,常为阴虚火浮
目眩	视物旋转动荡,如坐舟车,或眼前如有蚊蝇飞动之感	兼头痛、头胀、头重	实证,常为风火上扰清窍或痰湿上蒙清窍
		兼神疲、头晕、耳鸣	虚证,常为中气下陷、清阳不升或肝肾不足、精亏血虚

5. **问饮食口味**　主要是询问口渴与饮水、食欲与食量以及口中气味等情况,可了解体内津液的盈亏、脾胃功能的盛衰,也能够反映疾病的寒热虚实性质。

(1) 口渴与饮水　口渴即口中干渴的感觉;饮水是指饮水量的多少,其常见症状的病机分析见表 8-9。

第二军医大学出版社

表 8-9　口渴与饮水的症状分析

病症	病因病机		临床表现	临床意义
口不渴饮	津液未伤		口不渴，不欲饮	多见于寒证、湿证；或为无明显燥热病证的表现
口渴	口渴欲饮水	津液损伤，多见于燥证、热证	口干微渴，兼发热，微恶风寒，咽喉肿痛	外感温热病初期，伤津较轻
			大渴喜冷饮，兼有面赤，汗出，脉洪数	里热炽盛，津液大伤
			口渴多饮，多食，多尿，体渐消瘦	消渴病
			先呕吐而后渴欲饮水	津伤饮水自救之象
	渴不多饮	津液输布障碍，水津不能上承所致	渴喜热饮，饮量不多	痰饮内停或阳虚水津不布
			兼见身热不扬，头身困重，脘闷，苔黄腻	湿热证
			先渴饮而后作呕，或饮后即吐	水饮内停的"水逆证"
			口干，但欲漱水不欲咽	内有瘀血
		邪热入营，蒸腾营阴上承	口不甚渴，饮水不多	可见于温病营分证

（2）食欲与食量　食欲是指对进食的要求和欣快感觉；食量是指实际的进食量。询问患者的食欲与食量，对于判断病体的脾胃功能强弱以及疾病的预后转归有重要意义（见表 8-10）。

表 8-10　常见食欲与食量异常的临床意义

病症	临床表现	临床意义	病机要点
食欲减退	兼有神疲倦怠，面色萎黄，舌淡，脉虚	脾胃虚弱	脾胃虚弱，运化失司
	食少纳呆，伴有头身困重，脘闷腹胀，舌苔厚腻	湿邪困脾	湿邪损伤脾阳
厌食	兼嗳气酸腐，脘腹胀闷	饮食不节，停滞胃腑	饮食停滞于胃所致
	厌食油腻，兼胸闷呕恶，脘腹胀满	脾胃湿热	湿热困脾，健运失司
	厌食油腻厚味，兼胁肋胀痛灼热，身热不扬	肝胆湿热	肝失疏泄，脾失健运
	孕妇有厌食反应	一般属生理现象，或妊娠恶阻	冲气上逆
消谷善饥	消谷善饥，形体反见消瘦	多见于消渴病	胃火炽盛，腐熟太过
	多食易饥兼大便溏泄	胃强脾弱	胃腐熟功能亢进，脾运化无力
饥不欲食	虽有饥饿感，但不欲食或进食不多	胃阴不足，虚火内扰	虚火内扰则易于饥饿，阴虚胃弱，受纳腐熟功能减退则不欲食

（3）口味　口味的异常是脾胃功能失常或其他脏腑病变的反映,其临床意义见表8-11。

表 8-11　不同口味的临床意义

口味	临床意义
口淡	多为脾胃气虚,或见于寒证
口甜黏腻	多属脾胃湿热
口中泛酸	消化不良或肝胃不和
口中酸馊	宿食停滞
口苦	各种热证,如肝胆火旺、心火上炎等
口涩	燥热伤津或脏腑阳热偏盛,气火上逆
口咸	肾虚及寒水上泛
口黏腻	多为湿浊停滞、痰饮食积等

6. 问睡眠　睡眠的情况与人体卫气循行和阴阳盛衰有着密切的关系,此外还和气血的运行及心肾功能相关,其临床意义见表8-12。

表 8-12　失眠与嗜睡含义及临床意义

病症	含　义	形成机制	病　因　病　机
失眠	经常不易入睡,或睡而易醒不能再睡,或睡而不酣时易惊醒,甚至彻夜不眠	阳不入阴,神不守舍	阴血不足,心神失养,如营血亏虚、阴虚火旺等
			邪气干扰,心神不宁,如痰热上扰心神、食滞内停等
嗜睡	患者不论昼夜皆睡意很浓,经常不自主地入睡	多由痰湿内盛或阳虚阴盛,致阳不出阴所致	困倦嗜睡,伴有头目昏沉,胸闷脘痞,肢体困重,为痰湿内盛,清阳不升所致
			饭后嗜睡,兼有神疲倦怠,食少纳呆,多由中气不足,脾失健运所致
			精神极度疲惫,欲睡而未睡,似睡而非睡,系心肾阳衰,阴寒内盛之证

7. 问二便　问二便可直接了解消化功能,水液代谢的情况,同时,亦是判断疾病寒热虚实的重要依据。在询问时应注意询问大小便的性状、颜色、气味、时间、量的多少、排便次数、排便时的感觉以及兼有症状。

（1）大便　大便异常的临床意义见表8-13。

（2）小便　健康成人在一般情况下,日间排尿 3～5 次,夜间 0～1 次,一昼夜尿量1 200～2 000 毫升。尿次和尿量与饮水、温度(气温、体温)、出汗、年龄等因素有关。小便异常的临床意义见表8-14。

8. 问经带　女性月经带下的异常,不仅是妇科常见病症,也是全身病理变化的反映。因而即使一般的病也应询问月经带下情况,作为诊断妇科或其他疾病的依据。

75

(1) 月经　月经异常的临床意义见表8-15。

表8-13　常见大便异常的临床意义

类型	病症	特　　征	临床意义
便次异常	便秘	大便燥结,排便困难,排便间隔时间延长,甚至多日不便	多属热结肠道,或津液亏少,或阴血不足,或阳虚寒凝
	泄泻	大便次数增多,便质稀薄不成形,甚如水样	多属大肠湿热,或食滞胃肠,或脾胃虚寒,或肾虚命门火衰
便质异常	完谷不化	大便中有未消化的食物残渣	多属脾胃虚寒或肾虚命门火衰
	溏结不调	大便时干时稀	肝脾不调
		大便先干后溏	脾胃虚弱
	脓血便	大便中夹有脓血黏液	多见于痢疾
排便感异常	便血	血随便出,或便黑如柏油样,或单纯下血	脾胃虚弱,气不统血,胃肠积热,湿热蕴结,肛门部病变等
	肛门灼热	排便时肛门有灼热感	多见于大肠湿热或湿热痢
	里急后重	腹痛窘迫,时时欲便,肛门重坠,便出不爽	湿热痢疾
	排便不爽	排便有滞涩难尽之感	肠道气机不畅,传导失利
		兼泻下酸腐臭秽者	为伤食泄泻
	滑泻失禁	大便失控,便出而不自知	多为脾肾虚衰
	肛门气坠	肛门有下坠之感,甚则脱肛	为脾虚中气下陷,多因久泻、久痢所致

表8-14　常见小便异常的临床意义

类型	病症	特　　征	临床意义
尿量异常	尿量增多	尿次、尿量明显超过正常	多属虚寒,也常见于消渴病
	尿量减少	尿次、尿量明显少于正常	多见于各种热证或水肿病
尿次异常	小便频数	排尿次数增多,时欲小便	短赤急迫,多为下焦湿热;尿多而频,多为肾阳气虚
	癃闭	小便不畅,点滴而出为癃;小便不通,点滴不出为闭	肾虚而致者属虚证,邪阻所致者属实证
排尿感异常	小便涩痛	小便排出不畅而通,或伴急迫、灼热等感觉	多见于淋证,属于湿热下注
	余沥不尽	小便后点滴不尽	均属肾气不固,膀胱失约
	小便失禁	小便失控而自遗	
	遗尿	睡眠时小便自行排出	

表8-15　常见月经异常的临床意义

类型	病症	临床表现	临床意义
经期异常	月经先期	月经周期经常提前7日以上	气虚或血热
	月经后期	月经周期经常错后7日以上	虚者多由营血亏损或阳气虚衰所致;实者多因气滞血瘀或寒凝血瘀
	经期错乱	月经周期或提前或错后不定	虚者多因脾肾虚损所致;实者多由肝气郁滞、或瘀血阻滞而成
经量异常	月经过少	经量较以往明显减少或点滴即净	虚者多因营血衰少,肾气亏虚所致;实者多由寒凝、血瘀、痰阻所致
	月经过多	月经量较以往明显增多	多由血热或气虚所致
	闭经	行经年龄未孕、非哺乳期,停经超过3个月	虚者多因肝肾不足,气虚血亏所致;实者多因气滞血瘀或寒凝痰阻所致
	崩漏	非经期阴道出血。势急量多者为"崩";势缓量少者为"漏"	多因热伤冲任、瘀阻冲任或脾肾气虚所致
经量经质异常		经色淡红质稀	血少不荣
		经色深红质稠	血热内炽
		经色紫暗,夹有血块	寒凝血瘀
痛经		经期或行经前后,出现周期性小腹疼痛,甚至难忍	多属气滞、血瘀、寒凝、阳虚、气血两虚。通过询问其疼痛性质,结合兼症,以作鉴别

（2）带下　带下异常的临床意义见表8-16。

表8-16　常见带下病症的临床意义

类型	临床表现	临床意义
白带	带下色白量多,质稀如涕,淋漓不绝,无异味	多属脾肾阳虚,寒湿下注所致
黄带	带下色黄,质黏臭秽,有腥臭味	多属湿热下注或湿毒蕴结所致
赤白带	白带中混有血液,赤白杂见	多属肝经郁热或湿毒蕴结所致

第四节　切　诊

　　切诊,是医生以手指对一定部位的动脉和体表进行触、摸、按、压,以了解病情的方法,包括脉诊和按诊两部分。

一、脉诊

　　脉诊又称切脉,是医生用手指对患者身体某些特定部位的动脉进行切按,体验脉动应指的形象,以了解健康或疾病,辨别病证的一种诊察方法。脉情形态等的变化,称为脉象。
　　1. **诊脉部位**　脉诊方法大体有3种:遍诊法、三部诊法、寸口诊法。现广泛运用的是寸口诊法。寸口又称气口或脉口,指桡骨茎突内侧一段桡动脉搏动处。独取寸口,即单独诊察寸口脉象,便可了解全身的脏腑气血的盛衰、运行状态。寸口脉分为寸、关、尺三部,掌后高骨处为关,关前为寸,关后为尺,每一部又分别有浮、中、沉三候,即所谓三部九候。

关于寸关尺三部分所对应脏腑的问题,历代医家颇多异论,但基本精神是一致的(见表8-17)。

表8-17 寸口诊法三部所对应的脏腑部位

左 手			右 手		
寸	关	尺	寸	关	尺
心	肝	肾	肺	脾	肾(命门)
心包	胆	膀胱、小肠	胸中	胃	大肠

2. 诊脉方法

(1) 时间 所谓"诊法常以平旦",是指清晨体内外环境比较安定,是诊脉的理想时间。

(2) 体位 患者正坐或仰卧,前臂自然平展,与心脏置同一水平。直腕,仰掌,手指放松,使寸口部充分伸展,局部气血流畅。

(3) 指法 三指平齐,略呈弓形,以指目按脉脊,中指定关,然后示指按于寸部,环指按于尺部。常用的指法有举、按、寻、循、总按或单诊等(见表8-18)。

表8-18 常用诊脉指法

指法	操 作
举	手指用较轻的力取脉(浮取)
按	手指用较重的力取脉(沉取)
寻	即手指由轻到重,由重到轻,左右推寻,找寻最明显的脉动部位,调节合适的指力以取脉
循	沿脉道的轴向移动,体会脉体长短和脉势虚实
推	以指目按脉脊,左右内外微微推动
总按	三指同时用力诊脉,总体辨别脉象
单诊	用一指诊察寸关尺的某一部脉象

3. 正常脉象 指正常人在生理条件下出现的脉象,亦称为平脉、常脉。其特点为寸、关、尺三部皆有脉,不浮不沉,不快不慢,一息4~5至(70~90次/分,成人),不大不小,从容和缓,节律一致,尺部沉取有一定力量,并随生理活动、气候、季节和环境的不同而出现相应变化。

4. 病理脉象 指疾病反映于脉象的变化。总的来说,各种脉象均离不开位、数、形、势4个方面的变化。"位"是指脉搏位置的深浅;"数"是指脉跳的至数和节律;"形"是指脉道的粗细、长短,以及脉管的硬度和脉搏往来的流利度;"势"是指脉搏力量的强弱,而脉的硬度和流利度也都与"势"密切相关。

根据各种脉象的主要特征,可以归纳为六类(见表8-19)。

表 8-19 常见病脉种类及特点

脉纲	共同特点	相类脉		
		脉名	脉象	主病
浮脉类	轻取即得	浮	举之有余,按之不足	表证
		洪	脉形宽大,来盛去衰	热盛
		濡	浮细无力而软	虚证,湿证
沉脉类	重按始得	沉	轻取不应,重按始得	里证
		伏	重按推至筋骨始得	邪闭、痛极
		弱	极软而沉细	阳气虚衰、气血两虚
		牢	沉按实大弦长	疝气、阴寒内积
迟脉类	一息不足四至	迟	一息不足四至	寒证,也可见于邪热结聚
		缓	一息四至,脉来缓慢	脾虚,湿证
		涩	往来艰涩,迟滞不畅	精伤、血少,气滞、血瘀,痰食内停
		结	迟而时一止,止无定数	阴盛气结,寒痰瘀血,气血虚衰
数脉类	一息五至以上	数	一息五至以上,不足七至	热证,亦主里虚证
		促	数而时一止,止无定数	阳热亢盛,瘀滞,痰食停积,脏气衰败
		疾	脉来急疾,一息七八至	元气欲脱,阳极阴竭
		动	脉短如豆,滑数有力	疼痛,惊恐
虚脉类	应指无力	虚	举按无力,应指松软	气血两虚
		细	细如线,应指明显	气血俱虚,主湿
		微	极细极软,似有似无	阴阳气血虚甚,阳气暴脱
		代	迟而时止,止有定数	脏气衰微,疼痛、跌仆损伤
实脉类	应指有力	实	举按皆大而有力	实证
		滑	往来流利,应指圆滑	痰湿、食积、实热、孕妇
		弦	端直以长,如按琴弦	肝胆病、疼痛、痰饮
		紧	脉紧张有力,状如转索	寒证、疼痛、宿食
		长	首尾端直,超过本体	实证,热证,阳证
		大	脉体宽大,无汹涌之势	健康人,病进

二、按诊

按诊是切诊的重要组成部分。按诊是医生用手直接触摸或按压患者某些部位,以了解局部冷热,润燥,软硬,压痛,肿块或其他异常变化,从而推断疾病部位、性质和病情轻重等情况的一种诊病方法。

1. **按肌肤** 初按皮肤热重,久按则热转轻的,是热在表;若久按其热更甚,热从内向外,是热在里;手心热,或肌肤热而无蒸腾之感的,属于虚劳发热。按之肌肤发凉,属阳衰虚寒证。

79

按之皮肤潮湿的,为有汗,干燥的,为无汗。按之皮肤润滑的,多属津液未伤;枯燥或甲错的,多属津液已伤,或有瘀血。重按肌肤不能即起,凹陷成坑的,是水肿;按之举手而起的,是气肿。

在外科方面,触按肌肤,可辨别证候的阴阳和脓成与未成。如疮疡按之肿硬而不热,根盘平塌而漫肿的,多属于阴证。按之高肿烙手,根盘紧束的,多属阳证。按之固定,坚硬而热或热不甚,为脓未成。按之边硬顶软而有波动感,热甚的,为脓已成。

2. **按手足** 手足俱冷的,多为阳衰虚寒,或阳盛格阴;手足俱热的,多属热邪炽盛,或阴盛格阳。手心热甚,多为内伤阴虚火旺;手背热甚,多为外感病。

3. **按脘腹**

(1) 按脘部 脘部,即胸骨以下部位,又称为"心下"。心下按之硬而痛的,是结胸,属实。心下满,但按之濡软而不痛的,多是痞证,属虚。心下坚满,大如盘,边如旋杯,为水饮内停。

(2) 按腹部 腹痛喜按属虚,拒按,属实。腹满,叩之如鼓,小便自利者,属气胀。按之如囊裹水,小便不利,是水臌。

腹内有肿块,按之坚硬,推之不移且痛有定处的为癥为积,多属血瘀。肿块时聚时散,或按之无形,痛无定处的,为瘕为聚,多属气滞。若腹痛绕脐,左下腹部按之累累块状,当考虑燥屎。腹有结聚,按之硬,且可移动聚散的,可见于虫积。右侧少腹部按之疼痛,尤以重按后突然放手而疼痛剧烈,多是肠痈。

中 篇

中医护理的技能方法

第一章　中医护理的基本原则和特点

中医护理的原则是建立在整体观念和辨证施护基础上的,是根据中医病因病机的学说及治疗原则而制定的。中医在治疗上有"虚则补之、实则泻之"、"寒者热之、热者寒之"、"急则治标、缓则治本"等治疗原则,因而在护理上也有"正护、反护"、"扶正祛邪"、"急则护标、缓则护本"、"同病异护、异病同护"等护理原则。在一般护理及护理技术操作中,应根据相应的护理原则,采取恰当的护理方法。

第一节　扶 正 祛 邪

中医的疾病观,是把疾病过程看作是"正"与"邪"矛盾双方斗争的过程。正气不足是发病的根本原因。《内经》中说:"正气存内,邪不可干。""邪之所凑,其气必虚。"邪胜于正则病进,正胜于邪则病退。因此,治病根本目的是扶助正气、祛除邪气。中医护理措施都是根据扶正和祛邪原则制定的。

所谓扶正,就是扶助正气,帮助患者提高抗病能力。可以鼓励患者在病情允许的情况下适当的运动,进行锻炼。随时观察患者的情志变化,设法消除引起患者情绪波动的因素。同时,也可以通过服用补养的药物,提高机体的抗病能力。扶正适用于正虚为主的患者。如气虚、阳虚、阴虚、血虚的患者,可分别采用补气、补阳、滋阴、补血的护理方法,气虚可给人参、黄芪、山药等补气之品;血虚可给阿胶、猪肝、桂圆、大枣等补血之品;阴虚可给枸杞子、甲鱼、银耳等滋阴之物;阳虚可给羊肉、狗肉、鸡等温补之品。

所谓祛邪,就是消除病因。祛邪适用于邪盛为主的患者。另外,由于邪气所在部位不同,祛邪的方法亦不同,如外感表证者,宜用发汗解表;宿食停滞或食物中毒等,宜用消食导滞或吐法等。

在应用扶正祛邪的护理原则中,必须注意"扶正不留邪","祛邪不伤正"的原则。如在护理外感患者时,一般应忌食补养药物,以免留邪;而在汗法祛邪时,又要注意不使患者出汗过多,以免祛邪伤正。此外,还要根据正气与邪气在疾病中所占地位的主次,恰当地予以兼顾:如在正虚邪不盛时,以扶正为主;在邪实而正虚不明显时,以祛邪为主;在邪实与正虚并重时则应扶正和祛邪并举。总之,要根据疾病的发展过程,正邪力量的对比,灵活掌握扶正祛邪的主次、先后,或同时运用。

第二节　正 护 与 反 护

所谓正护,是逆其病变性质而护的一种常用护理原则,又称逆护法。就是通过辨证,辨

Second Military Medical University Press

明病变的寒热虚实,然后分别采用"寒者热之、热者寒之"、"虚则补之,实则泻之"等护理措施。如对寒证的患者给予温性、热性的食物,做好防寒保暖的护理工作,并采用温热法护理技术,如艾灸、局部热敷等;对虚证的患者可给予补养食物,保证充分的睡眠时间,进行适当的锻炼,注意劳逸结合,以扶助正气,增强机体抗病能力。

所谓反护,就是某些复杂、严重的疾病,表现出来的症状与病变的性质相违,甚至出现假象,而顺从疾病假象而护的原则这就称为"反护"。如"阴盛格阳"的真寒假热证,病的实质是真寒,但患者表现出假热的现象,亦即内真寒而外假热,其四肢逆冷,下利清谷,脉沉细是真寒,而其面颊浮红,烦躁,渴喜饮是假热,对这种患者在护理上应顺从其假象,采用"热因热用"的原则,给予温热性质药物及护理措施,便寒者消除则假热可退。如某些患者因脾虚不运而出现脘腹胀满,症状虽表现为实,但其本质为虚,应采用"塞因塞用"的原则,给予健脾益气的药食,如山药粥、茯苓粥、大枣粥等补中气,或采用针灸、推拿等护理技术操作以振奋脾气,缓解症状。又如对食滞所致的腹泻,不仅不能用止泻药,反而要用消导泻下法以去其滞,应控制饮食,并予山楂、槟榔、萝卜等食物消导通便,这就是所谓"通因通用"的反护法。

此外,还有反佐法。在用寒药治疗大热证或热药治疗大寒证时,患者往往出现服药即吐的抗拒现象,护理时可用热药凉服,寒药热服的方法,也属反护的原则。

第三节　标本缓急

标和本是一个相对的概念,用来说明病变过程中的主次关系,其含义有多种多样。以正邪关系来说,正气是本,邪气是标;从发病来说,病因是本,症状是标;从病变的部位来说,内脏是本,体表是标;从发病的先后来说,先病是本,后病是标。在疾病发展的过程中,病证常有主次轻重的不同,护理工作在配合治疗时,也应有先后缓急之分。一般来说,治病必求其本,因为本是矛盾的主要方面,只要治好了本,标也就迎刃而解。但如标病甚急,不及时解决会危及生命的时候,则应采用"急则护其标,缓则护其本"的原则,先护其标,后护其本。若标本并重,则应两者兼顾,采用"标本同护"的护理原则。

一、急则护标

当标病危急,影响生命时,应先护其标病。如在护理大出血患者时,应先采用止血的护理措施,即先护标,待病情稳定后,再治疗原发病,消除出血的原因,以护其本。

二、缓则护本

对一般标病不急的慢性病,或经急症处理后病情稳定的患者,应着重采取针对原发病的护理措施。本病即除,标病自愈。如哮喘的缓解期,应从脾肺肾入手,扶正固本,如锻炼身体,多食补益肺脾肾的食物和药物,使体质增强而减少发作。

三、标本同护

标本同护指标病、本病俱急,护理上则要标本兼顾,标本同护。如痢疾患者,下痢不止是邪气盛,饮食不进是正气虚,此时标本俱急,应标本同护。一方面,补充液体能量,扶助正气以护其本;另一方面,清热解毒化湿,以除其标。又如本有里证,又复外感的患者,或表证未解,又出现里证,标本俱急,则应表里同护。

第四节　同病异护与异病同护

中医护病,有其独特之处,不仅仅着眼于病的异同,而且还着眼于证的区别。中医学辨证地看待病和证的关系,既看到一种病可以包括几种不同的证,又看到不同的病在其发展过程中,可出现相同的证。相同的证,可以用相同护理方法;不同的证,则用不同的护理方法,以辨证施护作为指导临床护理疾病的基本法则,可采取"同病异护、异病同护"的原则进行护理。

一、同病异护

相同的疾病由于发病的时间、季节、地区及患者机体的反应差异,或者处于不同发展阶段,同一种疾病可以出现不同的证候,其护理方法也有所不同。如暑天感冒时,由于感受暑湿邪气,以重浊黏腻,缠绵难去,或郁久化热,热不易退为特点,护理时就应采取祛暑化湿的方法,如室内通风,以散热清暑;汗多则以毛巾擦干,换上干净衣服,以助病邪蒸化。同时可给清热利湿之品,如西瓜、绿豆汤、番茄、苦瓜等,忌生冷、油腻和辛辣等助湿化热之食物。冬天感冒时,由于天气寒冷,护理时则要让患者多加衣被,增高室温,中药温热服,忌食生冷,给生姜红糖葱白汤等热饮以助药力,服药后覆盖衣被,使其周身微微汗出,而达汗出表解之功效。

二、异病同护

不同的疾病在其发展过程中,会出现相同性质的病机和证候,可以采用同一方法进行护理。如子宫下垂和脱肛是不同的疾病,但它们同属中气下陷,则可用补中益气的方法来进行护理,避免过度劳累与负重,防止耗损中气,可用黄芪、党参炖母鸡,苡仁粥、茯苓粥等益气健脾之品。保持阴部清洁,可采用五倍子、白矾煎水熏洗以促使回纳。针灸百会、关元、长强等穴位以补益中气的升提。

由此可见,中医护病不是着眼于"病"的异同,而是着眼于证的不同。相同的证,可采用基本相同的护理方法;不同的证,要采用不同的施护措施。

第五节　调整阴阳

中医认为任何疾病的发生,都是由于阴阳动态平衡遭受破坏,导致偏盛或偏衰的结果。阳邪致病,阳盛而阴伤,则出现热证。阴邪致病,阴盛而阳衰,则出现寒证,也可出现阳损及阴、阴损及阳、阴阳两虚的情况。所以,调整阴阳是中医护理的根本法则。

一、阴阳偏盛

即阴或阳过盛有余。阳热盛易于损伤阴液,阴寒盛易于损伤阳气。故调整阴阳偏盛时,应注意有无阴阳偏衰的情况存在。如果阴或阳偏盛而相对的一方并没有虚损时,可采用"损其有余"的方法,护理上可通过清泻阳热或温散阴寒的方法调整阴阳平衡。

二、阴阳偏衰

即阴或阳虚损不足,阴虚则不能制阳,常表现为阴虚阳亢的虚热证。阳虚不能制阴,多表现为阳虚阴盛的虚寒证。护理上应阳病护阴和阴病护阳。阳病护阴,即通过养阴的方法来治疗虚热;阴病护阳,即通过温阳的方法来治疗虚寒。阴阳是互相依存的,故在调护阴时,应注意阳的不足;调护阳时,应注意阴的不足。总之阴阳是辨证的总纲,只有首先辨明疾病的阴阳属性,才能制定正确的护理原则。大凡寒证、阴证护理上要求保暖;热证、阳证护理上要求清凉。

第六节　三 因 制 宜

三因制宜,就是因时、因地、因人制宜。中医学认为疾病的发生、发展, 方面决定于人体本身的正气盛衰;另一方面又与外界环境对人体的影响有密切的关系。因此,必须根据季节、地区以及人的年龄、体质不同,予以不同的护理。

一、因时制宜

四时的气候变化,对人体的生理功能、病理变化均会产生一定影响,根据不同季节、气候特点来考虑护理原则,就是因时制宜。一般来说,夏季气候炎热,人体腠理疏松,易于出汗,对于感冒者,此时不能过于发汗,以免出汗过多,损伤津液。特别是夏季多易于挟暑湿之邪,护理上既要考虑风寒外束,又要重视暑湿留存的特点。而在冬季,气候寒冷,腠理致密,汗不易出,外感风寒者,则需用辛温解表药,并多加衣被,服姜汤以助药力,使风寒从汗而解。此时若非大热,一般慎用寒凉之品,护理上要注意保护阳气,《素问·六元正经大论》中说:"用温远温,用热远热,用凉远凉,用寒远寒,食宜同法",就是这个道理。

二、因地制宜

根据不同地区的地理环境特点来考虑护理原则,就是因地制宜。如东南地区温暖潮湿,患者往往湿热证较多,用药时应考虑用清热化湿的药物,要注意室内空气流通,多吃利水祛湿的食物或饮清凉饮料。西北地区,地势高而寒冷少雨,故燥寒证较多,宜多用辛润而温的药物,冬日易受风寒,护理上要注意采取保暖防寒的措施。

三、因人制宜

根据患者的年龄、性别、体质、生活习惯等不同特点,来考虑护理原则,就是因人制宜。如性别,由于男女之别,女性又有经、带、胎、产等情况,护理上应有所异。在年龄方面,老人生机减退、气血亏虚、行动不便,咀嚼不利和病多虚证等特点,护理上重在补虚扶正,搞好生活护理为原则。小儿脏腑娇嫩,形气未充,稚阴稚阳,机体功能均较脆弱,且易饥易饱、易虚易实、易寒易热,对疾病抵抗能力较差,加上冷暖不能自调,饮食不能自节,故护理上重在调护其饮食起居,应以薄衣淡食为宜。体质方面,有强弱和寒热之偏,阳虚、阴虚之体。要求护理上在安排病室,调节温、湿度,饮食、起居等方面均应有别。

总之,护理疾病时不能孤立地看待疾病,还要看到不同人的特点,看到人与大自然环境不可分割的关系,只有全面地看问题,具体情况具体分析,善于因时、因地、因人制宜,才能合理细致地做好护理工作。所以,三因制宜充分体现了中医护理的整体观念和辨证施护在实践应用中的原则性与灵活性。

第七节 预防为主

《素问·四气调神论》曰:"不治已病治未病;不治已乱治未乱。……夫病已成而后药之,乱已成而后治之,譬犹渴而穿井,斗而铸锥,不亦晚乎!"提出了"治未病"的重要意义。"治未病"包括未病先防和既病防变两方面内容。

一、未病先防

未病先防是指在未发生疾病之前,做好预防工作,以防止疾病的发生。《素问遗篇·刺法论》说:"正气存内,邪不可干。"就是说,提高体质,固护正气,是防止疾病发生的根本。精神情志的异常可以导致疾病的发生,所以护理上减少不良精神刺激和过度的情志变动,对于减少疾病或防止疾病的发生,具有重要意义。加强身体锻炼,是增强体质,减少或防止疾病的一项重要措施。因此,护理上可鼓励患者适当运动,可使其气机调畅,血脉流通,关节滑利,尤其对一些顽固的慢性疾病,具有独特的疗效。人生活在自然界中,自然界的运动变化必然会影响到人体的生理、病理的变化。护理上要根据季节的不同,调整相应的护理措施。饮食劳逸,也是在防病过程中的重要因素。因此,做到饮食有节,起居有常,既不妄劳作,又不过度安逸,才能使人形神俱旺。近年来,运用中草药预防疾病得到了很大发展。如贯众、板蓝根预防流感;茵陈、栀子预防肝炎;马齿苋预防痢疾等都有较好的效果。

二、既病防变

这是指在治疗和护理患者时,应密切观察病情的变化和发展,掌握疾病的传变规则和途径,及早采取有效的治疗和护理。《素问·阴阳应象大论》中说:"故邪风之至,疾如风雨,故善治者,治皮毛,其次治肌肤,其次治筋脉,其次治六腑,其次治五脏。治五脏者,半死半生也。"说明外邪侵入人体之后,如不及时诊治护理,病邪就有可能由表入里,以至侵犯内脏,使病情越来越复杂和严重,治疗就更困难了。如肝之病,知肝能乘脾,在肝病未及脾时就要注意调理脾胃,给以一些健脾之品,不但可杜邪传脾,防患于未然,而且可通过实脾以制肝木之横逆。故护理人员要掌握疾病发生、发展的规律,通过对证候表现的分析,及时发现可能发生变化的早期信号,做到尽早发现,及时护理,防止未受邪之处被病邪侵害,从而防止疾病的加重和恶化。

第二章　中医整体护理

中医在数千年的临床实践中,积累了丰富的诊治疾病和护养患者的经验,其基本特点是整体观和辨证论治。中医历来医护不分家,强调"三分治,七分养"。因而,中医基本理论同样是中医护理工作的指导思想,其与现代的整体护理模式有着十分相似的内涵。

第一节　中医整体护理的概念

护理是一门不断发展的科学,是诊断和处理人类现存的或潜在的健康问题的反应。护理工作与人类的需要、社会的发展是息息相关的。因此,护理作为一个概念应是开放性的,这就是说,护理与人类的需要相互关联,不可能也不会停留在某一阶段上。原来单一以疾病护理为中心的护理理念已跟不上社会的发展了,一个新的概念——以整体人的健康为中心的观念已经形成。从整体的观点出发,护理人员必须掌握人的心理状态、情绪变化、性格特征及社会背景等方面在治疗和护理中的影响,有计划地进行。

中医整体护理是以中医基本理论及现代护理观作指导,以患者为中心,视患者为生物、心理、社会多因素构成的开放性有机整体,以满足患者身心需要、恢复健康为目标,运用护理程序的理论和方法,实施系统、计划、全面护理的护理思想和护理实践活动。中医整体护理强调护理人员在观察判断病情和护理疾病时,应注意把患者的局部病变与机体整体病理变化统一起来,并重视周围环境对患者的影响,运用中医理论,对中医四诊收集的病史、症状体征、影响因素等资料进行综合考虑、加强辨证,作出护理诊断,从而对患者进行辨证施护。

第二节　中医整体护理的程序

护理程序是一个科学的确认问题和解决问题的工作方法,是一个综合的、动态的、具有决策和反馈功能的过程,是在临床护理工作中,指导护理人员以满足护理对象身心需要、恢复或增进健康为目标,运用系统方法实施计划性、连续性、全面整体护理的一种理论与实践模式,其基本步骤为评估、诊断、计划、实施和评价。

一、评估

评估是指有计划、有系统地收集、整理资料,以了解患者目前的健康状态。评估是整个护理程序的基础,是确定护理问题、制定护理计划的依据,其根本目的是找出要解决的护理问题。中医护理的评估方法需在掌握中医基本理论的基础上,通过"望、闻、问、切"的手段及

第二军医大学出版社

阅读病历资料,收集与病因、病位、病性有关的资料,为辨证施护提供依据。例如:患者表现神昏烦躁、面色红赤、口渴欲饮、手足烦热、大便干结,则属热证,病位在心;表现纳呆腹胀、面色苍白、口淡不渴、四肢厥冷、大便溏薄,则属寒证,病位在脾胃。在评估出疾病的寒、热、虚、实后,护理计划也有了依据。

二、诊断

1. **护理诊断的定义** 指在全面了解患者有关情况的基础上,以整体观念和辨证分析的理论作指导,总结、归纳出需要通过护理手段来解决或部分解决患者身心存在的或潜在的健康问题。护士运用评判性思维,分析和综合护理评估获得的资料,以确定健康问题,做出护理诊断,是护士为达到预期结果选择护理措施的基础,这些结果应由护士负责,即必须在护士职责范围内能解决或缓解的问题。护士在对所收集整理的资料进行辨证分析,确定病因、病性、病位,发现健康问题,提出护理诊断,同时应注意是否有潜在性的护理问题存在。

2. **护理诊断的组成** 护理诊断为护理程序的第二个阶段,中医护理诊断的类型、组成形式以及陈述方式主要是参照西医护理诊断的模式,但由于中医学有其独特性,通用的西医护理诊断名称并不完全适宜在中医临床护理中使用,因而,目前一般以中西医结合的方式来描述中医护理诊断或提出健康问题,一般由名称、定义、诊断依据和相关因素四部分组成。中医护理诊断和(或)健康问题的陈述方式有二段式陈述法和三段式陈述法两种,在大部分情况下,使用二段式陈述法。

(1)二段式陈述 病情表现为第一部分;原因为第二部分。病情表现主要用症状、体征术语描述。原因多用病因、病机和辨证用语描述。具体陈述方式:症状加原因——如咳嗽,与风寒袭肺有关;体征加原因——如半身不遂,与风痰阻络、络脉痹阻有关。

(2)三段式陈述 健康问题为第一部分;病情表现为第二部分;原因为第三部分。具体陈述方式如下。

1)健康问题加症状加原因:如舒适改变,恶心、呕吐,与胃失和降有关。

2)健康问题加体征加原因:如生活自理能力下降,半身不遂,与风痰阻络有关。

3)潜在的护理问题:只说明原因即可,如潜在咯血,与肝火犯肺,肺络受损有关。

3. **形成中医护理诊断的过程** 形成中医护理诊断的过程就是辨证的过程。辨证是中医认识和诊断疾病的方法,是进行护理或提出护理问题的过程,是从整体观出发,运用中医理论,将四诊所收集的病史、症状、体征等资料进行综合分析,判断疾病的病因、病变的部位、体质和正邪盛衰以及各种病变间的关系,从而做出护理诊断或提出护理问题的过程。

三、计划

护理计划是护理过程中的具体决策,是对患者实施护理的行动指南,护理计划是将护理诊断、目标、措施等各种信息按一定规格组合而形成的护理文件。

1. **确定护理目标** 是护理活动预期的结果,是针对护理诊断而提出的。护理目标应有针对性、可行性等特点,它属于护理工作范畴。护理目标不是护理行动,但能指导护理行动,并能在工作结束进行效果评价时有个可遵循的标准。现存的或有危险的护理诊断应有护理目标。

2. **制定护理措施** 是护士协助患者实现护理目标的具体方法和手段,规定了解决健康问题的护理方式和步骤。护理措施可分为依赖性护理措施和独立性护理措施。依赖性护理措施是护士执行医嘱的具体方法。独立性护理措施是护士对所收集的资料进行辨证分析后所作出的决策。护理措施的内容主要包括病情观察、基础护理、针灸、推拿、检查、手术前后的护理、心理护理、饮食护理、功能锻炼、症状护理、执行医嘱、健康宣教等。健康宣教的内容包括教给患者必要的医学知识和自我护理训练技术，教育非正式护理人员（如家属、护工、家庭照顾者等）掌握必要的护理技术。护理计划一般都制成表格。各医院的规格不完全相同，具体表格见后。

四、实施

实施是将护理计划付诸行动，实现护理目标的过程。从理论上讲，实施应在护理计划之后，但在实际工作中，特别是在抢救危重患者时，实施常先于计划之前。

1. **实施的内容**

1）将计划内的护理措施进行分配、实施。

2）执行医嘱，将医疗和护理有机地结合起来，保持护理与医疗活动协调一致。

3）解答患者及家属的咨询问题，进行健康教育，指导他们共同参与护理计划的实施活动。

4）及时评估计划实施的质量、效果，观察病情变化，处理突发事件。

5）继续收集患者的资料，及时、准确地完成护理记录，不断补充、修正护理计划。

6）与其他医护人员保持良好、有效的合作关系，尽可能提高护理工作效率。

2. **实施方法**

1）分管护士直接为护理对象提供服务。分管护士不在班时，其他医务人员应为护理对象提供服务。

2）进行健康宣教，教育护理对象及其家属共同参与护理。

3）与其他医务人员合作完成护理措施。

3. **实施步骤**

（1）准备　包括进一步审阅计划，分析实施计划所需要的护理知识与技术，预测可能发生的并发症及如何预防，安排实施计划的人力、物力与时间。

（2）执行　在执行护理计划过程中，要充分发挥患者及家属的积极性，与其他医务人员合作配合，熟练运用各项护理操作技术，特别是中医护理的针灸、推拿技术，密切观察病情、执行计划后的反应，看有无新的护理问题出现，及时收集资料，处理新的问题。

（3）记录　护理措施实施以后，应准确进行记录，也称护理病程录或护理记录。①护理记录的目的：便于其他医护人员了解患者的健康问题及其进展情况；作为护理工作效果与质量检查的评价依据；为护理科研提供资料、依据；如有医疗纠纷，可为其提供依据。②护理记录的内容：实施护理措施后患者和家属的反应及护士观察到的效果；患者出现的新的健康问题与病情变化；所采取的临时性治疗、护理措施，患者身心需要及其满足情况；各种症状、体征、器官功能的评价；患者的心理状态等。

五、评价

评价是将实施护理计划后所得到的患者健康状况的信息与预定的护理目标一一对照，

第二军医大学出版社

按评价标准对护士执行护理程序的效果、质量作出评定的过程。评价贯穿于患者住院的全过程。

1. 评价的标准

（1）护理程序的评价标准　包括资料的准确性、完整性、系统性；护理诊断的准确性、完整性、规范性；护理目标的可行性、可测性、规范性；护理措施的针对性、全面性、可行性、有效性；护理记录的及时性、准确性、完整性。

（2）护理效果的评价　包括执行医嘱是否及时、准确；对病情的观察是否细致、及时、有预见性；对患者心理活动的观察是否及时、正确，对策是否得当；患者及家属对保健知识的了解程度，对护理活动的参与、合作水平；护理目标是否按计划实现，健康问题是否得到有效解决；各项护理操作是否安全、有效、舒适；患者及家属对护士的工作态度、工作质量是否满意等等。

2. 评价的方法

1）将患者接受护理后的反应与预期目标相比较。

2）在评价的基础上准确地、恰当地计划新的护理措施。

3）再次评估患者的需要。

4）评价护理目标的进展情况，是否对护理目标进行适当调整。

5）从患者和家属中得到反馈，确定患者的需要是否得到了满足。

3. 评价的方式

1）护士自我评价。

2）护理教员的评定。

3）护士长的检查评定。

4）在护理查房中进行评定。

5）医院质量督查组的检查评定。

第三节　护理病历

在临床实践过程中，有关患者的健康资料、护理诊断、护理目标、护理措施、护理记录、健康宣教等，都要有书面记录，这些记录就构成护理病历。

1. 入院评估表　主要内容包括患者的一般资料、四诊情况、心理状况、社会状况。

2. 辨证施护表　包括对疾病的辨证分析；病因、病位、病性；施护要点。

3. 护理记录表　是有关患者健康状况的变化和护理内容的记录。一般以 P、I、O 的形式记录。P——问题，I——措施，O——结果。

4. 护理计划单　是护理人员对患者实施整体护理的基本依据，包括护理诊断、护理目标、护理措施、效果评价等内容。

5. 出院护理记录单　主要包括健康教育、出院指导、出院小结。

护理病历样式请见本书附录。

第三章　中医一般护理原则

护理工作是医疗过程中的重要环节之一,对患者的护理,应全方位综合实施,在生活起居、病室环境、情志护理等各方面,都必须做到体贴入微,使患者能安心静养。中医护理,还须结合辨证施护的原则,发挥中医全面综合的特长,以提高护理质量。

第一节　生活起居护理

《内经》中提倡"起居有常"、"生活有节"。健康的生活方式,可以祛病延年,是人们保持健康的重要因素。从疾病发病因素来说,中医认为生活方式对于疾病往往起诱发作用,还可导致疾病恶化:起居不慎,可以受邪;饮食不慎,可以致病。所以为了提高治疗效果,有利于患者的康复,我们应该从以下几个方面来加强生活起居护理。

一、顺应四时调阴阳

中医有"天人相应"的学说,认为人在自然界中生活,各种自然因素必然对机体产生影响,生命的活动规律必须符合自然界的阴阳消长规律。自然界中有春生、夏长、秋收、冬藏的自然规律。人秉天地之气而生,因此患者的起居也要适应四时气候变化。春夏养阳,秋冬养阴,就是根据自然界和人体的阴阳消长规律制定的保健原则。春夏季节,气候由寒转暖,由暖转热,宇宙万物充满了新生繁茂的景象,人们也应早些起床,在室外散步活动,使人之阳气更加充沛。秋冬之际则气候逐渐转凉,万物都趋于收藏状态,人们应该防寒保暖,调整作息时间,使阴精潜藏于内,阳气不致外泄。

二、六淫致病与病室环境的关系

六淫致病多与季节气候、居室环境密切相关。病室是患者治疗和休养的地方,病室环境的好坏直接影响治疗的效果,因此对病室有以下几点要求。

1. **病室安静**　有病之人,大多喜静恶噪。体质虚弱,特别是心气虚的患者,往往听到一点响声,就心跳不已。失眠患者,稍有声响即难以入睡。因此,首先要保证病室环境安静。病室安静可以使患者心情愉快,身体舒适,睡眠充足,食欲增加,有利于疾病的康复。工作人员除做到走路、说话、关门、操作四轻外,还要将护理操作尽量集中进行,尽可能消除影响患者休息的一切噪声。

2. **病室通风**　由于病室内可能有排泄物、呕吐物、分泌物、药物等各种气味混杂,所以很容易产生异味。经常通风换气,可使病室内空气新鲜,去除秽气,使患者神清气爽,肺气宣通,气血通畅,精神愉快,食欲增进,促使疾病康复。同时空气流通,也可起到清洁室内空气

第二军医大学出版社

的作用。

通风要因四时气候和疾病的虚实寒热而异。夏日气候炎热,要经常开窗通风降温,其他季节可视情况而定。对实证、热证患者,病室要凉爽,但不宜直接吹风,特别是出汗患者,更要当心汗出当风而感受风寒,加重病情。外感患者服用发汗药后要避风保暖,以微出汗为宜。如出汗较多,应及时擦干,更换内衣,适当开窗调节室温。虚证、寒证患者在通风时要盖好被子,穿好衣服,避免受凉。

总之,通风既要达到保持病室内空气新鲜之目的,又要注意不使患者感到不适。

3. **病室温度与湿度** 病室内温度必须适宜,一般保持在18~20℃。夏季室温可稍高些,在22~26℃。室温过低会使患者感到寒冷不适,尤其对阳虚、寒证患者,室温应稍高,而阴虚、热证患者室温宜偏低。室温过高可因身体散热不良而引起体温升高,血管扩张,脉搏增快,故夏季除注意室内通风外,可在室内放置冰块、冰水,以利降低室温。冬季室温过低时,要注意供暖,或增加衣被进行调节,特别是不同患者同居一室时,可用增减衣被来调节。

病室湿度一般保持在60%左右,湿度高时,汗液的蒸发受阻,患者会感到潮湿气闷,对脾虚湿盛及风寒湿滞患者更不适宜,甚至可使病情加重。湿度过低,患者口干舌燥,咽喉干痛,特别是对肺阴虚燥咳者,会因之而咳呛更甚。因此,要辨证施护,湿重者可偏干些,燥甚者可偏湿些,阳虚者多寒而偏湿宜燥,阴虚者多热而偏燥宜湿。湿度过高时,可通风日晒或稍提高室温以降之,湿度过低,则可以适当在室内洒水或喷雾以提高湿度。

4. **病室光线调节** 一般要保持光线充足明亮,使患者感到愉快舒适,也便于医护人员诊疗工作顺利开展。中午午休时应拉上窗帘,使光线稍暗,以保证患者休息。晚上灯光宜柔和,不可直接照射在患者面部,就寝时,一般要熄灯或打开地灯。急性热病、重症眼病、肝阳上亢等患者,皆不宜多见光亮,病室光线可稍暗。对痉挛、癫痫发作者,宜用黑窗帘挡住光线,以防光线刺激引起发作。

5. **病室整洁** 病室内的布置应力求简单、舒适、整洁。除患者必需用品外,其余物品均应收治于柜内。每天定时打扫卫生,及时清理室内的污物和多余物品,病室所有人员,均应关心并随时注意保持本病室的整齐清洁。患者出院按终期消毒要求处理,及时换好干净床铺,以保持病室的整洁。

三、起居有常、劳逸适度

劳逸适度是指在病情允许的情况下,凡能下地活动的患者都要保持适度的休息与活动。适度的活动有利于通畅气血,活动筋骨,增强体质,健脑强神;必要的休息,可以消除疲劳,恢复体力和脑力,是调节身心必不可少的方法。如果劳逸过度,就会内伤脏腑,成为致病因素。如劳力、劳神过度,则耗气伤血;房劳过度,则耗伤肾精;过度安逸,可致气血运行不畅,脾胃功能低下等。

劳和逸保持何种程度为宜,则应视病情的轻重和患者体质的强弱加以区别,做到"动静结合","形劳而不倦"。如对于病情危重或处于急性期的患者,要让其静卧休息或随病情好转在床上做适当的活动,如翻身、抬腿。对慢性病或恢复期患者,可做户外活动,如打太极拳、练太极剑等,以达到舒筋活络、调和气血、提神爽志、增强抵抗外邪的抗病能力。

第二节　情志护理

中医将精神因素列为重要的致病原因之一,认为人是一个有机的整体,意志的强弱,精神情绪的正常与否与健康有着很大的关系。情志正常,有助于使机体协调平衡,适应周围环境和四时变化,以免受邪气侵害。反之,情志异常,精神内伤,可引起不同脏腑功能紊乱而产生各种病症。中医十分重视情志护理,如《内经》记载"告之以其败,语之其善,开之以其所苦。"就是说我们要了解患者的精神状态,让他们对疾病有正确的了解,对他们不利于疾病的思想予以开导,对他们的要求,则在不影响疾病的情况下,尽量给予满足。

一、七情致病与预防

中医很早就重视人的精神活动和思想变化,这些因素在《素问·阴阳应象大论》中被归纳为五志,以后人们又把五志衍化为七情,即喜、怒、忧、思、悲、恐、惊。在正常情况下,七情是精神活动的正常表现,并不成为致病因素,但是如果长期过度的精神刺激,则可以引起人体的阴阳失调、气血紊乱、经络脏腑功能失常而发生疾病。如《内经》说"怒则气上,喜则气缓,思则气结,悲则气消,恐则气下,惊则气乱,劳则气耗"。怒则气上,使肝气上逆;喜则气缓,使心气涣散;悲则气消,悲伤消耗肺气;恐则气下,恐主要伤害肾气;惊则气乱,突然的惊吓会致气机逆乱;思则气结,忧思不解则伤脾,使脾气运化不及,久则气血生化受到影响。由此可知,精神因素与疾病关系密切。因此,作为护士应设法消除患者的紧张、恐惧、忧虑、烦恼、愤怒等情志因素的刺激,帮助患者树立战胜疾病的信心,保持积极乐观的情绪,以提高治疗效果。

要预防七情致病,就必须做到保持精神乐观,调和情绪变化,避免七情过激。

二、情志护理原则

情志护理是指在护理工作中,注意观察了解患者的情志变化,掌握其心理状态,设法防止和消除不良情绪的影响,使患者处于治疗中的最佳心理状态,以利于疾病的康复。

1. **诚挚体贴**　患者的情志状态和行为不同于正常人,常常会产生各种心理反应,如依赖性增强,猜疑心加重,主观感觉异常,情绪容易激动、焦虑、恐惧等。此时,就迫切需要医护人员给予关怀和温暖,设身处地为患者着想。孙思邈在《备急千金要方》的"大医精诚"篇中指出:"凡大医治病,必当安神定志,无欲无求,先发大慈恻隐之心,誓愿普救含灵之苦……华夷愚智,普同一等,皆如至亲之想",要"见彼苦恼,若己有之"。这表明了护者应当处处体谅患者的心情,以仁慈之心爱护患者,以济世救人作为自己的行为准则。

2. **避免刺激**　可根据患者的具体病情,及时提醒探视患者的亲朋好友不要给患者以不必要的刺激,危重患者应尽量谢绝探视。病历应严格管理,不能让患者及家属随便翻阅,以免增加患者的精神负担。轻、重患者要尽量分开安置,一方面便于重患者的治疗与护理;另一方面避免给轻患者造成一定的心理负担。

3. **因人施护**　《灵枢·寿夭刚柔》中指出:"人之生也,有刚有柔,有强有弱,有短有长,有阴有阳。"由于人的体质有强弱之异,性格有刚柔之别,年龄有长幼之殊,性别有男女之分,

第二军医大学出版社

疾病的性质和病程的长短各异。因此,对同样的情志刺激,则会有不同的情绪反应。正是基于对个体特异性的认识,护理人员在为患者提供护理时应根据患者的遗传禀赋、性别年龄、自然条件、社会环境、精神因素等不同特点区别对待,做到因人而异,有的放矢,以减轻患者患病后的心理压力,有利于身体康复。

(1)注意患者的情绪变化　人不仅是一个自然人,而且是个社会人,既有生理功能又有复杂的心理活动。在人的身体产生疾病时,他的心理往往也受到影响。因此要求我们做护理工作时,应着眼于人是一个整体,从整体观点出发,掌握其心理状态、情绪变化、性格特征及其社会背景等方面的情况,以及患者对治疗与护理的影响。护士在做好日常护理工作之外,还应多与患者交谈、沟通,了解患者的心理状态和心理需求,把握患者存在的不良心理与情绪,以便及时地进行心理疏导,消除心理负担,做到"适其志意"的精神护理,为疾病的早日痊愈创造条件。

(2)使患者保持良好的情绪　为了帮助患者建立良好、积极乐观的情绪,护理人员的态度要亲切和蔼,在精神上给予患者安慰和鼓励,为患者创造良好的休养环境,消除患者紧张不安的情绪。在执行各项操作时要沉着稳重,认真负责,以取得患者的信任和配合,在执行特殊检查或治疗前,一定要做好解释工作,消除患者的恐惧心理,鼓励患者积极配合医护工作。对丧失生活自理能力的患者,极易产生悲观失望的情绪,这时护理人员更应该满腔热情,耐心细致的关心、体贴患者,同时加强生活护理,增强患者战胜疾病的勇气和信心。对病危、病重及死亡患者应做好保护性医疗措施隔离工作,减少对其他患者的恶性刺激。对不同性格、不同病情的患者,要因人而异,因势利导,以不同方法做好思想工作。患者出院前要做好出院宣教指导,使患者能妥善安排好生活起居和疗养,以巩固疗效。

三、情志护理的方法

情志变化可以直接影响人体脏腑的变化,如《素问·汤液醪醴论》中所述:"精神不进,志意不治,故病不可愈。"因此加强情志护理对疾病的康复起着积极的促进作用。情志护理方法多种多样,临床运用可根据具体的病情适当选择合适的方法,以取得较好的效果。

1. **说理开导**　即指通过正面的说理,使患者认识到情志对人体健康的影响,从而使患者能自觉地调和情志,提高战胜疾病的信心,积极配合治疗,使机体早日康复。说理开导的方法要针对患者不同的症结,做到有的放矢,动之以情、晓之以理、喻之以例、明之以法,从而起到改变患者精神状态与躯体状况的目的。

2. **释疑解惑**　指根据患者存在的心理疑虑,通过一定的方法,解除患者对事物的误解、疑惑,去掉思想包袱,恢复健康。心存疑惑是患者较普遍的心理现象,特别是性格抑郁、沉默寡言的患者更为突出,"杯弓蛇影"便是典型的案例。对于此类患者,护理人员应向患者介绍与其病情相关的医学知识,为其阐明真相,剖析本质,从根本上解除患者的心理负担,使患者从迷惑中解脱出来。

3. **移情易性**　即转移患者对疾病的注意力,从而达到减轻乃至消失不良情绪的目的。患者在住院期间,他们看到的、听到的、接触到的都是与疾病有关的信息,都属不良刺激,极易产生过度的思虑,忧虑、悲观、恐惧等不良情绪。因此,医护人员可开展一些有益身心健康的活动来充实患者的空余时间,如进行各种形式的保健科普宣教,宣传当今先进的医疗科技成果,增强战胜疾病的信心。还可以因地制宜地组织一些文化娱乐活动,以调节患者单调的住院生活,分散其注意力。

《素问·移精变气论》中指出:"古时治病,惟其移精变气,可祝由而已。""祝"是指告诉,"由"是指生病缘由,"祝由"即指诉说发病的缘由,转移患者的精神,达到调整患者的气机,使精神内守以治病的方法,又称为"移精变气"。"祝由"之所似能治病,不仅要求医者有一定的医学知识,而且必须了解患者发病的原因,然后采用胜以制之的恰当方法进行治疗,才会改变患者的性情,调动机体正气,从而战胜疾病。

4. **宣泄解郁**　是让患者把抑郁于胸的不良情绪宣达、发泄出去,从而尽快恢复正常情志活动,维系愉悦平和心境的方法。古人云:"郁则发之。"患者只有将内心的苦闷吐露出来,郁结的气机才能得以舒畅。作为护理人员对此类患者应适当地加以引导,通过谈心、疏导等方法,使患者将心中的郁结宣泄出来,以达到化郁为畅、疏泄情志的目的。由于患者性格多种多样,病情也各有轻重,有时单凭说教,难以消除患者的紧张不安的情绪。因此,疏导工作就显得尤其重要。医护人员应主动并经常与患者谈心,鼓励患者讲出导致不良心情的原因,并耐心倾听,使他们充分得到发泄,以缓解不良情绪。在此基础上,讲解情志与疾病内在的因果关系,保持良好情志对医疗康复的重要性,介绍一些治疗成功的病例,让患者树立勇气和信心,充分调动他们的主观积极性,取得患者对医护人员的信任并且能积极地配合治疗。

5. **以情胜情**　指有意识地采用一种情志抑制另一种情志,达到淡化,甚至消除不良情志,以保持良好的精神状态的一种情志护理方法。

以情胜情的疗法源于《黄帝内经》,《素问·阴阳应象大论》中指出"怒伤肝,悲胜怒";"喜伤心,恐胜喜";"思伤脾,怒胜思";"忧伤肺,喜胜忧";"恐伤肾,思胜恐"。以情胜情疗法主要包括采用悲哀、喜乐、惊恐、激怒、思虑等情志刺激,以纠正相应所胜的情志,但应注意临床运用并不能完全按照五行制胜的原理简单机械地生搬硬套,而是应根据具体情况具体分析。

6. **顺情从欲**　指顺从患者的意志、情绪,满足患者的身心需要。患者在患病过程中,情绪多有反常,对此,先顺其情,从其意,有助于身心健康。对于患者心理上的欲望,在护理中应注意分析对待。若是合理的且条件又允许,应尽力满足其所求或避免其所恶,如创造条件以改变其环境,或对其想法表示同情、理解和支持等,但是对那些不切实际的想法、欲望,自然不能一味地迁就和纵容,而应当善意地、诚恳地采用说服教育等方法处理。

第三节　病情观察

一、病情观察的重要性

中医护理对病情观察具有独特之处,有一套完整的辨证护理的方法。中医护理在病情观察过程中强调中医思维模式,护理人员通过中医四诊收集病情资料、症状表现和体征,并运用辨证方法对疾病的各种表现进行归纳、综合和分析,为制订中医护理计划或方案提供依据和指导。

二、病情观察的要求

1. 运用中医基础理论指导病情观察

(1)病情观察的内容应重点明确　护理人员在进行病情观察时,应以中医基础理论为指导,运用整体观念和审证求因的原则,通过望、闻、问、切四诊的方法,收集患者的病情资料,及时、准确、细致地进行病情观察,掌握疾病变化规律。要求护理人员认真记录观察结果,重点扼要地进行交班,发现异常或危重情况时要及时通知医生或有关人员。如郁病患者应重点观察情绪变化,肺痈患者应重点观察咳嗽性质与痰液的色、质、量等变化。

(2)病情观察的方法科学有效　病情观察是护理人员的基本功,病情观察的方法正确与否,将直接影响病情的判断,以及护理措施落实的有效性和科学性。护理人员应熟练掌握四诊法及其他方法,主动利用一切机会去观察病情,及时、准确地发现患者的病情变化。

(3)结果记录客观真实　由于中医症状及病情变化主要以文字形式描述,不宜拘泥于量化指标,要善于发挥中西医各自的优势进行互补,才能收到理想效果。对观察结果要及时进行细致、准确的记录。尽可能使用计量表示要记录的具体数量,如体温、尿量等;对不能量化的症状和体征的描述要客观、真实。

2. **掌握证候传变规律**

(1)根据中医阴阳关系和五行关系　可知人体脏与脏、腑与腑、脏与腑之间的生理和病理互相影响。了解证候的表里、寒热、虚实和阴阳动态变化,掌握脏腑之间病情的转变规律,指导调整治疗和调护方案。例如心与肺之间病变的相互影响,在临床上,心气血功能失常,可以导致肺气郁滞,宣降失司,而见咳喘不得平卧。肺病日久,吸清呼浊功能异常,气病及血,可至肺气胀满、心血瘀阻,发生心悸、胸闷、口唇爪甲青紫等症。

(2)坚持整体观念和辨证施护是中医理论精髓　通过对"望、闻、问、切"四诊所获得的病情资料,运用辨证方法进行综合、归纳、分析,进一步判断与确定疾病性质和部位,通过辨证做出相应的护理计划和具体护理措施。西医学注重病名诊断,中医分析病情更注重证(证候)。就是说,是否落实到哪一个病种固然重要,但不是关键,关键是要知道该病属于什么证(证候)。辨证是关键、是前提和依据,辨证准确则护理或治疗得法,辨证有误则无法选择正确处理方法。

(3)注意观察经络的反映　由于经络循行起止有一定的部位,并络属相应的脏腑,内脏的疾病可通过经络反映于相应的形体部位。根据经脉的循行部位和所络属的生理病理特点来分析各种临床表现,可推断疾病发生在何经、何脏、何腑,并且可根据症状的性质和先后次序来判断穴位处,有明显的压痛,或有条索状、结节状反应物,或局部皮肤的色泽、形态、温度等发生变化。如足阳明胃经入上齿中,手阳明大肠经入下齿中,故胃肠积热可见齿龈肿痛,根据这些病理反应,可辅助病证的诊断和辨证,帮助护理人员制订相应的护理措施。

3. **注重护理效果反馈及动态调整**　世界上任何事物都不是一成不变的,故在进行病情观察时,不仅要持续不断观察病情,收集资料,同时还应关注治疗反应与护理效果,以动态的眼光,全面监控患者的各种表现。若有新的症状出现,病情变化幅度大,常表示病情恶化,原定的护理计划已不适合,应立即修改。例如,壮热患者,若体温逐步下降,说明病情好转,如骤然下降,甚至低于正常体温,说明邪气旺盛,正气虚衰,为亡阳危象,应修改原护理计划,以回阳救逆,扶正祛邪为原则重新制定护理措施。

三、病情观察的方法

详见上篇的第八章。

第四节　病证后期调护

病证后期调护是指对处于正气渐复,邪气已衰,脏腑功能逐渐恢复,病情好转,已趋于痊愈时期患者的调护。在这个时期,由于脏腑功能尚未完全恢复,气血尚未平复,应该注意合理的调养和护理,以使病邪彻底清除,脏腑功能完全恢复。若调护不当,可使病邪复燃,使疾病复发。因此,做好病证后期的调护十分重要,患者应适当锻炼以增强体质,做到劳逸适度、顺应四时、合理饮食、调畅情志、防止五志过极。

一、防止因风邪复病

风邪,泛指六淫之邪。大病初愈之人,气血未复,正气尚虚,机体的卫外防御功能低下,常易感受六淫之邪而引起疾病的复发。

1.**扶正固卫**　人体卫气分布于体表,运行于脉外,具有护卫机体作用,是抵御六淫之邪入侵的主要力量。卫气充盛,则外邪难以侵入。卫气来源于脾胃运化的水谷精微,又依赖于肺气的宣发,其主要功能是抵御外邪的入侵。病后初愈时要扶助正气,增强体质,提高机体卫外抗病的能力,具体措施如下:

1) 合理饮食,加强营养,补益脾肾是扶正固卫的根本措施。利用日光,晒浴背部或全身,以补养人体的阳气。一般除冬季外,以晨起阳光温煦不烈为日光浴的最佳时间。机体通过与外界空气经常接触,使卫气得到锻炼,卫外开合功能更为灵敏。

2) 适当的锻炼,如散步、慢跑、气功、太极拳等,以增强体质。

3) 制订合理的作息时间,春夏之季,天气由寒转暖、由暖转热,应早起床,广步于庭,使阳气更加充沛。秋冬之季,气候由热转凉而寒,应早卧晚起,使阳气内藏不致外泄。

4) 注意季节气候和天气的变化,在季节转换之际;气候突变之时,要随时增减衣被,预防感冒。

2.**谨避风邪**　患者在病后恢复阶段,正气尚虚,气血未充,卫外功能低下,适应能力较弱,应注意防止虚邪贼风的侵袭。生活起居应做到顺应四时,具体措施如下:

1) 根据四时寒热温凉气候变化而随时调护。如春季不可遇天气转暖而骤减衣被。春秋季注意预防传染病。夏季炎热,注意防暑降温,适当降低室温,服用避暑药预防中暑,但不可袒胸露腹、贪凉饮冷或骤入凉室,汗出当风。冬季严寒,外出应注意保暖,以免外感风寒,居室要定时开窗通气,保持空气新鲜,在感冒流行时可服药预防。

2) 保持居室内适宜的温度、湿度,以防风邪相兼他邪而复感。

3) 注意环境以及个人清洁卫生,出汗后及时更衣,防止复感外邪。

二、防止因食复病

因食复病是指大病初愈,脾胃尚虚,因饮食不当,而导致疾病复发。脾胃为后天之本、气血生化之源。病后初愈,余邪未尽,脾胃虚弱,饮食不节极易导致疾病的复发,即所谓"食复"。《素问·热论》说:"病热少愈,食肉则复,多食则遗,此其禁也。"可见合理的饮食调护在病证后期的重要性。

97

1. **合理膳食** 由于病后初愈者具有正虚邪恋的特点,应防止偏补太过与因补滞邪。饮食上要求做到:饮食结构合理,营养科学搭配。食物宜清淡、易消化,做到少食多餐,进食不可过急过快,宜细嚼慢咽。避免生冷、炙热、不洁饮食。在饮食调补时,应防止偏补太过。注意辨证施养,如寒病者,偏于温养,但不宜过燥。热病者,宜清养,但应防其过寒;虚证者不宜大补等。

2. **注意忌口** 对于病后初愈之人,由于病邪余焰未熄,故凡能增邪伤正的饮食,皆应注意忌口,以免因食复病。如热病后忌食温燥辛辣之品,水肿者忌盐,泻痢者忌滋腻添湿之物,瘾疹者忌食鱼、虾等海鲜。又如醇酒助热增湿,诸病愈后,皆不相宜。

三、防止因劳复病

劳复是指病后初愈,因形体劳倦、劳神劳心及房劳过度等引起疾病的复发。

1. **防形体劳倦** 病后初愈之时,应量力进行必要的形体活动,使气血流畅,增进食欲,增强体质,有助于彻底康复,如散步、打太极拳等。患者既要坚持劳动或运动锻炼,又要避免体劳过度,应以"小劳不倦"为原则。

2. **防劳神劳心** 劳神劳心过度,会伤及心脾两脏,耗尽气血。应避免用脑过度。患者应调整生活方式,适度的体力劳动和脑力劳动相结合,保持心情舒畅。

3. **防房劳复病** 房劳多累及肾,肾精耗损。大病之后,肾精本亏,再加房劳必令其更虚,故病后初愈,应分别对患者及配偶强调在身体完全康复之前宜静养,防止房劳耗伤肾精而致疾病复发。

四、防止因情复病

情志过极,可致气机紊乱,脏腑气血阴阳失调,也可直接影响脏腑而发生疾病。在病证后期应注意调畅情志,防止五志过极,以免因情复病。

1. **调畅情志** 病证后期,脏腑功能恢复需要一段时间,患者容易产生急躁等不良情绪,这些不良刺激都可以影响脏腑功能,而使病情加重或恶化。因此,要给予积极的开导,有针对性地进行心理治疗,使患者树立乐观情绪,保持心情舒畅,避免七情过度。根据性格和情趣怡情悦志,以益于身体健康。

2. **避免情志过激** 七情变动影响脏腑气机,导致气机紊乱,损伤五脏。患者在休养期间,如果出现情志变动和过激,可使病情加重,或迅速恶化。因此,在病证后期,应使患者避免各种不良环境、精神因素的刺激。应使患者保持乐观情绪,胸怀开阔,树立信心,主动适应各种不适情况,以使五脏安和,气机调畅,促进疾病痊愈。

第四章　中医应用护理方法

第一节　毫针刺法

一、毫针的构造、规格

毫针是针刺治病的主要针具,临床上应用最广,通常所说的针灸针即指毫针。目前临床上所用的毫针,多是用不锈钢制成,但也有用金、银或合金等为制针原料的。

毫针的结构可分为5个部分(见图4-1)。

(1)针尖　针的尖端锋锐部分称针尖,亦称针芒。其状似松针,是接触腧穴刺入机体的前锋。

(2)针身　针柄与针尖之间称为针身,亦称针体。针身宜光滑挺直,富有弹性。

(3)针根　针身与针柄连接处称为针根。

(4)针柄　手持处称为针柄,是以铜丝或铝丝将针的一端呈螺旋形地紧密缠绕而成。是持针着力的部位。

(5)针尾　针柄的末端称针尾。一般是用铜丝或铝丝横行缠绕呈圆筒状,是温针装置艾绒的部位。

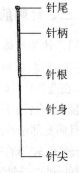

图4-1　毫针的结构

毫针的规格主要是指针身的粗细和长短。以往针身的长短都以寸为单位,现在则多以毫米为单位,其对照见表4-1。

表4-1　毫针长短规格表

寸	0.5	1	1.5	2	2.5	3	3.5	4	4.5	5	6
毫米	15	25	40	50	65	75	90	100	115	125	150

毫针的粗细用针身的直径表示,有26~34号(0.22~0.45毫米)不等。一般临床以粗细29~32号(0.25~0.35毫米)和长短为1~2寸(25~50毫米)的毫针,最为常用。

二、针刺练习

针刺练习,主要是对指力和手法的锻炼。由于毫针针身细软,如果没有一定的指力,就很难力贯针尖,减少刺痛;对各种手法的操作,也不能运用自如,影响治疗效果。因此,针刺练习,是初学针刺者的重要基本技能训练。

第二军医大学出版社

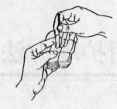

图4-2 纸垫练针法

1. **纸垫练针法** 用松软的纸张,折叠成长约8厘米、宽约5厘米、厚2～3厘米的纸块,用线如"井"字形扎紧,做成纸垫。练针时,左手平执纸垫,右手拇、示、中三指持针柄,如持笔状持1.0～1.5寸毫针,使针尖垂直地抵在纸块上,然后右手拇指与示、中指前后交替地捻动针柄,并渐加一定的压力,待针穿透纸垫后另换一处,反复练习。纸垫练习主要是锻炼指力和捻转的基本手法见图4-2。

2. **棉团练针法** 取棉花一团,外用布将棉花包裹,用线封口扎紧,做成直径6～7厘米的棉团。练针方法同纸垫练针法,所不同的是较纸垫松软,可以做提插、捻转等多种基本手法的练习(见图4-3)。

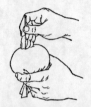

4-3 棉球练针法

在进行练针时,要做到捻转的角度大小,可以随意掌握,来去的角度力求一致,快慢均匀。在这一过程中也可配合提插的练习,同时锻炼捻转的速度。一般总的要求是提插幅度,上下一致,捻转角度来去一致,频率的快慢一致,达到得心应手,运用自如。但是刺纸垫或棉团与人体有根本的差异,为了体验不同的针刺手法所产生的不同作用,最好在自己身上进行练针,以便临床针刺施术时,心中有数,提高针刺手法操作水平。

三、针刺前的准备

1. **针具的选择** 现在多选用不锈钢所制针具,因不锈钢不仅能防锈蚀、耐热,而且具有一定的硬度、弹性和韧性。金质、银质的针,弹性较差,价格昂贵,故较少应用。

在选择针具时,应根据患者性别的不同、年龄的长幼、形体的胖瘦、体质的强弱、病情的虚实、病变部位的表里深浅和所取腧穴所在的具体部位,选择长短、粗细适宜的针具。如男性,体壮、形肥,且病变部位较深者,可选稍粗、稍长的毫针;反之,若女性,体弱、形瘦,而病变部位较浅者,就应选择较短、较细的针具。至于根据腧穴的所在具体部位进行选针时,一般是皮薄肉少之处和针刺较浅的腧穴,选针宜短而针身宜细;皮厚肉多而针刺宜深的腧穴,宜选用针身稍长、稍粗的毫针。临床上选针常以将针刺入腧穴应至之深度,而针身还应露在皮肤上稍许为宜。

2. **体位的选择** 针刺时患者体位选择得是否恰当,对腧穴的正确定位,针刺的施术操作,持久的留针以及防止晕针、滞针、弯针甚至折针等,都有很大影响,如病重体弱或精神紧张的患者采用坐位时,往往易使患者感到疲劳,发生晕针。又如体位选择不当,在针刺施术时或在留针过程中,患者常因移动体位而造成弯针、滞针,甚至发生折针事故。因此,应根据腧穴的所在部位,选择适当的体位,这既有利于腧穴的正确定位,又便于针灸的施术操作和较长时间的留针而不致疲劳为原则。临床上针刺时常用的体位有仰卧位、侧卧位、俯卧位、仰靠坐位、俯伏坐位、侧伏坐位等(见图4-4～4-9)。对初诊、精神紧张或年老体弱、病重的患者,应尽量采取卧位,以防患者感到疲劳或晕针等。

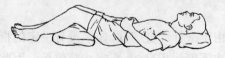

图4-4 仰卧位

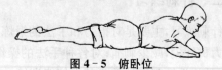

图4-5 俯卧位

Second Military Medical University Press

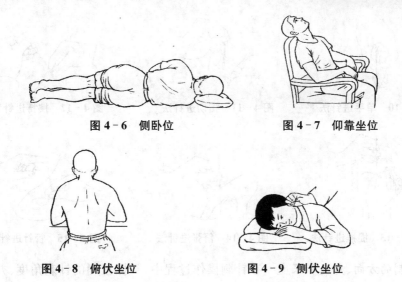

图 4 - 6　侧卧位　　　　　　图 4 - 7　仰靠坐位

图 4 - 8　俯伏坐位　　　　　　图 4 - 9　侧伏坐位

四、毫针刺法

1. **进针法**　一般用右手持针操作,以拇、示、中三指挟持针柄,拇指指腹与示指、中指之间相对。进针时,用指力于针尖,而使针刺入皮肤;左手爪切按压所刺部位,主要是固定腧穴位置,或挟持针身协助右手进针,使针身有所依附,保持针垂直,力达针尖,以利于进针,减少刺痛。

临床常用的进针方法有以下几种。

(1) 单手进针法　以右手拇、示指指腹挟持针柄,中指指端靠近穴位,指腹紧紧抵住针尖和针身下端,当拇、示指向下用力时,中指随之屈曲,针尖迅速刺透皮肤(见图 4 - 10)。

(2) 双手进针法　即左、右手互相配合将针刺入,常用的方法有 4 种。

1) 指切进针法:以左手拇指或示指端切按在腧穴位置的旁边,右手持针,紧靠左手指甲,将针刺入皮肤(见图 4 - 11),适用于短针的进针。

2) 挟持进针法:以左手拇、示两指持捏消毒干棉球,挟住针身下端,露出针尖,将针尖固定在所刺腧穴的皮肤表面,右手持针柄,使针身垂直,在右手指力下压时,左手拇、示两指同时用力,两手协同将针刺入皮肤(见图 4 - 12),适用于长针的进针。

3) 提捏进针法:以左手拇、示两指将针刺腧穴部位的皮肤捏起,右手持针,从捏起部的上端刺入(见图 4 - 13),适用于皮肉浅薄部位的进针。

4) 舒张进针法:用左手拇、示两指将所刺腧穴部位的皮肤向两侧撑开绷紧,右手持针,使针从左手拇、示两指的中间刺入(见图 4 - 14),用于皮肤松弛部位腧穴的进针。

以上各种进针方法在临床上应根据腧穴所在部位的解剖特点,针刺深浅和手法的要求灵活选用,以便于进针和减少患者的痛苦。

(3) 管针进针法　利用塑料等材料制成的针管协助进针的方法。针管长度略比毫针短 5 毫米,以便露出针柄,针管的直径,以能顺利通过针尾为宜。进针时左手持针管,将针装入管内。针尖与针管下端平齐置于腧穴上,针管上端露出针柄 5 毫米,用右手示指快速叩打或用中指弹击针管上端露出的针尾,使针尖刺入穴位(见图 4 - 15),然后退出针管,再施行各种手法。

101

第二军医大学出版社

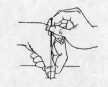 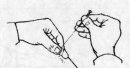

图 4 - 10　单手进针法　　　　图 4 - 11　指切进针法　　　　图 4 - 12　挟持进针法

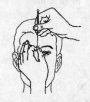 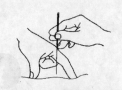 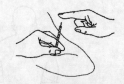

图 4 - 13　提捏进针法　　　　图 4 - 14　舒张进针法　　　　图 4 - 15　管针进针法

　　2. 针刺的方向、角度和深度　在针刺操作过程中,掌握正确的针刺角度、方向和深度,是增强针感,提高疗效,防止意外事故发生的重要环节。针刺角度、方向和深度,主要根据施术部位,患者体质、病情需要等具体情况而定。

　　(1)针刺的方向　指进针时针尖对准的方向。通常针刺时针尖应朝向病变的部位,以便使针刺的感应到达病变部位。某些腧穴的针刺方向由其所在部位的解剖特点决定,如针刺背部脊柱两侧的腧穴,针尖要朝向脊柱。

　　(2)针刺的角度　指进针时针身与所刺部位皮肤表面形成的夹角,依腧穴所在部位的解剖特点和治疗要求而定。一般分为 3 种。

　　1)直刺:针身与皮肤呈 90°角,垂直刺入,适用于人体大部分腧穴。

　　2)斜刺:针身与皮肤呈 45°角,倾斜刺入,适用于肌肉较浅薄处或内有重要脏器或不宜直刺、深刺的腧穴,如胸、背部的腧穴。

　　3)平刺:即横刺、沿皮刺。针身与皮肤呈 15°角,横向刺入,适用于皮薄肉少部位的腧穴,如头部的腧穴。

　　(3)针刺的深度　每个腧穴的针刺深度,在腧穴各论中论述。一般而言针刺深度与以下因素有关。

　　1)体质:身体瘦弱,宜浅刺;身强体肥者,宜深刺。

　　2)年龄:年老体弱及小儿娇嫩之体,宜浅刺;中青年身强体壮者,宜深刺。

　　3)病情:阳证、新病宜浅刺;阴证、久病宜深刺。

　　4)部位:头面和胸背等皮薄肉少处的腧穴,宜浅刺;四肢、臀、腹及肌肉丰满处的腧穴,宜深刺。

　　3. 行针与得气　得气亦称针感,是指将针刺入腧穴后,针刺部位所产生的一种特殊的感觉和反应。当这种针感产生时,医者会感到针下有徐和或沉紧的感觉;同时患者也会在针下出现相应的酸、麻、胀、重等感觉,这种感觉可沿着一定部位,向一定方向扩散传导。若不得气时,医者则感到针下空虚无物,患者亦无酸、麻、胀、重等感觉。古人将得气与否形象地描述为:"气之至也,如鱼吞钩饵之浮沉;气未至也,如闲处幽堂之深邃。"

　　得气与否及气至的迟速直接关系到针刺的治疗效果。一般地说,得气迅速时疗效较好,得气较慢时效果就差,若不得气时,就可能无治疗效果。因此,在临床上若针刺不得气时,就要分析经气不至的原因。影响得气的因素很多,主要取决于患者体质的强弱和病情的变化,且与取穴准否和施术手法有关。一般地说,患者经气旺盛、血气充盈者得气迅速;反之则得气迟缓,或不得气。取穴准确者易于得气,反之则不易得气。在实际操作时,为了获得较好的针感,将针刺入腧穴后,常常需要施行各种针刺手法,这叫行针或运针。行针的基本手法有以下两种。

（1）提插法　是将针刺入腧穴的一定深度后,用右手拇指和示、中两指捏住针柄,使针在穴内进行上下进退的操作方法（见图4-16）。

（2）捻转法　是将针刺入腧穴的一定深度后,以右手拇指和中、示两指持住针柄,进行一前一后的来回旋转捻动的操作方法（见图4-17）。

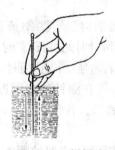 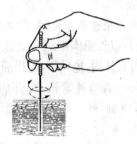

图4-16　提插法　　　　　　　　　　图4-17　捻转法

以上两种基本手法,既可单独应用,也可相互配合运用,提插或捻转幅度的大小、频率的快慢以及操作时间的长短,应根据患者的体质、病情和腧穴部位以及医者所要达到的目的而灵活掌握。

4. 留针与出针

（1）留针　留针的目的是为了加强针刺的作用和便于继续行针施术。一般病症留针10～30分钟,也可不留针,如小儿一般不留针。但对一些特殊病症,如急性腹痛、顽固性疼痛或痉挛性病症,可适当延长留针时间,有时留针可达数小时,以便在留针过程中作间歇性行针,以增强、巩固疗效。若不得气时,也可静以久留,以待气至。在临床上留针与否及留针时间的长短,不可一概而论,应根据患者具体病情而定。

（2）出针　在行针施术或留针后即可出针。出针时一般先以左手拇、示指按住针孔周围皮肤,右手持针作轻微捻转,慢慢将针退至皮下,然后迅速将针起出,或将针轻捷地直接向外拔出。拔针后用消毒干棉球按压针孔,以防出血。出针后应核对针数,以防遗漏。

五、针刺异常情况的处理和预防

针刺治病,虽然比较安全,但如操作不慎,或针刺手法不当,或对人体解剖部位缺乏全面了解,有时也会出现一些不应有的异常情况,常见者有以下5种。

1. 晕针　是针刺过程中患者发生的晕厥现象。

（1）原因　多见于初次接受治疗的患者。患者体质虚弱、精神紧张、饥饿、疲劳,或大汗、大泻、大出血之后,或体位不当,或医者在针刺时手法过重,而致针刺时或留针过程中发生此症。

（2）症状　患者突然出现精神疲倦、头晕目眩、面色苍白、心慌气短、恶心、呕吐、出冷汗、血压下降、脉象沉细。严重者出现四肢厥冷,甚至昏迷、扑倒在地;唇甲青紫、二便失禁、脉微细欲绝。

（3）处理　立即停止针刺,迅速将针全部起出。使患者平卧,头部放低,松开衣带,注意保暖。轻者静卧片刻,给饮温开水或糖水后,即可恢复正常。重者在上述处理基础上,可指

第二军医大学出版社

压或针刺水沟、内关、合谷、太冲、涌泉、足三里等穴,亦可灸百会、关元、气海等穴。若仍不省人事,呼吸细微,脉细弱者,可考虑配合其他治疗或采用急救措施。

(4)预防 初次接受针刺治疗或精神过度紧张,身体虚弱者,应先做好解释,消除其对针刺的顾虑。选择舒适持久的体位,最好采用卧位。选穴宜少,手法要轻。若饥饿、疲劳、大渴时,应先进食、休息、饮水后再予针刺。医者在针刺治疗过程中,要谨慎专一,随时注意观察患者的神色,询问患者的感觉,一旦有不适等晕针先兆,应及早采取处理措施。

2. **滞针** 指在行针时或留针后医者感觉针下涩滞,捻转、提插、出针均感困难,而患者则感觉疼痛的现象。

(1)原因 患者精神紧张,当针刺入腧穴后,患者局部肌肉强烈收缩;或行针手法不当,向单一方向捻转太过,以致肌肉组织缠绕针体而成滞针。若留针时间过长,有时也可出现滞针。

(2)现象 针在体内,捻转不动,提插、出针均感困难,若勉强捻转、提插时,则患者痛不可忍。

(3)处理 若患者精神紧张,局部肌肉过度收缩时,可在滞针腧穴附近,进行循按或弹叩针柄,或在附近再刺一针,以宣散气血,而缓解肌肉的紧张。若行针不当,或单向捻针而致者,可向相反方向将针捻回。

(4)预防 对精神紧张者,应先做好解释工作,消除患者不必要的顾虑。注意行针的操作手法和避免单向捻转。

3. **弯针** 指进针时或将针刺入腧穴后,针身在体内形成弯曲。

(1)原因 医生进针手法不熟练,用力过猛、过速,以致针尖碰到坚硬组织;或患者在针刺或留针时移动体位;或因针柄受到某种外力压迫、碰击等。

(2)现象 针柄改变了进针或刺入留针时的方向和角度,提插、捻转及出针均感困难,而患者感到疼痛。

(3)处理 出现弯针后,即不得再行提插、捻转等手法。如针系轻微弯曲,应慢慢将针起出。若弯曲角度较大时,应顺着弯曲方向将针起出。若由患者移动体位所致,应使患者慢慢恢复原来体位,局部肌肉放松后,再将针缓缓起出,切忌强行拔针,以免针断入体内。

(4)预防 医者进针手法要熟练,指力要均匀,并要避免进针过速、过猛;选择适当体位,在留针过程中,嘱患者不要随意更动体位;注意保护针刺部位,针柄不得受外物碰撞或压迫。

4. **断针** 断针又称折针,是指针体折断在体内。

(1)原因 针具质量欠佳,针身或针根有损伤剥蚀,进针前失于检查。针刺时将针身全部刺入腧穴。行针时强力提插、捻转,肌肉猛烈收缩。留针时患者随意变更体位,或弯针、滞针未能进行及时的正确处理等。

(2)现象 行针时或出针后发现针身折断,其断端部分针身或尚露于皮肤外,或断端全部没入皮肤之下。

(3)处理 医者态度必须从容镇静,嘱患者切勿更动原有体位,以防断针向肌肉深部陷入。若残断部分针身显露于体外时,可用手指或镊子将针起出。若断端与皮肤相平或稍凹陷于体内者,可用左手拇、示两指按压针孔两旁,使断针暴露体外,右手持镊子将针取出。若断针完全深入皮下或肌肉深层时,应在X线下定位,手术取出。

(4)预防 针前仔细地检查针具,对不符合要求的针具,应剔出不用。避免过猛、过强的行针。在行针或留针时,应嘱患者不要随意更换体位。针刺时不宜将针身全部刺入腧穴,应留部分针身在体外,以便于针根断折时取针。在进针、行针过程中,如发现弯针时应立即出针,切不可强行刺入。对于滞针等亦应及时正确处理,不可强行硬拔。

5. **血肿**　是指针刺部位出现的皮下出血而引起的肿痛。

(1)原因　针尖弯曲带钩,使皮肉受损,或刺伤血管所致。

(2)现象　出针后,针刺部位肿胀疼痛,继则皮肤呈现青紫色。

(3)处理　若微量的皮下出血而局部小块青紫时,一般不必处理,可以自行消退。若局部肿胀疼痛较剧,青紫面积大而且影响到活动功能时,可先作冷敷止血后,再作热敷,以促使局部瘀血消散吸收。

(4)预防　仔细检查针具,熟悉人体解剖部位,避开血管针刺,出针时立即用消毒干棉球压迫针孔。

六、针刺注意事项

1)患者在过于饥饿、疲劳、精神过度紧张时,不宜立即进行针刺。对身体瘦弱、气虚血亏的患者,进行针刺时手法不宜过强,并应尽量选用卧位。

2)女性怀孕3个月者,不宜针刺小腹部的腧穴。若怀孕3个月以上者,腹部、腰骶部腧穴也不宜针刺。至于三阴交、合谷、昆仑、至阴等一些通经活血的腧穴,在怀孕期亦禁刺。女性行经时,若非为了调经,亦不应针刺。

3)小儿囟门未合时,头顶部的腧穴不宜针刺。

4)常有自发性出血或损伤后出血不止的患者,不宜针刺。

5)皮肤有感染、溃疡、瘢痕或肿瘤的部位,不宜针刺。

6)对胸、胁、腰、背脏腑所居之处的腧穴,不宜直刺、深刺。肝、脾肿大和肺气肿患者更应注意。凡刺锁骨上窝、胸骨切迹上缘以及第11胸椎、侧胸第8肋间和前胸第6肋间以上部位的腧穴,若直刺过深,都有伤及肺脏的可能,使空气进入胸腔,导致创伤性气胸。轻者出现胸痛、胸闷、心悸、呼吸不畅,严重的则有呼吸困难、心跳加快、发绀、出汗、血压下降等。体检时,患侧肋间隙变宽,甚则气管向健侧移位,叩诊有过度反响,听诊时呼吸音明显减弱或消失。X线胸部透视可进一步确诊,并可见气体多少及肺组织受压的情况。有的病例,针刺当时并无明显的异常现象,几小时后才逐渐出现胸痛、胸闷、呼吸困难等症状,对此应及时采取治疗措施。轻症需静卧休息5～7天,同时给予抗菌药物,防止感染,能自行吸收痊愈。严重气胸需及时抢救,如胸腔穿刺抽气,输氧,抗休克等,可参阅有关资料。医者在进行针刺的过程中,精神必须高度集中;针前选好患者体位,针刺时叫患者不要转动身体和咳嗽,也不要做深呼吸;按照患者的体质胖瘦,严格掌握进针的深度、角度,以防止事故的发生。

7)针刺眼区和项部的腧穴以及脊椎部的腧穴,要注意掌握一定的角度,更不宜大幅度地提插、捻转和长时间地留针,以免伤及重要的组织器官,产生严重的不良后果。

8)对尿潴留患者,在针刺小腹部腧穴时,也应掌握适当的针刺方向、角度、深度等,以免误伤膀胱等器官,出现意外的事故。

第二节　灸　法

灸法是用艾绒或药物为主要灸材,点燃后放置腧穴或病变部位,进行烧灼和熏熨,借其

第二军医大学出版社

温热刺激及药物作用,温通气血、扶正祛邪,以防治疾病的一种外治方法。施灸的材料很多,但以艾叶为主。艾属湿草类菊科多年生草本植物,艾叶气味芳香,易燃,火力温和。用作灸料的艾绒是用干燥的艾叶除去杂质捣碎而成。

一、常用灸法

灸法的种类很多,常用灸法有。

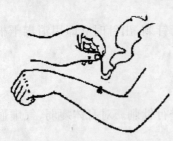

图 4-18　直接灸

1. **艾炷灸**　取纯净的艾绒放在平板上,用拇、示、中指三指捏成圆锥形,称作艾炷。其小者如麦粒,中等如半粒枣核,大者如半截橄榄。每燃烧一个艾炷,称为一壮。艾炷灸可分为直接灸和间接灸两类。

(1) 直接灸　将艾炷直接置放在皮肤上施灸的方法(见图 4-18)。又分为无瘢痕灸和瘢痕灸两种。

1) 无瘢痕灸:又称非化脓灸。将艾炷放置于皮肤上,从上端点燃,当燃剩 2/5 左右,患者感到烫时,用镊子将艾炷挟去,换炷再灸,一般灸 3~7 壮,以局部皮肤充血、红晕为度,施灸后皮肤不起泡。此法适用于慢性虚寒性疾病。

2) 瘢痕灸:又称化脓灸。将艾炷放置于皮肤上,从上端点燃,待艾炷燃尽后,除去灰烬,换炷再灸,可灸 7~9 壮。之后灸处化脓并留下瘢痕。由于这种方法施灸时患者疼痛剧烈,灸后遗有瘢痕,故应谨慎使用。

(2) 间接灸　又称隔物灸,即在艾炷与皮肤之间加隔垫施灸(见图 4-19)。常用的方法有隔姜灸、隔蒜灸、隔附子饼灸、隔盐灸。

1) 隔姜灸:将鲜生姜切成 0.2~0.3 厘米厚的薄片,中间以针刺数孔,放在腧穴或患部,上置艾炷灸之,当艾炷燃尽或感觉痛时再换艾炷施灸,灸至局部皮肤红晕而不起泡为度。多用于虚寒性呕吐、泄泻、腹痛等胃肠病及痹证。

2) 隔蒜灸:将鲜蒜头切片,中间以针刺数孔,放于应灸部位,上置艾炷灸之,一般灸 3~7 壮。多用于结核病,初起的肿疡和虫蝎咬伤等。

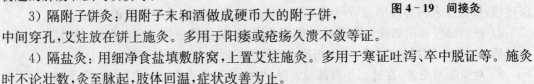

图 4-19　间接灸

3) 隔附子饼灸:用附子末和酒做成硬币大的附子饼,中间穿孔,艾炷放在饼上施灸。多用于阳痿或疮疡久溃不敛等证。

4) 隔盐灸:用细净食盐填敷脐窝,上置艾炷施灸。多用于寒证吐泻、卒中脱证等。施灸时不论壮数,灸至脉起,肢体回温,症状改善为止。

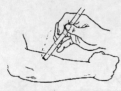

图 4-20　艾条灸

2. **艾条灸**　即用桑皮纸包裹艾绒卷成圆筒形的艾条,将其一端点燃,对准穴位或患处施灸的方法。也有在艾绒内加进药物,再用纸卷成艾条施灸的。操作时,手持点燃的艾条,对准施灸部位,约距离皮肤 2~3 厘米处进行熏烤,使患者局部有温热感而无灼痛为宜,一般每穴灸 10~15 分钟,以皮肤红晕为度。如果遇到局部知觉减退者或小儿,医者可将示、中指两指置于施灸部位两侧,这样可以通过医者的手指来测知患者的局部受热程度,以便随时调节施灸时间和距离,防止烫伤(见图4-20)。

　　3. **温针灸**　是针刺与艾灸合并使用的一种方法。操作时先将毫针刺入穴位,行针得气后在针柄上穿置一段长约2厘米的艾条,或在针尾上捏上一小团艾绒,点燃施灸,直待燃尽,除去灰烬,再将针取出。使用此法时,艾绒燃烧的热力可通过针身传入体内,同时发挥针和灸的作用,但要注意防止灰火脱落烧伤皮肤(见图4-21)。

　　除以上3种灸法外,还有灯草灸、天灸等。

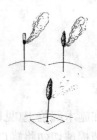

图4-21　温针灸

二、灸法的作用及适应证

　　艾灸是通过温热的刺激,作用于经络腧穴,它具有以下几种作用。

　　(1) 温经散寒,舒筋活络　适用于寒湿痹痛和寒邪所致的胃脘痛、腹痛、泄泻、痢疾等。

　　(2) 温通气血　适用于体质虚弱所引起的贫血、乳少、经闭、头昏等症。

　　(3) 扶阳固脱,升提阳气　适用于昏厥、休克等脱症,以及中气不足、阳气下陷而引起的阳痿、遗尿、脱肛、子宫脱垂、崩漏等症。

　　(4) 消瘀散结　对初起的乳腺炎、疖肿尚未化脓者,以及瘘管、结核病等,施行灸法也有一定疗效。

　　(5) 防病保健　常灸足三里、关元、气海等腧穴,可以鼓舞人体正气,增强脏腑功能,起到防病保健的作用。

三、施灸的注意事项

　　1) 施灸时应注意安全,防止烧伤皮肤和衣物,用过的艾条应及时熄灭。

　　2) 孕妇的腹部和腰骶部不宜施灸。

　　3) 面部穴位、乳头、大血管等处不宜使用直接灸,以免烫伤形成瘢痕。

　　4) 由于施灸过重,皮肤出现小水泡,不可将泡擦破,可任其自然吸收;如水泡较大,可用消毒的毫针刺破水泡,放出泡内液体,或用注射器将泡内液体抽出,涂以龙胆紫,并以消毒纱布包敷。如有化脓者,应用敷料保护灸疮,防止感染,待其吸收愈合。

第三节　拔罐法

　　拔罐,也称拔火罐,是一种以罐为工具,借助热力排去其中的空气,形成负压,使之吸着于皮肤上,造成被拔部位的皮肤充血或瘀血,以达到防治疾病目的的方法。临床常用的罐有竹罐和玻璃罐(见图4-22)。竹罐一般用直径3~5厘米的竹筒,一端留节作底,截成8~10厘米不同长度磨光而成。其优点是经济、易制和耐用。玻璃罐系用玻璃制成,形如球状,罐口平滑,分大、中、小三号。因其透明,可以观察皮肤充血、瘀血情况,但易破碎。

一、拔罐的操作方法

1. 拔罐法

　　(1) 闪火法　用镊子或止血钳挟住点燃的95%酒精棉球,在火罐内绕转一圈后,迅速罩

图 4-22　竹罐和玻璃罐

在施术部位上(见图 4-23)。这种方法比较安全,是最常用的拔罐方法,但须注意点燃的酒精棉球切勿将罐口烧热,以免烫伤皮肤。

(2) 投火法　将酒精棉球或纸片燃烧后投入罐内,立即将火罐罩在选定的施术部位上(见图 4-24)。这种方法因火球易落下烫伤皮肤,故宜在侧面横拔。

2. 起罐法　起罐时先用左手夹住火罐,右手拇指或示指在罐口旁边按压一下,使空气进入罐内,即可将罐取下(见图 4-25)。切不可强行上提或旋转提拔。

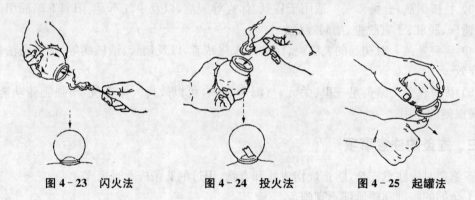

图 4-23　闪火法　　　　图 4-24　投火法　　　　图 4-25　起罐法

二、拔罐的应用

临床上根据不同病情,拔火罐可有以下几种用法。

1. 留罐　即拔罐后将罐吸拔留置于施术部位 10～15 分钟,然后将罐起下。此法最常用。

2. 闪罐　将罐拔紧后,随即取下又拔,每次少许移动所拔部位,反复多次,拔至皮肤潮红为止。

3. 走罐　先在应拔部位的皮肤上涂一层润滑油,再将罐拔住,然后上、下、左、右推动罐子,以皮肤起红晕充血为度(见图 4-26)。一般用于腰背部、大腿部。

4. 刺络拔罐　将皮肤消毒后,用三棱针点刺或皮肤针叩刺出血,再行拔罐,一般留置 10～15 分钟。此法适应于急性扭伤或疮疡初起。

5. 留针拔罐　先针刺待得气后留针,再以针为中心点,将火罐拔上,留置 10～15 分钟,然后起罐起针(见图 4-27)。

三、拔罐的适应证

拔罐具有温通经络、行气活血、消肿止痛、祛风散寒等作用。适用于某些急慢性疼痛,如腹痛、颈肩痛、腰背痛、头痛、痛经等,还可用于感冒、咳嗽、哮喘、消化不良、胃脘痛、眩晕等脏腑功能紊乱方面的病证。此外,如丹毒、毒蛇咬伤、疮疡初起未溃等亦可用拔罐法。

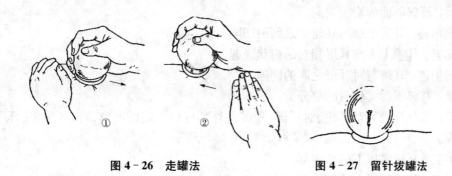

图 4-26　走罐法　　　　图 4-27　留针拔罐法

四、拔火罐的注意事项

1) 拔罐适用于肌肉丰满的部位,如肩、腰、腹、臀部等,而不适用于毛发较多、骨骼凹凸不平的部位。

2) 拔罐时要根据所拔部位面积大小选择大小适宜的罐。操作时动作要迅速。

3) 出血性疾病,皮肤有过敏、溃疡、水肿,大血管分布部位、心前区、眼睛、乳房,孕妇腰骶、腹部,均不宜拔罐。

4) 留罐时间不宜太长,以免皮肤起水疱。拔罐时若出现烫伤,较小水疱可不加处理,较大水疱,应用注射器抽出疱中液体,涂以龙胆紫,覆盖消毒敷料固定。

第四节　耳针疗法

耳郭与人体各部存在着一定的生理联系,当人体患病时,往往在耳郭的相应部位出现反应点,耳针疗法是用针刺或其他方法刺激耳郭反应点以防治疾病的方法。

一、耳郭的表面解剖

耳郭的表面解剖(见图 4-28)。

耳轮:耳郭最外圈的卷曲部分。

耳轮脚:耳轮深入到耳甲的横行突起部。

耳轮结节:耳轮后上方稍突起处。

耳轮尾:耳轮向下移行于耳垂的部分。

对耳轮:在耳轮的内侧,与耳轮相对的隆起部,其上方有两分叉:向上分叉的一支称对耳轮上脚,向下分叉的一支称对耳轮下脚。

三角窝:对耳轮上脚和下脚之间的三角形凹窝。

耳舟:耳轮和对耳轮之间的凹沟。

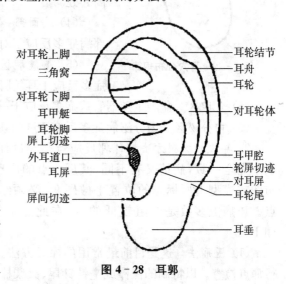

图 4-28　耳郭

109

耳屏：耳郭前面的瓣状突起。

屏上切迹：耳屏上缘与耳轮脚之间的凹陷。

对耳屏：耳垂上方与耳屏相对的瓣状隆起。

屏间切迹：耳屏与对耳屏之间的凹陷。

耳垂：耳郭下部无软骨的部分。

耳甲：部分耳轮和对耳轮、对耳屏、耳屏及外耳道口之间的凹窝。由耳甲艇、耳甲腔两部分组成。

耳甲腔：耳轮脚以下的耳甲部。

耳甲艇：耳轮脚以上的耳甲部。

二、耳穴的分布和测定

耳穴是机体各个器官系统在耳郭上的投射区。当人体发生疾病时，常会在耳郭的相应耳穴上出现阳性反应点，这些反应点上常常会出现压痛、变形、变色、脱屑、充血、丘疹、结节、电阻降低等病理变化，针刺这些反应点，能治疗相应组织器官的疾病。

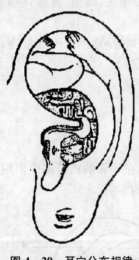

图 4－29 耳穴分布规律

1. **耳穴的分布规律** 耳穴在耳郭的分布有一定规律，耳郭好像一个倒置的胎儿，头部朝下，臀部朝上（见图 4－29）。耳垂部为头面区，对耳轮部为躯干区，耳舟为上肢区，三角窝周围为下肢区，耳甲腔为胸腔区，耳甲艇为腹腔区，消化道在耳轮脚周围环形排列。这一分区概念可供探寻反应点时参考。

（1）上肢区 上肢的病痛多反应于耳舟区。

（2）下肢区 下肢的病痛多反应于对耳轮上下脚。

（3）躯干部 脊柱、胸腹部病痛多反应于对耳轮边缘及其高起处。

（4）头面部 面部和五官病症多反应于耳垂及耳屏，头颅部病症多反应于对耳屏的外面。

（5）胸腹腔区 心、肺病症多反应于耳甲腔中，消化道病症多反应于耳轮脚附近和耳甲艇中。

（6）盆腔区 盆腔生殖器官病症多反应于三角窝部。

（7）内分泌区 内分泌病症多反应于屏间切迹的底部。

2. **耳穴的探测方法** 耳郭反应点须经过仔细的探寻才能确定。因为各人耳壳的形状不完全一致，病情又有不同，其反应点的出现就会有变异。临床上不能只依照耳穴分布图或模型上所标志的位置生搬硬套，必须结合压痛检查或电阻探测等方法选定反应点。压痛点多数是电阻较低的点，在此点上针刺常能取得显著的疗效。其探寻方法如下。

（1）压痛法 这是目前最常用的探寻方法。患者先经过初步诊断，随后按其反应区进行痛点检查。以特制的探棒或毫针针尾、火柴棒等施加均匀的压力，耐心寻找，当探棒压迫痛点时，患者会出现皱眉、眨眼、呼痛或躲闪等反应。在探查时，手法必须轻、慢、均匀，在患者可能出现压痛反应的区域逐渐向中心探寻压痛点。有时患者的耳郭反应点处还出现变形、变色,如脱屑、水疱、充血、丘疹、色素沉着、小的硬结等。

(2)电测法　利用特制的探测仪,手持探测棒在病员耳郭上进行探测。当电棒触及压痛点时,病员就会感到尖锐的刺痛,或者探测仪会作出提示。

三、常用耳穴的定位和主治

常用耳穴的解剖部位和主治见图 4-30 与表 4-2。

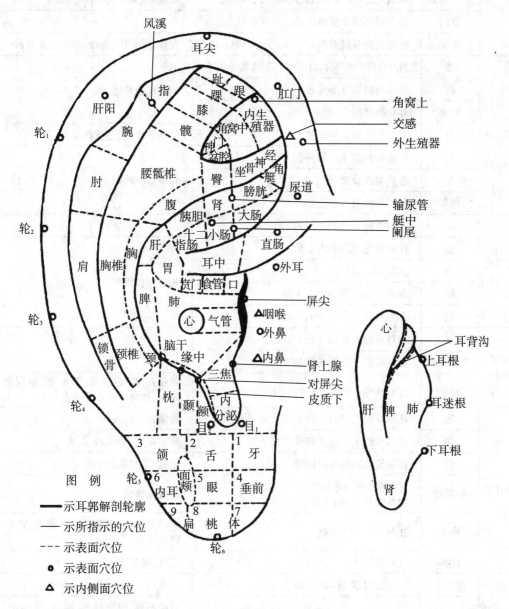

图 4-30　耳穴定位示意图

表4-2 常用耳穴解剖部位和主治表

分部	穴名	解剖部位	主治作用
耳轮脚	膈(耳中)	在耳轮脚上	呃逆、荨麻疹、皮肤瘙痒症、小儿遗尿
耳轮	直肠	近屏上切迹的耳轮处,与大肠穴同水平	便秘、腹泻、痔疮、脱肛
	尿道	直肠上方,在与膀胱穴同水平的耳轮处	尿频、尿急、尿痛、尿潴留
	外生殖器	尿道上方,在与交感穴同水平的耳轮处	睾丸炎、附睾炎、外阴瘙痒
	肛门	在与对耳轮上脚前缘相对的耳轮处	痔疮
	耳尖	将耳轮向耳屏对折时耳郭上的尖端处	发热、高血压、急性结膜炎、麦粒肿
耳舟	指	将耳舟分为6等分,自上而下,第1等分为指	相应部位疼痛
	腕	在耳舟的第2等分处	
	风溪	耳轮结节前方,指区与腕区之间	皮肤瘙痒症、过敏性鼻炎
	肘	在耳舟的第3等分处	
	肩	在耳舟的第4、5等分处	相应部位疼痛
	肩关节	在肩与锁骨之间	
	锁骨	在耳舟的第6等分处	
对耳轮上脚	趾	在对耳轮上脚的外上角	相应部位疼痛
	跟	在对耳轮上脚的内上角	
	踝	在跟、膝之间	
	膝	在对耳轮上脚的中1/3处	
	髋	在对耳轮上脚的下1/3处	
对耳下脚	臀	在对耳轮下脚的外侧1/3处	相应部疼痛
	坐骨神经	在对耳轮下脚的内侧2/3处	
	交感	在对耳轮下脚与耳轮内侧交界处	胃肠痉挛、心绞痛、胆绞痛、输尿管结石、植物神经功能紊乱
对耳轮	腹	在对耳轮上与对耳轮下脚下缘同水平处	腹痛、腹胀、腹泻
	胸	在对耳轮上与屏上切迹同水平处	胸胁疼痛、胸闷、乳腺炎
	颈	在屏轮切迹偏耳舟侧处	落枕、甲状腺肿
	腰骶椎	对耳轮的耳舟缘相当于脊柱,将屏轮切迹至对耳轮上下脚分叉处分为5等分,上2/5处	腰骶部疼痛
	胸椎	在对耳轮中2/5处	胸部疼痛、乳房胀痛、乳腺炎、产后泌乳不足
	颈椎	在对耳轮下1/5处	落枕、颈椎病
三角窝	角窝上	在三角窝前1/3的上部	高血压
	内生殖器	在三角窝前1/3处	月经不调、白带过多、痛经、盆腔炎、阳痿、遗精、早泄
	神门	在三角窝内,对耳轮上下脚分叉处稍上方	失眠、多梦、痛症、戒断综合征
	盆腔	在三角窝内,对耳轮上下脚分叉处稍下方	盆腔炎

（续表）

分部	穴名	解　剖　部　位	主　治　作　用
耳屏	外鼻	在耳屏外侧面正中稍前	鼻炎
	咽喉	在耳屏内侧面上 1/2 处	声音嘶哑、咽喉炎、扁桃体炎
	内鼻	在耳屏内侧面下 1/2 处	鼻炎、上颌窦炎
	屏尖	在耳屏上部隆起的尖端	发热、牙痛
	肾上腺	在耳屏下部隆起的尖端	低血压、风湿性关节炎、腮腺炎
	饥点	在外鼻与肾上腺穴连线的中点	肥胖症、甲状腺功能亢进
对耳屏	缘中	在对耳屏尖与屏轮切迹之间	遗尿、内耳眩晕症
	对屏尖	在对耳屏的尖端	哮喘、气管炎、腮腺炎、皮肤瘙痒症
	皮质下	在对耳屏的内侧面	痛症、神经衰弱、近视
	枕	在对耳屏外侧面的后上方	头晕、头痛、神经衰弱、哮喘、癫痫
	额	在对耳屏外侧面的前下方	头晕、头痛、失眠、多梦
	颞	在对耳屏外侧面的中部，枕穴与额穴之间	偏头痛
	脑干	在轮屏切迹处	眩晕、后头痛、假性近视
屏间切迹	目	在屏间切迹前下方	假性近视
	内分泌	在屏间切迹底部	痛经、月经不调、更年期综合征
耳轮脚周围	口	在耳轮脚下方前 1/3 处	口腔炎
	食管	在耳轮脚下方中 1/3 处	食管炎、食管痉挛、癔症
	贲门	在耳轮脚下方后 1/3 处	贲门痉挛、神经性呕吐
	胃	在耳轮脚消失处	胃痛、呃逆、呕吐、消化不良、牙痛
	十二指肠	在耳轮脚上方后 1/3 处	胆道疾患、十二指肠溃疡
	小肠	在耳轮脚上方中 1/3 处	消化不良、心悸
	大肠	在耳轮脚上方前 1/3 处	痢疾、肠炎、腹泻、便秘、痤疮
	阑尾	在小肠和大肠之间	单纯性阑尾炎
耳甲艇	艇角	在对耳轮下脚下方前部	前列腺炎、尿道炎
	膀胱	在对耳轮下脚的下缘、大肠穴直上方	膀胱炎、尿潴留、遗尿
	肾	在对耳轮下脚的下缘、小肠穴直上方	泌尿生殖、妇科疾病，腰痛、耳鸣、神经衰弱
	输尿管	在肾区与膀胱区之间	输尿管结石绞痛
	胰(胆)	在肝穴与肾穴之间	胰腺炎、糖尿病、胆道疾患
	肝	在耳甲艇的后下部，胃穴和十二指肠穴的后方	胁痛、眩晕、经前期紧张症、月经不调、更年期综合征、高血压、假性近视

113

(续表)

分部	穴名	解 剖 部 位	主治作用
耳甲腔	脾	在耳甲腔的后上方	消化系统疾病
	心	在耳甲腔中心	心脏疾病、神经衰弱、癔症、口舌生疮
	肺	在心穴的周围	咳喘、痤疮、皮肤瘙痒症、便秘、戒断综合征
	气管	在外耳道口与心穴之间	咳喘
	三焦	在耳甲腔底部内分泌穴上方	便秘、腹胀
耳垂	牙	1区	牙痛
	舌	2区	舌炎、口腔炎
	颌	3区	牙痛、颞颌关节功能紊乱
	垂前	4区	神经衰弱、牙痛
	眼	5区	急性结膜炎、麦粒肿、假性近视
	面颊	5、6区交界线周围	周围性面瘫、三叉神经痛、痤疮
	内耳	6区	耳鸣、听力减退、中耳炎
	扁桃体	8区	咽炎、扁桃体炎

为使定位方便起见,将耳垂划分成"井"字形的九等分,由内向外,由上到下,分别为1、2、3区,4、5、6区,7、8、9区(见图4-30)所示。

四、耳穴的临床应用

1. 耳穴的适应证

(1) 疼痛性疾病   如各种扭挫伤、头痛和神经性疼痛等。

(2) 炎性疾病及传染病   如急慢性结肠炎、牙周炎、咽喉炎、扁桃体炎、胆囊炎、流感、百日咳、菌痢、腮腺炎等。

(3) 功能紊乱和变态反应性疾病   如眩晕综合征、高血压、心律不齐、神经衰弱、荨麻疹、哮喘、鼻炎、紫癜等。

(4) 内分泌代谢紊乱疾病   如甲状腺功能亢进或低下、糖尿病、肥胖症、更年期综合征等。

(5) 其他   如催乳、催产、预防和治疗输血、输液反应,美容、戒烟、戒毒、延缓衰老、防病保健等。

2. 选穴原则

(1) 按病变相应部位选穴   就是根据病变的内脏、肢体在耳郭上的相应部位选穴。如胃痛选胃穴,肩痛选肩穴。

(2) 按脏象、经络学说选穴   如根据"肺主皮毛"的理论,皮肤病常选肺穴;"心与小肠相表里",心律不齐可选小肠穴;又如少阳经行于头侧面,故偏头痛可选胆穴。

(3) 根据现代医学生理、病理知识选穴   如月经不调选内分泌穴,胃肠疾病选交感穴等。

(4) 按临床经验选穴   如急性结膜炎选用耳尖穴。

耳针治疗选穴举例:

胃痛：胃、交感、神门、脾、皮质下。

腹泻：大肠、小肠、交感、脾。

便秘：大肠、直肠下段、交感。

输液反应：肾上腺、平喘。

扭伤及术后切口痛：相应部位、神门、皮质下。

引产、催产：子宫、膀胱、内分泌、皮质下。

带状疱疹：相应部位、肺、肝、肾上腺、内分泌。

急性结膜炎：眼、肝、耳尖。

晕车、晕船：皮质下、脑点、枕、胃。

中耳炎：肾、内耳、内分泌、枕。

3. 耳针治疗的操作方法

(1) 毫针刺激法　利用毫针针刺耳穴，其操作程序如下。

选穴　在明确诊断的基础上，选好穴位，尽可能在选好的穴区内找准反应点针刺。选穴力求少而精，一般用同侧，少数取对侧或双侧。

体位　一般采用坐位，如年老体弱、病重或精神紧张者宜采用卧位。

消毒　用 2.5％碘酒消毒耳穴，再用 75％酒精脱碘，待酒精干后施术。

进针　左手固定耳郭，右手持 0.5 寸或 1 寸毫针刺入，深度以达软骨后毫针站立不摇晃为准，不能透过对侧皮肤。多数患者进针时有疼痛和热胀感，也有少数患者感酸、重，甚至有某些特殊的感觉如麻、凉、暖流等沿着一定的路线传导。一般有这些反应者疗效都较好。

留针　针刺后一般留针 15～30 分钟，慢性病可留针 1～2 小时或更长时间。留针期间，可间隔 5～10 分钟捻针以加强刺激。

出针　起针时用消毒干棉球压迫针孔，防止出血。

(2) 电针刺激法　用毫针法针刺获得针感后，接上电针仪，具体操作参照电针疗法。

(3) 埋针刺激法　使用一种呈图钉形的揿针，也称皮内针，针身长 2～3 毫米，针柄呈环形（见图 4 - 31）。将皮内针埋入耳穴，起到持续刺激的作用，适用于慢性疾病和疼痛性疾病。使用时，左手固定常规消毒后的耳郭，右手用镊子挟住皮内针针柄，轻轻刺入所选耳穴，再用胶布固定。一般埋患侧耳郭，必要时埋双耳，每日自行按压 3 次，留针 3～5 日。

图 4 - 31　皮内针

(4) 贴压法　是在耳穴表面贴敷压丸替代埋针的一种简易疗法。压丸所选材料通常为王不留行籽或磁珠，亦可用油菜籽、小米、白芥子、绿豆等。应用时将王不留行籽贴附在 0.6 厘米×0.6 厘米大小胶布的中央，用镊子挟住贴敷在耳穴上，每日自行按压 3～5 次，每次每穴按压 30～60 秒，1～3 天更换 1 次，双耳交替。

4. 耳穴治疗的注意事项

1) 严格消毒，防止感染。耳郭冻伤和有炎症的部位应禁针。如见针眼发红，患者又觉耳郭胀痛，可能有轻度感染，应及时涂以 2.5％碘酒。

2) 有习惯性流产史的孕妇，不宜采用耳针治疗。对年老体弱的高血压、动脉硬化患者，针刺前后应适当休息，以防意外。

3) 耳针治疗时也有可能发生晕针，须注意预防和及时处理。

4) 对扭伤及肢体活动障碍的患者，进针后，待耳郭充血发热时，嘱患者适当活动患部，

第二军医大学出版社

有助于提高疗效。

第五节　腕踝针疗法

腕踝针疗法是第二军医大学长海医院张心曙首创的一种简明易学、安全方便、应用范围较广的针刺疗法,针刺部位只限在上肢的腕部和下肢的踝部,用皮下浅刺法治疗身体的一些病症。对头痛、肩周炎、腰腿痛等以痛为主的病症疗效显著,对各类神经精神疾病亦有疗效。

一、腕踝针的操作方法

腕踝针是根据疾病的症状和体征所在的部位,在腕踝部选取针刺点,用不锈钢毫针行皮下浅刺的治病方法。针刺法分3个步骤。

1. 症状和体征定位

(1) 症状和体征的分类　疾病的症状和体征因病而异,大致可分两类。

1) 能定位的症状和体征:能明确定出症状和体征所在的部位,例如关节痛、神经痛、眼痛、咽痛、哮喘、遗尿、肢瘫、肢颤、压痛点等,此类最多见。所谓症状定位主要是指这一类。

2) 不能定位的症状和体征:不能定位的症状和体征有两种不同情况。一是有症状和体征:遍及全身,不能定出局部位置,例如发热、盗汗、寒战、全身感觉麻木等;二是有症状而无体征:例如睡眠障碍、精神症状等。

(2) 身体分纵区定位法　疾病的症状和体征采用身体分纵区(区)法定位。身体分区分两部分:躯体和肢体。躯体包括头、颈和躯干;肢体包括上肢和下肢。臂干线和股干线为躯干与上下肢分界。臂干线环绕肩部三角肌附着缘至腋窝;股干线自前面的腹股沟至后面的髂骨嵴。

1) 躯体分区:在身体的前后面中央各划一条前中线和后中线,中线将身体分两侧,每侧由前向后分六个纵区,用数字1~6编号,其中1、2、3区在前面,4、5、6区在后面(见图4-33)。

1区——前中线两侧。头面部在前中线至以眼眶外缘为垂直线之间的区域,包括前额、眼、鼻、唇、前牙、舌、咽喉、扁桃体、颏;颈部沿气管、食管;胸部自前中线至胸骨缘,包括胸肋关节、气管、食管、乳房近胸骨缘、心前区(左侧);腹部自前中线至腹直肌区域,包括胃、胆囊、脐部、下腹之膀胱、子宫、会阴部。因身体主要内脏器官大多集中在1区,故此区症状最多。

2区——前面两旁。头颈部包括颞前部、面颊、后牙、颌下、甲状腺;胸部沿锁骨中线向下区域,包括锁骨上窝、上胸部、乳中部、前胸、肺、肝(右侧)、侧腹部。

3区——前面外缘。包括沿耳郭前缘、腮腺、腋前缘垂直向下的狭窄区域、乳房近腋前缘部分。

4区——前后面交界。包括自头顶经耳向下至颈,肩部沿斜方肌缘,胸腹部自腋窝至髂前上嵴的胸侧壁及腹侧部区域。

5区——后面两旁,与前面的2区相对。包括颞后部、颈后外侧靠斜方肌缘、肩胛冈上窝及肩胛中线垂直向下区域的背和腰。

6区——后中线两侧,与前面的1区相对。包括枕、颈后部、颈椎棘突至斜方肌缘、胸椎棘突至肩胛骨内缘、腰椎与骶正中嵴至尾骨两侧、肛门。

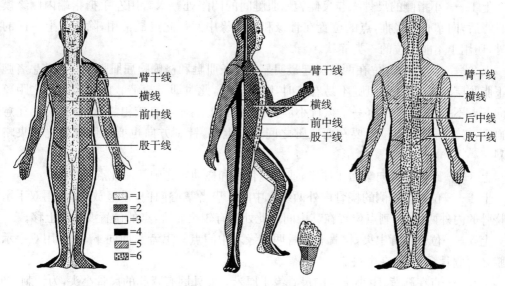

图 4-33　躯体分区

概括这 6 个区,可以记作:沿中线两侧,前面为 1 区,后面为 6 区;前后面交界处为 4 区;紧靠 4 区的前面为 3 区;两旁的,前面在 1 区与 4 区之中间为 2 区,后面在 4 区与 6 区之中间为 5 区。

此外,以胸骨下端的剑突和两侧肋缘形成的三角顶为基准,划一条环绕躯干的横线,相当于横膈,将身体两侧的 6 个纵区划分成上下两半,则横线以上各区分别记作:上 1 区、上 2 区、上 3 区、上 4 区、上 5 区、上 6 区;横线以下各区分别记作:下 1 区、下 2 区、下 3 区、下 4 区、下 5 区、下 6 区。若要标明右侧或左侧,则可记作如:右上 1 区(R^1)、左下 6 区(L_6)、两侧上 1 区(RL^1)、两侧下 6 区(RL_6)等。6 个区中不仅部位 1 区与 6 区相对,2 区与 5 区相对,症状有时也会有前后相对应的出现,例如:脊柱一侧 6 区有压痛时,也会在相对的同侧 1 区胸肋关节出现压痛;偏头痛时,痛侧枕部出现压痛,也会在同侧锁骨中线上方胸大肌部位出现压痛。

2)肢体分区:身体两侧的上下肢在发生学上可以看作是躯体两侧的延伸,亦即一侧的上下肢发自同侧的躯干,其延伸使躯干的功能更迅速、有力、灵活、自如、精细,只是上下肢的阴阳面朝向与躯体有别。若当上下肢的内侧面(阴面)向前,与躯干的腹面(阴面)相一致,两侧上下肢相对互相靠拢,则靠拢处前后的缝与躯体的前后中线相当。在这样的位置,两侧上下肢的分区方法与躯体相同,唯肢端的手和足的分区略有区别。

2. 针刺点　针刺点(以下有时称"点")是指针尖刺入皮肤的点,因针刺进皮下要达到一定长度,故此点并非治疗作用点。位于腕踝部的针刺点位置一般情况下不变,但若针刺要避开血管、伤口或瘢痕等,或针要朝向指(趾)端刺时,针刺点的位置就要适当上移,有时与原来针刺点位置可相距甚远,只要不偏离点的纵轴,不向旁移位,并不影响疗效。腕和踝的针刺点各 6 个,在各区中央,以肌腱和骨缘作定位标志,以数字 1~6 编号,与区同名。

(1)腕部针刺点　6 个针刺点大致排列在腕横纹以上约二横指环腕一圈处,各点分别记作上 1、上 2、上 3、上 4、上 5、上 6,其中上 1、上 2、上 3 在掌面,取点时掌心向上;上 4 在掌背面交界的桡骨缘上,取点时手竖放,掌心向内;上 5、上 6 在腕背,取点时掌心向下(见图 4-34)。

117

上1——小指侧的尺骨缘与尺侧腕屈肌腱间的凹陷处。术者用左手拇指端内侧缘摸到尺骨缘后,向掌心侧轻推,点的位置在骨缘和肌腱缘中间。此点最常用,除用于上1区的病症外,还用于不能定位的一类症状。

上2——掌面中央,位在两条突起最明显的掌长肌腱和桡侧腕屈肌腱中间。若患者腕部皮下脂肪层较厚,突起的肌腱不易看清时,嘱握紧拳,此时即可摸清。此两条肌腱之距离及走向各人不一,其上往往有一条纵行小静脉,有的其上端还可有较粗静脉,针刺时要注意避开血管,必要时针刺点位置要在两肌腱之间适当上移,针刺方向也要循肌腱间之中央略有偏斜。

上3——距桡骨缘向掌面1厘米,或在桡骨缘和桡动脉之中间。此点较少用。

上4——位在拇指侧的桡骨内外两缘之中间。患者掌心向内,手竖放,术者用双手示指挟桡骨的内外两侧,针刺点位置在其中间。此处若有较粗血管,点的位置要适当上移。

上5——位于腕背中央,桡骨和尺骨两边缘之中间点。患者掌面向下,术者用双手示指挟腕之两侧骨缘,点位在中央。

上6——点在腕背,距小指侧的尺骨缘1厘米。此处因有隆起的尺骨小头,为针刺方便,针刺点也要适当上移。

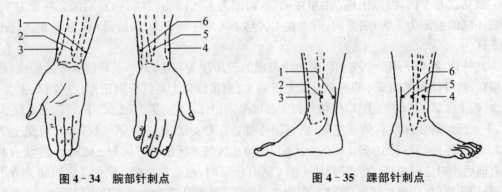

图 4-34 腕部针刺点   图 4-35 踝部针刺点

(2) 踝部针刺点　踝部的6个针刺点大致排列在内踝和外踝以上约三横指环踝一圈处。各点分别记作下1、下2、下3、下4、下5、下6,其中下1、下2、下3在踝的内侧面,下4在内外侧交界处,下5、下6在踝的外侧面(见图4-35)。

下1——靠跟腱内缘。患者仰卧,足处外展位置,术者用左手拇指端内侧缘由踝部中央向跟腱方向触摸,点在触及跟腱内缘处;或术者置已手的拇指指掌关节于患者内踝上,拇指以45°角朝向跟腱,点在指端触及跟腱的内缘处。

下2——位于踝之内侧面中央,靠胫骨内缘。患者足处外展位,术者用拇指端由跟腱向踝部中央触摸,点在触及胫骨内缘处。

下3——距胫骨前嵴向内侧1厘米。患者足趾朝上,足处正前方,术者用左手拇指端触及胫骨前嵴处,针刺点在嵴之内侧,距胫骨前嵴1厘米处。

下4——位于胫骨前嵴与腓骨前缘之间的胫骨前肌中点。患者足趾朝上,足处正前方,术者位在患者足的正前方,用双手拇指端摸准患者的胫骨前嵴和腓骨前缘,取其中间点。

下5——位于踝之外侧面中央,靠腓骨后缘。在骨缘和腓骨长肌腱之间的浅沟处。患者侧卧,踝之外侧面朝上,术者用左手拇指端摸及外踝后侧,沿腓骨后缘而上,针刺点在骨之后缘与邻近肌腱所形成的狭窄浅沟处。因此沟较浅针刺常不易,需耐心掌握。

下6——靠跟腱外缘。患者单腿跪位、侧卧或俯卧,术者用拇指端触摸及跟腱外缘,针刺点恰靠外缘处。

（3）针刺点的选择　选择针刺点要有针对性,选点尽可能少,由此逐步熟悉各点的治疗效应。

1）按疾病的症状和体征所在区编号,选择编号相同的针刺点。

2）以前后中线为界,针刺点选在病症的同一侧。

3）以躯干的横线为界,病症位在横线以上的针腕部,位在横线以下的针踝部。

4）有症状恰位于中线不能确定哪一侧时,针两侧。位在前中线的,如咳嗽,针两侧上1;痛经或遗尿,针两侧下1。位在后中线的,如胸段脊柱痛不能定侧时,针两侧上6;便秘,针两侧下6。

5）症状虽位于中线,倘有其他症状可作定侧时,可先针一侧1或6,视疗效决定是否再针另一侧。

6）一侧肢体有感觉或运动障碍,如麻木、肢颤或肢瘫等,发生在上肢针上5,在下肢针下4。

7）有多种症状同时存在时,要分析症状主次,若症状中有痛,以痛为主要症状,并尽可能找出压痛点,根据其所在区选取针刺点。针刺使压痛点消失后,若仍有其他症状,则另依其所在区选点。

8）不能定位的症状或全身性症状,针两侧上1(见表4-3)。

表 4-3　按身体分区归纳的针刺点及其主治病症

身体各区和针刺点	主治病症
上1	前额痛、眼睑肌痉挛、结膜炎、球结膜下出血、视力障碍、近视、鼻塞、流涕、三叉神经痛、面瘫、前牙痛、舌苔厚、舌痛、流涎、咽痛、扁桃体炎、感冒、胸前闷、频咳、心悸、恶心、呕吐、呃逆、厌食、食欲减退、失语、胸肋关节痛等。 全身或不能定位病症：偏侧或双侧感觉麻木、全身皮肤瘙痒、寒战、潮热、多汗或少汗、睡眠障碍、精神障碍等。
上2	颞前痛、后牙痛、颌下淋巴结痛、乳房痛、胸痛、哮喘、手心痛、掌侧指端麻痛等。
上3	耳前痛、腮腺肿痛、胸前侧壁痛等。
上4	头顶痛、耳痛、耳鸣、幻听、颞下颌关节痛、肩关节前侧痛、胸侧壁痛、肘关节痛、拇指关节痛等。
上5	头昏、头痛、眩晕、晕厥、颈背痛、肩部酸痛、肩关节痛、上肢感觉与运动障碍、腕关节痛、手背及指关节痛等。
上6	后头痛、颈椎、胸椎及椎旁痛、肩关节后侧痛、小指关节痛、小指侧手背冻疮等。
下1	胃区痛、胆囊部痛、脐周痛、下腹痛、遗尿、尿频、尿潴留、尿失禁、痛经、白带多、阴痒、膝窝内侧痛、腓肠肌痉挛、足跟痛等。
下2	肝区痛、侧腹痛、腹股沟淋巴结痛、大腿内侧肌痛、膝内侧痛、内踝关节痛等。
下3	髌骨内侧痛、内侧楔骨突痛等。
下4	侧腰痛、大腿前侧肌酸痛、膝关节痛、下肢感觉及运动障碍、足背痛、趾关节痛等。

119

（续表）

身体各区 和针刺点	主 治 病 症
下5	腰背痛、臀中点痛、腿外侧痛、外踝关节痛等。
下6	腰椎及椎旁痛、坐骨神经痛、尾骶部痛、痔痛、便秘、足前掌痛等。

3. 针刺法　是3个治疗步骤中的关键,病症的定位准确,针刺点选择到位,是针刺获得疗效的前提,若针刺不合要求也不能达到最佳疗效。

（1）针具　常用的针具为不锈钢毫针有两种。

1）32号1.0寸(φ0.25×25毫米)毫针:为目前主要应用的针型。因针较短,不致刺入肌层,易于掌握,操作及留针都较方便,成人与儿童均适用。

2）皮内针(φ0.22×5毫米):主要用于针腕部,特别是用于治疗儿童及青少年的近视,因其留针时间可以较长,活动不受影响,并能获得良好效果。

（2）患者与术者体位　患者体位视患者情况及病情而异,一般情况针腕时可取坐位,针踝时取坐位、跪位或卧位(仰卧、侧卧或俯卧),肢体要伸向正前方面对术者,肢体肌肉尽量放松。术者位置与被针肢体保持正直方向,以便观察针刺进皮下时是否偏斜。有时术者体位也随针刺方向而改变。

（3）针刺方向　一般朝向症状端。但要根据病因情况,若腕踝部症状来自针刺部位以上,如由脑部原因引起的双手指颤,针刺朝上而非朝指端。

（4）针刺点位置　一般按针刺点定位法,但有时要根据针刺局部情况及针刺方向作适当调整,不绝对固定。如遇针要刺过的皮下有较粗血管、瘢痕、伤口或针柄下端有骨粗隆不便行针刺时,针要朝指(趾)方向刺。此时针刺点位置都要沿纵轴适当上移,但横轴的定点方法不变,要处在区的中央。

（5）皮肤消毒　腕踝部常暴露在外易遭污染,要注意针刺部皮肤清洁及消毒。用75%酒精棉球擦针刺点及周围皮肤,范围宜稍大,避免针体卧倒贴近皮肤表面时受污染。

（6）针刺步骤

1）进针:在一次针刺过程中进针是关键,要求针尖刺过皮层后尽可能在皮下表浅进针,且不引起酸、麻、胀、痛等感觉,不刺伤血管。针刺进后尽可能要求原有疼痛部位的疼痛及压痛点完全消失,为此目的,针刺时持针手势、针尖过皮及针体刺进皮下均有要求。

持针手势要求手指不接触已消毒过的针体。用三指端夹住针柄,拇指关节微屈,指端置在针柄下,示指和中指末节中部在针柄上,环指在中指下夹住针柄,小指在环指下。

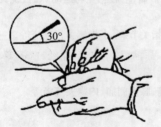

针尖刺过皮层,为使针刺入皮下尽可能表浅,针尖刺入皮肤的角度很重要。最合适的角度为30°,将持针手的小指抵住皮肤表面(见图4-36),恰能使针达到所需角度。此角度若过小,针易刺入皮内不能进入皮下,患者感痛;角度若过大,针易刺透肌膜达肌层显得过深,影响疗效。进针时针体要保持正直,不能用力推针致针体弯曲影响角度。腕踝部皮肤坚韧度各人不一,随性别、年龄、

图4-36　针尖刺入皮肤手势示意图

胖瘦、腕与踝、内外侧等有别,为使针尖较易刺透皮层,可用左手拇指按在针下方拉紧皮肤,右手拇指端快速轻旋针柄(转动不超过 180°),示指和中指保持不动,使针尖刺入皮内摆动幅度不致过大。这样,针尖容易刺过皮层也可以减少疼痛。针尖刺过皮层达到皮下的标志有:针尖阻力由紧转松;针尖刺至真皮层患者常有刺痛感,刺过皮层痛感消失;放开持针手指,针体自然垂倒贴近皮肤表面,针尖将皮肤挑起一小皮丘,此时轻推针,手指不感有阻力,表示针尖已恰刺在皮下。若针垂倒不能贴近皮肤且形成角度,表示针刺入过深,超过肌膜进入肌层,可用一指压针柄使针缓慢后退达到针体能平卧于皮肤表面后再刺入。

针刺进皮下,针尖刺过皮层后,将针循纵轴沿皮下表浅进针,进针要缓慢,不必捻转。持针柄手指要感到无阻力,若表面皮肤随针移动或出现皱纹,表明针仍刺在皮内;若患者诉说痛重,可能表示针尖刺入皮肤痛点,要改换针刺点;若患者诉痛强烈,即便数次更换针刺点,亦引起同样强烈痛觉反应,可能由心因性所致,患者情绪多易激动,致使对痛觉敏感,要耐心说服其能接受针疗,针刺要更加细心,缓慢进针,以获得其配合,待经数次针疗,病情好转,敏感现象亦随之消失;若在针刺局部,或在原有症状部位出现沉重、酸、麻、痛转移、胸闷等新的感觉,均表示针刺较深,要将针稍退,待这些感觉消失后,将针沿皮下更表浅刺入。

2) 调针:在一次针疗中,对诸如疼痛、压痛、麻木、瘙痒等感觉及与痛有关联的一些运动症状常能立即获得疗效,达到完全消失或显效。若针刺入后感觉等症状未能改变或改变不全,可将针缓慢后退至针尖达皮下,酌情纠正后再将针刺入,称调针。但对当时无法判断疗效的运动症状、睡眠障碍、精神症等,就无需调针。

调针结束后用透气的纸胶带固定针柄。贴胶带时要与针柄呈直角,位在正中勿偏斜,以免肢体活动时影响针的角度导致疼痛。

3) 留针:症状中有些如顽固性疼痛、头昏、肢体麻木、哮喘、精神症状等在针刺入后的留针过程中才缓慢显现疗效,故针刺入后不论显效快或慢都留针,使针的刺激持续保持,促使病态机体得以逐渐恢复。留针时间一般为半小时,也可根据病情适当延长留针时间至 1～2 小时或以上,如病情处于急性期、病期长、症状严重,但最长不超过 24 小时。留针期间不作捻针等加强刺激,以减少针刺对组织的损伤。

4) 拔针:拔针要迅速。用消毒干棉球压住针刺部位,以防拔针后皮下出血,在肯定无出血后才让患者离去。

二、不良反应及禁忌证

腕踝针作为皮下短针刺激,不良反应较少,主要为皮下出血及晕针。无绝对禁忌证。女性正常月经期、妊娠期在 3 个月以内者不宜针两侧下 1。

第六节　穴位注射疗法

穴位注射疗法是一种针刺和药物结合使用的治疗方法,是用某些适合肌内注射的药液,注入与疾病有关的穴位内,利用针刺和药液对穴位的刺激或小剂量药液的药理作用,以达到治病的目的。

第二军医大学出版社

一、操作方法

1) 选用 5 毫升注射器及 5 号针头,根据不同疾病,选用肌内注射用的中西药物,如维生素 B_1、B_{12} 及中药制剂等,所需药物剂量,一般为肌内注射剂量的 $1/10\sim1/2$。

2) 患者取坐或卧位,穴位局部皮肤行常规消毒。

3) 对准穴位,快速刺入皮下或肌层,并上下提插,待出现针感后,若回抽无血,即可将药液缓慢注入。注射剂量依穴位部位而定,耳穴可注射 0.1 毫升,头面部可注射 $0.3\sim0.5$ 毫升,四肢部可注射 $1\sim2$ 毫升,胸背部可注射 $0.5\sim1$ 毫升,腰臀部可注射 $2\sim5$ 毫升。但每次注射总量不得超过常规肌内注射剂量。

二、适应证

常用于各种痛症、痿症、高血压病、遗尿、咳嗽、哮喘、过敏性皮肤病等。

三、注意事项

1) 注入药物的药理作用、配伍禁忌、不良反应和变态反应等应予注意。凡有变态反应的药物必须先做皮试,阴性者方可使用。

2) 严格消毒,防止感染。

3) 一般药物不宜注入眼眶、关节腔、脊髓腔和血管内。

4) 避免损伤神经干。胸背部穴位进针不宜过深,慎防气胸。孕妇的腰骶部、下腹部和三阴交、合谷等穴不宜作穴位注射。

5) 注射后局部有酸胀感甚至稍有疼痛,一般在数小时或一天后消失,可每天或隔天注射一次。

第七节 刮 痧 法

刮痧,是中国传统的自然疗法之一,它是以中医皮部理论为基础,用器具(牛角、玉石、火罐)等在皮肤相关部位刮拭,以达到疏通经络、活血化瘀之目的的一种方法。该疗法起源于旧石器时代,人们患病时,出于本能地用手或者石片抚摩、捶击身体表面的某一部位,有时竟然能使疾病得到缓解。通过长期的实践与积累,逐步形成了砭石治病的方法,这也是"刮痧"疗法的雏形。

一、功效及作用原理

刮痧是根据中医十二经脉及奇经八脉,遵循"急则治其标"的原则,利用刮痧器具,刮拭经络穴位,通过良性刺激,充分发挥营卫之气的作用,使经络穴位处充血,改善局部微循环,起到祛除邪气、疏通经络、舒筋理气、祛风散寒、清热除湿、活血化瘀、消肿止痛,以增强机体自身潜在的抗病能力和免疫功能,从而达到扶正祛邪,防病治病的作用。

二、器具及介质

最常用的工具为刮痧板,由水牛角制成,形状为长方形,边缘钝圆。亦可选用檀香木、沉木香刮板、古钱币、扶阳罐等不同器具。另外,还有水、油、润肤剂等辅助材料。

三、常用操作方法

背部刮痧取俯卧位,肩部取正坐位。手拿刮板,治疗时刮板厚的一面对手掌,保健时刮板薄的一面对手掌。刮拭方向从颈到背、腹、上肢再到下肢,从上向下刮拭,胸部从内向外刮拭。刮板与刮拭方向一般保持在 45°～90°进行刮痧(见图 4 - 38)。刮痧板一定要消毒。刮痧时间一般每个部位刮 3～5 分钟,最长不超 20 分钟。对于一些不出痧或出痧少的患者,不可强求出痧,以患者感到舒服为原则。刮痧次数一般是第 1 次刮完等 5～7 天,痧退后再进行第 2 次刮治。出痧后 1～2 天,皮肤可能轻度疼痛、发痒,这些反应属正常现象。

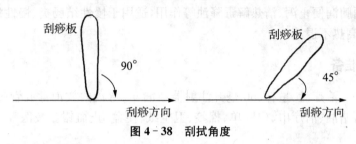

图 4 - 38　刮拭角度

《痧胀玉衡》记载刮痧的方法有:

刮痧法——背脊颈骨上下及胸前胁肋两背肩臂痧症,用铜钱蘸香油刮之,或用刮舌子脚蘸香油刮之。头额腿上之痧,用棉纱线或麻线蘸香油刮之。大小腹软肉内之痧,用食盐以手擦之。

淬痧法——在头额和胸胁出现小出血点或小充血点,用纸捻或大个的灯草蘸上少量香油点燃,然后用火头直接粹到痧点上,火头爆出一声响即熄灭,再点燃去粹烧其他痧点。

放痧法——在委中穴或在十指尖放血,就是"放痧法",也叫刺血疗法或放血疗法。

搓痧法——用手指撮拧、拿捏、提拉患者的皮肉,使局部充血或现出血点,此法若用于治疗痧症,则叫撮痧法。

四、适应证

刮痧具有调整经气、解除疲劳、增加免疫功能的作用。可应用于感冒、发热、中暑、头痛、肠胃病、落枕、肩周炎、腰肌劳损、肌肉痉挛、风湿性关节炎等病症。

五、注意事项

1) 孕妇的腹部、腰骶部,女性的乳头禁刮。

2) 小儿囟门未合者禁刮。

3) 皮肤有感染疮疖、溃疡、瘢痕或有肿瘤的部位禁刮。大病初愈、重病、气虚血亏及饱食、饥饿状态下也不宜刮痧。

4) 白血病、血小板少的患者慎刮。

5) 下肢静脉曲张,刮拭方向应从下向上刮,用轻手法。

6) 治疗时应注意室内保暖,避免风直接吹刮拭部位。

7) 出痧后最好饮一杯温开水(最好为淡糖盐水),并休息 15～20 分钟。

8）出痧后 30 分钟以内忌洗凉水澡。

第八节　中药保留灌肠法

灌肠疗法是将汤剂自肛门灌入直肠至结肠,通过肠黏膜吸收达到治疗多种疾病的目的。常用于便秘、泄泻等内科疾病及外科保守治疗的病证。常用方法包括直肠注入法和直肠滴注法。

一、适应证

本法具有通腑润便止泻、清热解毒降浊等作用,适用于慢性结肠炎、慢性痢疾、慢性盆腔炎、盆腔包块及高热不退等。

二、用物准备

直肠注入法　治疗盘、量杯、50 毫升注射器或漏斗、弯盘内放消毒肛管(14～16 号)、温开水、水温计、石蜡油、治疗巾、橡胶单、棉签、卫生纸、便盆、止血钳。按医嘱准备中药汤剂,必要时备屏风。

直肠滴注法　大治疗盘内放灌肠筒或输液器一套、弯盘内放消毒肛管(14～16 号)、石蜡油、治疗巾、橡胶单、棉签、止血钳、止水夹、水温计、输液架、量杯、卫生纸。按医嘱准备中药汤剂,必要时备屏风。

三、操作方法

1. 直肠注入法

1）备齐用物,携至床旁,核对患者姓名、床号、药名。向患者做好解释,说明操作目的,取得患者合作。嘱患者先排空大便。

2）用水温计测量药液温度在 39～41℃,用注射器吸取药液备用。

3）根据病变部位取左侧或右侧卧位,臀下垫橡胶单和治疗巾,并抬高臀部 10 厘米左右,暴露肛门,盖好被子,必要时遮挡屏风。

4）肛管前端用石蜡油润滑,将注射器与肛管连接,排气后夹住肛管,轻轻插入肛门,进入直肠约 10～15 厘米,松开止血钳缓缓推入药液,药液注完后灌入温水 5～10 毫升,用止血钳夹住肛管,轻轻拔出,放于弯盘内。

5）用卫生纸轻轻揉擦肛门,嘱患者尽量保留药液,取舒适卧位。

6）整理床单位,整理用物,洗手。

2. 直肠滴注法

1）备齐用物,携至床旁,核对患者姓名、床号、药名。向患者做好解释,说明操作目的,取得患者合作。嘱患者先排空大便。

2）测量药液温度在 39～41℃,倒入灌肠筒或输液瓶内,挂在输液架上,液面距肛门30～40 厘米。

3）根据病变部位取左侧或右侧卧位,臀下垫橡胶单和治疗巾,并用小枕抬高臀部 10 厘米左右,暴露肛门,盖好被子,必要时遮挡屏风。

4) 用石蜡油润滑肛管前端,连接灌肠筒或输液器的接管,排气后夹住肛管,轻轻插入肛门,进入直肠约 10～15 厘米,用胶布固定肛管于肛门处,松开止血钳,用止水夹调节滴速,每分钟 60～80 滴。

5) 药液滴完时及时夹紧灌肠筒或输液器的接管,拔出肛管放于弯盘内,用卫生纸轻揉肛门,取舒适卧位,嘱尽量保留药液 1 小时以上,臀部小枕可 1 小时以后再撤去。

6) 整理床单位,整理用物,洗手。

四、注意事项

1) 操作前应先了解病变的部位,以便掌握灌肠时的卧位和肛管插入的深度。病变在乙状结肠和直肠采用左侧卧位为宜,病变在回盲部采用右侧卧位为宜。灌肠前应嘱患者排空大便,必要时可先行清洁灌肠。

2) 应根据病变的部位,确定肛管插入的深度。插管时要试探性操作,不要用力过猛,以免伤害肠管或引起疼痛。一般插管深度为 10～15 厘米,缓慢地让液体流入肠内。

3) 药液温度在 39～41℃,温度过低易致肠蠕动加强,腹痛加剧,过高易引起肠黏膜烫伤,或肠管扩张加重,可产生剧烈便意,致使药液保留时间短,吸收少,效果差。

4) 灌肠时若患者有便意感时,应嘱其深呼吸,尽量多保留一段时间,一般 20～30 分钟。

排便后,要注意观察泄下物的色、质、量及排便次数,若有特殊腥臭或夹有浓液、血液等,应及时留取标本送检,并及时记录和报告。

第九节　其他外治疗法

一、熏洗法

是根据辨证选用一定的方药,经过加热产生的温热药气,利用中草药的热力或蒸汽渗透入人体皮肤毛窍、经络,达到温经通络、活血止痛、疏风散寒、祛风除湿、杀虫止痒、消肿祛瘀、协调脏腑功能、扶正祛邪的功效。常用的熏洗法包括熏法、蒸法、渍溃法、熘洗法、坐浴法、全身药浴法。

1. 熏法

(1) 概念　指选用一定的药物燃烧后产生的烟气上熏,借着药力与热力的作用达到防治疾病目的的一种方法。常用于皮肤病的治疗或室内空气消毒。

(2) 用物准备　耐高温容器,火柴,95%酒精,药物,棉纸。

(3) 操作方法

1) 肤疾患治疗:把药物卷入棉纸内,点燃后吹灭火焰,以烟熏患处,每次熏 10～30 分钟,每日 1 次,至症状消失为止。用于慢性湿疹、鹅掌风、皮肤癣症。

2) 空气消毒:室内不留人,门窗关闭;将药物(常用苍术 1 克/米³,藿香 1 克/米³ 混合)放置在容器中,加入 95%的乙醇浸透,用火柴点燃,烧至产生烟雾,直至药物燃尽。药物燃尽 2 小时后打开门窗,将烟雾散尽。按常规做空气细菌培养。注意防火,燃烧药物时要远离易燃物。

2. 蒸法

(1) 概念　指利用各种中草药加热后产生的蒸汽渗透入人体皮肤、深层组织,以祛风除

第二军医大学出版社

湿、舒筋活络、活血祛瘀、温经止痛的一种治疗方法。常用于风寒痹证、半身不遂、跌打损伤、痛风、妇科痛经、各种皮肤病、水肿、风寒感冒、重症肌无力等。

（2）用物准备　中药草治疗机，备用的中草药、毛巾、消毒液、冷水。

（3）操作方法

1）操作者衣帽整洁，戴好口罩，洗净双手。

2）将中草药用冷水浸泡20～60分钟后，放入中草药熏蒸机的贮药机里，通电煮沸预热机器，夏天需要15分钟，冬天20分钟。

3）机身内的温度春夏季可调至32℃左右，秋冬季可调至32～35℃。

4）核对患者姓名，协助患者脱去衣裤，坐在椅子或卧于治疗床上。每次蒸20～30分钟，每日1～2次。

5）熏蒸完后，关闭电源，让患者走出机身，操作者用毛巾擦干患者皮肤上的汗液，并协助其穿好衣服，嘱患者在治疗室内休息30分钟，汗止后回病房。

（4）注意事项

1）在操作前向患者做好解释工作。

2）在操作前应仔细检查机器是否正常、有无漏电，以防意外的发生。

3）嘱患者喝500毫升糖盐水，以防出汗太多出现虚脱。

4）在熏蒸过程中注意皮肤微微出汗为宜，汗出太多易耗伤阴津。

5）熏蒸过程中时刻关注患者情况，如出现心慌、气促、面色赤红或苍白、大汗不止等状况应立即关机，嘱其卧床休息，注意保暖，并给予盐开水。如不见缓解，请医生诊治。

6）有以下情况禁止使用蒸法，如发热、昏迷、恶性肿瘤、黄疸、有出血倾向、严重心脏病、哮喘发作、气血两亏、孕妇及经期女性。

3. 溻渍法

（1）概念　指用中草药煎汤趁热在身体局部淋洗、浸泡、湿敷，以洗净创口，祛除毒邪，从而达到疏畅血脉、消肿止痛、清热解毒等作用的一种外治方法。多用于丹毒、疮疡肿痛、急性湿疹、皮炎、烧伤、皮肤癣症、冻疮、外伤、中暑、高热等。

（2）用物准备　药液、盆、毛巾、凡士林、敷布、纱布、绷带、胶布、橡胶单、中单、治疗盘，必要时备毛毯、屏风、卵圆钳2把、弯盘。

（3）操作方法

1）操作者衣帽整洁，洗手，戴口罩。

2）核对患者姓名，关闭门窗，或用屏风遮挡。

3）协助患者取适合体位并暴露溻渍部位，下垫橡胶单、中单，置弯盘于中单上，局部涂凡士林。

4）将药液倒入盆内，置敷布于药液中浸湿，用钳子拧干，以不滴水为度；抖开，用前臂掌测试温度，以不烫手为度，折叠后敷于患处。

5）每隔5～10分钟用卵圆钳夹纱布浸药后淋药液于敷布上，保持敷布的湿度及温度，以发挥药效，每次溻渍30～60分钟。如果皮肤溃疡渗液不多，可3～4小时换药一次。

6）擦干局部药液，取下弯盘、中单、橡胶单，协助患者穿好衣裤，整理床单。对已用的物品进行消毒清洗处理后，做好有关局部情况、效果、溻渍时间等记录。

（4）注意事项

1）操作前向患者解释溻渍的目的、方法，以取得患者的合作。

2）药液温度不宜过热，避免烫伤，老年、儿童药液不得超过 50℃。

3）包扎部位溻渍时，应揭去敷料。溻渍完后，更换敷料，重新包扎。

4）伤口部位进行溻渍疗法，应按无菌操作进行，操作后按换药法处理伤口。

5）患部不同可采取不同的方法，四肢宜淋洗法，肢端宜浸泡，腰背部宜湿敷法。

6）所用物品须消毒，避免交叉感染。

4. 熥洗法

（1）概念　指将中药装在纱布袋内，经过蒸或煮后使药性透出，温度适宜时直接在局部洗，以达到活血祛瘀、祛风除湿、温经通络、消肿止痛等功效的一种方法。适用于瘀血不散、关节肿痛、筋骨疼痛、跌打损伤等。

（2）用物准备　治疗盘、蒸锅或煮锅、电炉、橡胶单、治疗巾、熥洗药、双层纱布袋、镊子。

（3）操作方法

1）将熥洗的药装入纱布袋里，扎紧或缝好袋口，用水浸 30 分钟，使药物充分浸湿后，电炉上煮 30 分钟或蒸锅蒸 40 分钟。

2）帮助患者暴露熥洗部位，取舒适体位。

3）铺橡胶单和治疗巾于熥洗部位下面，用镊子钳取出药袋，用前臂掌侧测试药液温度，不烫手时方可熥洗。

4）熥洗四肢待温度适宜时将肢体浸泡药液中，边泡边用药袋熥洗。熥洗腰背部用蒸法，将蒸热的药袋放在腰背部，上盖治疗巾，冬季用棉被盖好保温。

5）每次熥洗 30～60 分钟，每天 2 次。熥洗完后擦干局部，帮助患者穿好衣裤。嘱患者休息半小时后方可离开病室。

（4）注意事项

1）熥洗药袋夏季每袋可连续使用 3 天，冬季可连续使用 5 天，每次用时都应重新煮或蒸。

2）药袋不要过热以防止烫伤，使用电炉加热时注意防止意外发生。

3）注意给患者保暖，防止风寒侵袭而感冒。

4）熥洗结束后不要让患者立即外出活动，防止关节再次受凉而降低熥洗疗效。

5. 坐浴法

（1）概念　指将药物煎汤或开水冲化后趁热熏洗会阴部或肛门部。利用药物加热后产生的热力和药力共同对局部起到杀虫止痒、消肿止痛、活血化瘀的作用。常用于肛肠科疾病如外痔肿痛、肛周脓肿、内痔脱出、痔疮发炎等；妇科疾病如外阴瘙痒、带下过多、会阴部手术后等。

（2）用物准备　坐浴用药、开水、坐浴盆或椅、无菌纱布、治疗盘、准备换用的药物及屏风。

（3）操作方法

1）将煎好或开水冲溶的坐浴药液趁热放在坐浴椅上，协助患者暴露臀部，坐在坐浴椅上熏蒸，待温度下降至不烫手时再用纱布浸湿药液，清洗局部，最后用纱布擦干臀部。

2）坐浴时间每次 20～30 分钟，每日 1 次。如有伤口时，浴盆及溶液应为无菌，坐浴后按常规给伤口换药。

（4）注意事项

1）熏患处时药液温度应保持在 50～70℃，洗患处时药液温度应保持在 38～43℃。

第二军医大学出版社

2）患者坐浴时应观察其病情有无异常变化,如发现异常,即刻停止坐浴,将患者扶回病室休息,同时报告医生处理。

3）坐浴盆应每人1个,用后注意清洗消毒,避免交叉感染。

4）女患者在月经期或阴道出血、妊娠后期忌用坐浴,盆腔器官急性炎症期也不宜坐浴。

6. 全身药浴法

（1）概念　指将中药煎成汤液,进行全身性熏洗、浸渍,以达到舒筋活络、消肿止痛、祛风除湿、清热解毒目的的一种方法。适用于皮肤病、疮疡、伤筋挫骨、肢体偏瘫等。

（2）用物准备　浴盆、温度计、开水、汤药、活动架、备好患者更换的衣裤、拖鞋、毛巾。

（3）操作方法

1）操作者衣帽整洁,准备好所有物品,核对患者姓名。

2）调节浴室的温度在20～22℃,将药液倒入浴盆内加开水调至温度50～70℃。

3）必要时协助患者脱去衣裤,扶入浴盆内坐在活动架上,先使药液蒸气熏蒸全身。

4）药液温度下降到能浸入四肢时,将躯体及四肢全部浸泡于药液中,必要时协助患者擦洗患处。药浴时间控制在40分钟为宜,以免其疲劳。

5）药浴结束后,用温水冲去患者皮肤上的药液,帮其擦干后披上浴巾,扶出浴盆,待其穿好衣裤后送回病室休息。

6）清洁消毒浴盆、浴室,整理用物,并做好相关记录。

（4）注意事项

1）操作前要做好患者的思想工作,争取获得合作,注意患者的隐私保护。

2）浴室内温度适宜,夏季防止出汗过多而虚脱,冬季预防受凉感冒。药液的温度,以不烫伤为宜。

3）对年老体弱者、儿童及活动不便者必须给予帮助,并严密观察。

4）在药浴过程中要随时观察患者的面色、呼吸等是否异常,如有异常应立即停止药浴,将其扶出浴盆,平卧休息,必要时给予温开水,严重的应及时通知医生。

5）孕妇和经期患者禁用此法。

二、换药法

1. 概念　指对创面进行清洗、用药处理、包扎等操作的方法。通过换药,可以使药物直达病位,起到清热解毒、提脓祛腐、生肌收口、镇痛止痒的作用。常用于疮疡、跌打损伤、虫咬伤、烫伤、烧伤、痔瘘等。

2. 用物准备　治疗盘、酒精、生理盐水、换药碗、弯盘、镊子、剪刀、探针、纱布、干棉球、油纱条、胶布;相应药液或各种散、膏、丹等外用药,必要时备药捻,酌情备绷带、橡胶单、治疗巾。

3. 操作方法

1）备齐用物至床前,做好解释,再次核对医嘱。

2）取舒适体位,暴露伤口,垫橡胶单,治疗巾,必要时屏风遮挡。

3）置弯盘于治疗巾上,揭去外层敷料,用镊子取下内层敷料及引流条。如分泌物干结粘着敷料,可用盐水浸润后再揭下,以免损伤肉芽组织和新生上皮。脓液过多时用弯盘接取,并擦净脓液。

4）观察创面,先用镊子夹取75％酒精棉球消毒疮口周围皮肤,再用生理盐水棉球清洗

Second Military Medical University Press

创面,去除脓腐。窦道深的瘘管可用药液或盐水冲洗,创面较深者还要用探针试探深浅。

5)根据创面的性质选择用药,覆盖伤口,胶布固定,酌情包扎。

6)协助患者取舒适体位,整理用物。

7)污染的敷料要焚烧销毁,污染的器械应先浸泡消毒,清洗干净后,再灭菌备用。

4. 注意事项

1)保持换药室的清洁,室内每日消毒。

2)严格执行无菌技术操作,所有物品每人1套,先处理无菌伤口,在处理感染伤口,防止交叉感染。

3)严格遵守操作规程,创面要清洁干净,勿损伤肉芽组织。

4)药粉需均匀撒在创面或膏药上,散剂调和干湿适宜,敷布范围要大于病变部位2～3厘米。

5)一般伤口应每日换药一次,脓腐较多的伤口每日换药1～2次。

6)对汞剂过敏者禁用丹药;眼部、唇部、大血管附近的溃疡及通向内脏的瘘管均不用腐蚀性强的丹药;上丹药时须保护周围组织,勿将丹药撒于创面外。

7)颜面部的疔疖勿挤压,以防脓毒扩散。

8)痔瘘患者每次便后需清洗肛门并换药。

9)外敷药必须贴紧创面,包扎固定要注意松紧适宜,固定关节时要注意保持功能位置。

三、热熨法

指将药物加热后装入布袋内,在人体局部或一定穴位来回移动或回旋运转,利用温热及药物的共同作用,以达到行气活血、散寒止痛、祛瘀消肿、温经通络等作用的一种治疗方法。常用的热熨法包括药熨法、葱熨法、盐熨法、醋熨法、大豆熨法。禁用于:①各种实热证或麻醉未清醒者。②腹部包块性质不明的腹部,孕妇腹部及腰骶部。③身体大血管处、皮肤有破损及局部无知觉处。

1. 药熨法

(1)概念　是将白酒或食醋搅拌后炒热,装入布袋中,在患者患处或某个穴位上来回移动滚熨。适用于脾胃虚寒引起的胃脘疼痛、泄泻、跌打损伤等引起的局部瘀血;风湿麻痹引起的关节冷痛、麻木等。

(2)用物准备　治疗盘、药物(根据医嘱准备)、白酒或醋、治疗碗、棉签、凡士林、双层纱布袋2个,另备大毛巾、炒锅、电炉、竹铲或竹筷,必要时备屏风。

(3)操作方法

1)洗手、戴口罩;根据医嘱,将药物倒入锅中,用适量白酒或食醋搅拌均匀后,用文火炒至60～70℃,装入布袋中,用大毛巾裹好,保温、备用。

2)备齐用物,携至床旁,再次核对;解释治疗的目的、方法,以取得患者的配合;根据病情协助患者取舒适、合理的体位,并暴露药熨部分;注意保暖,视情况使用屏风。

3)局部皮肤涂一层凡士林后,将药袋放在患处或相应穴位处用力来回推熨,力量要均匀。开始时用力要轻,速度可稍快,待药袋温度下降时用力可逐渐增大,速度可减慢。药袋温度过低时,及时更换药袋,以保持温度,加强效果;药熨过程中应随时注意观察局部皮肤情况,防止烫伤。

129

4）药熨时间一般为 15～30 分钟，每天 1～2 次。

5）药熨后擦净局部皮肤，协助患者穿好衣服，取舒适卧位。

6）整理用物，洗手，记录，并签名。

（4）注意事项

1）药熨前向患者做好解释，嘱患者排空小便。

2）冬季注意保暖，注意室内温度要适宜、空气新鲜。

3）药熨温度不宜超过 70℃，年老、婴幼儿及感觉功能障碍者，药袋温度不宜超过 50℃，以免烫伤。

4）操作过程中应保持药袋温度，保证及时更换或加热。如患者感到不适，应停止操作。

5）炒药过程中要注意安全，中途加入白酒时要将炒锅离开热源，以免发生危险。

2. 葱熨法

（1）概念　是将大葱炒热加入白酒，装入布袋中，在患者腹部热熨，达到升清降浊之功效的一种治疗方法。常用于消除腹水，通利小便，解除癃闭，以及缓解痿病、瘫痪等症状。

（2）用物准备　治疗盘内放新鲜大葱白 200～250 克（切成 2～3 厘米长）、白酒 30 毫升、竹筷、纱布袋、凡士林，另备电炉、炒锅。

（3）操作方法

1）将葱段放入锅内炒至半熟时，将炒锅移开电炉，倒入 30 毫升白酒，搅拌均匀后再放到电炉上炒熟。

2）用竹筷把葱段夹入纱布袋内，待温度为 50～60℃时才可热熨。

3）患者腹部涂适量凡士林，用葱熨袋从脐右侧向左侧进行上下滚熨，以达到右升左降，排出腹内腹水、积气，通利大小便的作用。注意保暖。

（4）每次葱熨时间为 20 分钟左右，每日 2 次。

3. 盐熨法　盐熨法将颗粒大小均匀的大青盐或海盐炒热，装入纱布袋中，待温度适宜时，在患处或待定部位来回运转的一种方法。慢性虚寒性胃痛、腹泻可在胃脘部或腹部滚熨。痹病、痿病、瘫痪、筋骨疼痛直接熨患处。癃闭者熨神阙或小腹。耳鸣头晕者可将盐熨袋枕于头下。肾阳不足者熨足心。每次 20～30 分钟，每日 2 次。

4. 醋熨法　在盐熨的基础上加醋热熨。即在炒盐时将陈醋 50～100 毫升洒入盐内炒匀，装入布袋中外熨。适用于跌扑损伤、风湿痹痛、瘫痪、肌肉拘急、少腹冷痛、癃闭。尤其对烫伤或烧伤后瘢痕挛缩的缓解效果更好。

5. 大豆熨法　将大豆 500 克炒热装入布袋中敷熨患处。适用于虚寒性腰痛或寒湿痹痛、痿病。把大豆熨袋枕于头项下可治疗头项痛证或耳鸣等证。

四、冷敷法

是采用就地取材，如井水、自来水、井底泥、动物泥、蛋清等物敷于患处或一定部位，对于急性热病证有清热解毒、消肿止痛、解热除烦的作用。

1. 冷水湿敷法

（1）适用于高热晕厥、中暑、阳证痈疖红肿热痛较重者。

（2）用物准备　毛巾、冷水（井水、自来水）。

（3）操作方法　高热晕厥、中暑者用毛巾浸冷水敷于前额部、大血管循行处。红肿热痛的痈疖可敷于局部。每次敷 15～20 分钟。

（4）注意事项　毛巾温度升高应及时浸冷水降温。

2. 井底泥冷敷法

（1）适用于妊娠热病、神志模糊、心胸烦热。

（2）用物准备　井底泥（盛于容器中，清除杂物），纱布袋。

（3）操作方法　将井底泥装入纱布袋中，敷于患者前额部，或握在双手掌心中，温度升高后即更换，每次敷 15～20 分钟。

（4）注意事项　井底泥应随取随用，敷时要经常更换。

第十节　中医药物疗法

中药是我国医学宝库的重要组成部分，是历代人民在生产与生活实践中逐步发现，又在实践中不断丰富的发展起来的重要防病治病手断，历代医家积累了丰富的用药经验，创造了一套完整的药学理论，在历史上对于世界药物学，生物学的发展，曾作过伟大的贡献。

一、中药的基本知识

1. 药的性能　中药的性能指药物的性味和功效，是中医用以解释中药作用原理的理论。其内容包括四气、五味、升降浮沉、归经、药物毒性。

（1）四气五味　"四气"即寒、热、温、凉 4 种不同的药性，又称四性。它是从药物作用于机体所发生的不同反应或治疗效果概括出来的药性理论，主要反映药物在影响人体阴阳盛衰，寒热变化方面的作用倾向。四气中温热属阳，寒凉属阴。温次于热，凉次于寒，有程度的差别。温热性质的药物能够减轻或消除寒证，如吴萸、干姜、桂枝、附子、肉桂等；寒凉性质的药物能够减轻或消除热证，如石膏能清热，黄连泻火，银花能解毒等。

"五味"是辛、甘、酸、苦、咸 5 种不同的药味。五味具有不同的阴阳属性，辛甘属阳，酸苦咸属阴。同味的药物，大多具有相似的作用。

辛：有发散、行气、行血、润养通阳等作用，临床多用于外感表邪，气血阻塞或凝结之病证。如，麻黄辛温发汗解表；木香行气；红花辛温活血祛瘀；当归行血润养等。

酸：能收、能涩，有敛汗、敛气、止泻、固精止遗等作用。如五味子收敛止汗，乌梅涩肠止泻；金樱子固精止遗。

甘：有补益和中、缓急、生津等作用。如人参大补元气；熟地养血，滋阴；甘草益气和中、缓急等。

苦：有清热、泻火、解毒、燥湿及坚阴作用，如大黄泻下；杏仁降气止咳；黄连泻火；黄柏坚阴；黄芩燥湿等。

咸：有软坚散结及润下的作用。如芒硝泻下牡蛎、鳖甲软坚等。

此外，还有较少的淡味和涩味药，淡味药能渗、能利，具有淡渗利尿的作用。如灯心草、茯苓、车前草等。一般甘淡并称，涩味药与酸味药作用相似。所以习惯上仍称五味。

药物同时具有气与味，四气与五味有着密切的关系，因此必须综合考虑。一般来讲，气味相同，作用相近，如辛温的药物多具有发散风寒的作用。气味不同，作用有别，如黄柏苦

第二军医大学出版社

寒,功效清热燥湿;党参甘温,则补中益气。而气同味异,味同气异者其作用则各不同。如同属温性药,麻黄辛温,功效为散寒解表,大枣甘温,功效则为补脾益气;再如桂枝、薄荷均为辛味,桂枝辛温,功效解表散寒,薄荷辛凉,功效则为疏散风热。

（2）升降浮沉　升、降、浮、沉是指药物作用于人体后的4种不同趋向性。升和降、浮和沉都是相对的,升为上升,降为下降,浮为浮散;沉是沉潜。一般质轻者多有升浮作用,如花、叶、皮、枝等。质重者具有沉降作用,如种子、果实、矿物、贝壳等。但也不是绝对的,比如花类药皆升,旋覆花独降;石类药接降,海浮石独升。

升浮的药物一般具有升阳举焰、发散表邪、宣毒透疹、涌吐开窍等作用,如性质升浮的紫苏可以解表,防风可以解表止痛等。沉降的药物具有清热泻下、降逆止呕、利水渗湿、重镇安神、降气平喘、消积导滞等作用。但有少数药物的作用趋向表现为"双向性",即升浮沉降,如麻黄既有升浮发散解表之功,又有平喘利尿沉降之用,川芎既可"上行巅顶"、"祛风止痛"又能"下行血海"活血调经等。

（3）归经　归经是指药物对机体某部分的选择性作用,是以脏腑经络为基础的药物作用的定位概念。

药物的归经同治疗作用密切相关,药物对某经(脏腑及其经络)或数经能发挥显著的效用,而对其他经则作用不明显甚至无效,因此虽然某些药物作用相同,但由于归经不同其作用部位也不同。以头痛为例,羌活善治太阳经(项部)头痛,白芷善治阳明经(前额)头痛,柴胡善治少阳经(两颞)头痛,吴茱萸善治厥阳经(巅顶)头痛。临床应用时必须把中药的多种性能结合起来,方能收到满意的效果。

2. 中药的用法

（1）配伍　中药的配伍是根据病情需要和药物的性能,选择两种或两种以上的药物合用。前人把单味药的应用,药与药之间的配伍关系,总结为用药"七情"。

1）单行:仅用一味药治疗疾病。如人参治疗气虚欲脱证。

2）相须:两种以上性能和功效相似的药物合用,以增强疗效,即协同作用。如石膏与知母配合,能明显增强清热泻火的作用。

3）相使:以一药为主,余药为辅,以提高主药的功效。如黄芪配茯苓治疗脾虚水肿,茯苓能提高黄芪补气利水的作用。

4）相畏:指一种药物的毒性或不良反应被另一种药物减轻或消除。如生姜配半夏可减轻或消除半夏的毒性,说明半夏畏生姜。

5）相杀:指一种药物能减轻或消除另一种药物的毒性或不良反应。如防风可解除砒霜之毒、绿豆能杀巴豆毒等。

6）相恶:一种药物可使另一种药的功效降低,甚至丧失。如莱菔子能削弱人参的补气作用,说明人参恶莱菔子。

7）相反:两种药物同时能产生剧烈的毒不良反应。如甘草反甘遂。

（2）禁忌　主要指相反药物的禁忌应用,概括为"十八反"和"十九畏"。

1）十八反:本草明言十八反,半蒌贝蔹及攻乌,藻戟遂芫俱战草,诸参辛芍叛藜芦。

2）十九畏:硫黄原是火中精,朴硝一见便相争;水银莫与砒霜见,狼毒最怕密佗僧;巴豆性烈最为上,偏与牵牛不顺情;丁香莫与郁金见,牙硝难合京三棱;川乌草乌不顺犀,人参最怕五灵脂;官桂善能调冷气,若逢石脂便相欺;大凡修合看顺逆,炮滥炙煿莫相依。

3）女性妊娠期间用药禁忌：凡具有损伤胎儿以致坠胎及服药后可能引起流产,损害母子健康甚至危及生命的严重后果药物,均属禁用之例,如：巴豆、牵牛、斑蝥、莪术、虻虫、麝香等,有可能导致坠胎的药物其中包括活血、通经、行气、攻下及辛热药物如桃仁,红花、大黄、枳实、王不留行、肉桂、附子等,为妊娠慎用。

（3）中药的分类　按中药的功效和主治不同,一般可作如下分类：解表药、清热药、泻下药、祛风湿药、芳香化湿药、利水渗湿药、温里药、消导药、理气药、止血药、活血祛瘀药、化痰止咳平喘药、平肝熄风药、安神药、补益药、固涩药及其他药等。

1）解表药：凡以发散表邪,解除表证为主要功效的药物,称解表药。根据解表药药性及临床应用不同,可分为发散风寒药及发散风热药两类。解表药多含挥发油,不宜久煎,要温服。表寒证服药后要保暖发汗,汗后不可再受寒。

发散风寒药：本类药性多属辛温,辛以发散,温可祛寒,用于外感风寒表证。常用药有麻黄、桂枝、荆芥、防风、紫苏等。

发散风热药：本类药性多辛凉,以发散风热为主要作用,发汗解表作用比较缓和,用于外感风热表证。常用药有薄荷、桑叶、柴胡、牛蒡子等。

2）清热药：凡以清除里热为主要功效的药物,称清热药。主要用于热病、瘟疫、痈肿疮毒、痢疾等各种里热证。

清热泻火药：以清除气分实热为主要作用的药物称之。适用于急性热病,热在气分的实热证和肺、胃、心、肝的实火证。常用药有石膏、知母等。

清热解毒药：以清热解毒药为主要作用,能解除各种热毒、火毒证的药物称之。用于各种火热毒盛引起的红、肿、热、痛等。常用药有金银花、蒲公英、连翘、板蓝根等。

清热燥湿药：凡以清除燥湿为主要作用,能清除湿热内蕴或湿邪化热之证的药物称之。本类药物性味苦寒,苦能燥湿,寒能清热。主要用于湿热证及火热证。常用药有黄芩、黄连、黄柏等。

清热凉血药：凡以清热凉血为主要作用,能清营分、血分实热的药物称之。用于热入营血所致身热、心烦不眠、神昏谵语、发斑、舌红绛、脉数等。常用药有生地黄、玄参等。

清虚热药：凡以清虚热、退骨蒸为主要功效的药物称之。用于阴虚所致低热、烦渴、或潮热骨蒸、手足心热、舌红少苔、脉细数等虚热证。常用药有地骨皮、青蒿等。

3）泻下药：凡能引起腹泻,或润滑大肠,促进排便的药物称之。本类药主要作用是泻下通便,以排除胃肠积滞、燥屎及有害物质;或清热泻火;或逐水消肿。常用药有大黄、番泻叶等。

4）祛风湿药：凡以祛除风寒湿邪,解除痹痛为主要作用的药物称之。用于风寒湿邪所致的肌肉、经络、筋骨、关节等处疼痛、重着、麻木和关节肿大、活动不利等证。常用药有独活、威灵仙、桑寄生等。

5）化湿药：凡气味芳香,性偏温燥,具有化湿健脾功效的药物称之。用于湿浊内阻,湿困脾阳,运化失职而引起的脘腹胀满,吐泻泛酸,少食体倦,大便稀溏,舌苔白腻等。因气味芳香,多含挥发油,不宜久煎。常用药有藿香、苍术、厚朴等。

6）利水渗湿药：凡能通利水道,渗泄水湿,以治疗水湿内停为主要功效的药物称之。用于小便不利,水肿,淋证,黄疸,湿疮,泄泻,带下,湿温,湿痹等各种病症。常用药有茯苓、薏苡仁、车前子、茵陈蒿等。

7）温里药：凡以温里祛寒、以治疗里寒为主要功效的药物称之。用于寒邪内侵,阳气受困;或阳气衰微,阴寒内盛引起面色苍白,畏寒肢冷,脘腹冷痛,呕吐呃逆,泄泻下痢,小便清长,舌淡苔白等,也用于阳脱证。常用药有附子、干姜、肉桂等。

8) 消导药:凡以消积导滞,促进消化,治疗饮食为主要功效的药物称之。用于饮食积滞,脘腹胀满,暖腐吞酸,恶心呕吐,不思饮食,大便失常等脾胃虚弱的消化不良证。常用药有山楂、神曲、麦芽、鸡内金等。

9) 理气药:凡以梳理气机、治疗气滞或气逆证为主要功效的药物称之。用于脾胃气滞所致脘腹胀痛,暖气吞酸,恶心呕吐,腹泻或便秘等;肝气郁滞所致胁肋胀痛,抑郁不乐,疝气疼痛,乳房胀痛,月经不调等;肺气壅滞所致胸闷胸痛,咳嗽气喘等。常用药有橘皮、枳实、香附等。

10) 止血药:凡以制止体内外出血为主要功效的药物称之。用于内外出血病证,如咯血、咳血、吐血、便血、尿血、崩漏,紫癜以及外伤出血等。常用药有大蓟、三七、白及、艾叶等。

11) 活血化瘀药:凡以通畅血行,消散瘀血为主要功效的药物称之。用于血行不畅、瘀血阻滞诸证。如创伤、闭经、痛经、产后瘀痛、痈肿、痹痛等证。常用药有丹参、红花、益母草、延胡索、牛膝等。

12) 化痰止咳平喘药:凡以消除痰涎的药物称为化痰药;能减轻或制止咳嗽和喘息的药物称为止咳平喘药。化痰药适用于痰证,如痰阻于肺的咳喘痰多;痰蒙心窍的晕厥、癫痫;以及头晕、卒中、痰咳等病症。止咳平喘药适用于多种原因引起的咳嗽、气喘。常用药有半夏、桔梗、川贝母、苏子等。

13) 安神药:凡以安定神志为主要功效,用来治疗心神不安病证的药物称之。用于心神不宁、惊悸、失眠、健忘、多梦及惊风、癫狂、癫痫等。常用药有酸枣仁、远志等。

14) 平肝熄风药:凡以平肝潜阳,熄风止痉为主要功效的药物称之。用于肝阳上亢或肝风内动诸证,如头晕目眩、头痛、耳鸣、面红耳赤、烦躁易怒等,以及项强肢颤、痉挛抽搐、癫痫、惊风抽搐等。还用于风毒侵袭引动内风之破伤风痉挛抽搐、角弓反张等症。常用药有羚羊角、牛黄、钩藤、天麻、石决明等。

15) 补益药:凡以补益正气,增强体质,以提高抗病能力,治疗虚证为主要功效的药物称之。

补气药:以补益脾气、肺气为主要功效,能消除或改善虚症的药物称之。适用于脾肺气虚诸证。常用药有人参、西洋参、黄芪、白术、山药、甘草等。

补阳药:以补肾壮阳,强筋健骨为主要功效的药物称之。适用于肾虚肢冷,腰膝酸软,阳痿遗精,不孕不育,性欲减退,尿频遗尿,崩漏带下,五更泻等。常用药有鹿茸、杜仲、冬虫夏草等。

补血药:以补益血虚为主要功效的药物称之。适用于心肝血虚所致的面色萎黄,唇爪苍白,眩晕耳鸣,心悸怔忡,失眠健忘,或月经短期,量少色淡,甚至经闭,脉细弱等证。常用药有当归、熟地黄、白芍药、何首乌、阿胶等。

补阴药:以养阴清肺,润燥生津为主要功效的药物称之。用于热病后期及一些慢性疾病。最常见的证候有肺、胃、肝及肾阴虚。常用药有北沙参、百合、麦门冬、枸杞子、龟甲等。

16) 固涩药:凡以收敛固涩为主要功效的药物称之。用于久病体虚,正气不固,脏腑功能衰退所致的自汗,盗汗,久咳虚喘,久泻久痢,遗精,滑精,遗尿,尿频,崩漏,带下不止等滑脱不禁的病证。常用药有五味子、乌梅、山茱萸等。

二、方剂的基本知识

1. 方剂的组成原则　方剂一般由君药、臣药、佐药和使药 4 个部分组成。

（1）君药　是针对主病或主证起主要作用的药物，又称主药。

（2）臣药　是配合君药加强疗效，并对兼病或兼证起治疗作用的药物，又称辅药。

（3）佐药　有 3 种意义。一是治疗兼证或次要症状；二是用于消除或制约主药或臣药的毒烈之性，这两种一般称为"正佐"法；三是反佐药，用于因病势拒药而使用从治法时，如温热剂中加少量寒凉药，或于寒凉剂中加入少量温热药以消除寒热相拒，药不能进的现象。

（4）使药　有两种作用。一是引经，即引导它药直达病所，如治上部疾患用桔梗为引，如治下部疾患以牛膝为引等；二是调和药性，如方剂中常用甘草、大枣以调和药性。

现以麻黄汤为例，说明君、臣、佐、使这一组方原则。麻黄汤由麻黄、桂枝、杏仁、甘草四药组成。主治伤寒表实证，证见发热恶寒。头身疼痛。无汗而喘。脉浮紧等。其中麻黄辛温发汗解表，宣肺平喘，为君药；桂枝辛甘温，温经解肌助麻黄发汗解表，为臣药；杏仁苦温，下气降逆，助麻黄宣肺平喘，为佐药；甘草甘温，调和诸药，为使药。四药相配，共奏散寒解表，宣肺平喘之功。

2. 方剂的组成变化

（1）药味增减

1）随证加减：是在主证、主药不变的情况下，随着次要症状或兼证的不同，增减次要药物，以适应新的病情需要。其中又分为加、减、有加有减三种变化。

2）药物配伍的变化：是指在主药不变的情况下，改变臣、佐药的配伍，从而直接影响该方的主要作用。如麻黄配桂枝，组成麻黄汤发汗解表，治伤寒表实证；配石膏，组成麻杏甘石汤解表清里，治表邪不解，里热炽盛之证。可见主要配伍药物不同，其作用也不同，这种变化，也属药味增减变化的范畴。

3）组方变化：增减方中药味，更换主药，而主治随之改变，方名亦随之改变。如桂枝汤配芍药加饴糖，名小建中汤，主药变为饴糖温中缓急，主治虚劳里急，腹中痛，或心悸而烦者；桂枝汤去生姜，加当归、细辛、木通，名当归四逆汤，主药变为当归，主治厥阴伤寒，手足厥冷，脉细欲绝。

（2）药量增减　方剂中药量的变化，可改变君药的主次地位和功用主治。如小承气汤与厚朴三物汤，同是有大黄、枳实、厚朴三种药物组成。但由于小承气汤中大黄的用量是厚朴的 2 倍，其功用为泻火通便，主治热结便秘；而厚朴三物汤中厚朴的用量是大黄的 2 倍，其功用为行气除满，主治气滞腹胀。二方显然由于药量变化，而改变了功效与主治。

（3）剂型变化　同一方剂尽管用药、用量完全相同，但由于剂型不同，其作用亦有药力大小与峻缓的区别。如抵当汤与抵当丸两者组成相同。但前者为汤剂，主治下焦蓄血重证，后者为丸剂，则主治下焦蓄血轻证。

3. 常用的剂型　中药剂型种类很多，早在《内经》一书中就收载了汤、丸、散、膏、酒等剂型。《伤寒论》、《金匮要略》进一步详细记述了汤剂、软膏、制剂的配制和应用。《新修本草》中，除无记载片剂、注射剂外，其余各种剂型都有。随着祖国医学的发展，各种新的中药剂型如片剂、注射剂、冲剂、糖浆、橡皮膏等已广泛应用于临床。

（1）汤剂　把药物混合，加水煎煮后，去渣取汁，称为汤剂。这是最常使用的一种剂型，适用于慢性和急性病证。汤剂的特点是吸收快、易发挥疗效,且便于加减使用,能较全面,灵活地照顾到每个患者或各种病症的特殊性。

(2) 散剂　散剂是将药物碾研,成为均匀混合的干燥粉末,有内服、外用两种。内服可直接冲服,也可临时加水煮沸取汁服用,外用作外敷掺撒疮面或患部。散剂有奏效快,制法简便,剂量可随意增减,便于服用和携带等优点。

(3) 丸剂　丸剂是将药物碾研成细末,以蜜、水和米糊,面糊、酒、醋、药汁等作为赋形剂,制成固体制剂。丸剂吸收缓慢,药力持久,而且体积小,服用、携带、贮存都方便。适应于慢性、虚弱性疾病,亦可用急救。临床上常用的有:蜜丸、水丸、糊丸、浓缩丸、微丸、蜡丸和滴丸。

(4) 膏剂　是将药物用水或植物油煎熬浓缩而成的剂型,有内服、外敷两种。内服膏剂有流浸膏、浸膏、煎膏,适用于慢性病和病后调理,特点是使用方便,可供长时间服用。外用膏剂有膏药,膏药分硬膏药,软膏药两种,适用于疮疡肿毒、跌打损伤、烧伤、风湿疼痛等,其特点是使用方便,药效较快。

(5) 丹剂　多指用含汞、硫黄等成分的矿物质经过加热升华所得到的化合制剂。其特点是用量少,廉价易得,药效确切,用法多样化。临床上常用于治疗体表及慢性化脓感染、慢性鼻窦炎、牛皮癣等外科疾病。但其毒性较大,一般不可内服,并在使用中要注意剂量和应用部位,以免引起重金属中毒。

(6) 酒剂　又称药酒,是以酒为溶媒,浸制药材中有效成分,所得出的澄清浸出液。多供内服并加糖或蜂蜜矫味和着色。酒剂有祛风活血、散瘀止痛的功效,适用于体虚补养,风湿疼痛及跌打损伤,但儿童、孕妇、心脏病及高血压病患者不宜使用。如十全大补酒、风湿药酒。

(7) 茶剂　是将药物粉碎、加工而制成的粗末制品或加入适宜的黏合剂制成的方块状制剂。在使用时用沸水泡服或煎服。置于容器中,以沸水泡汁代茶服用,故称茶剂,茶剂多用于治疗积滞等疾病。

(8) 药露　多用新鲜的含有挥发成分的药材,放在水中加热蒸馏,所收集的蒸馏液即药露,气味清淡,芳香无色,便于口服。一般作为饮料,如金银花露。

(9) 锭剂、饼剂　多将药物研为细末,单独或与赋形剂混合而制成不同形状的一种固体制剂。作内服或外用。如紫金锭等。

(10) 胶剂　指用动物皮、骨、甲、角等为原料,以水煎提取胶质,浓缩成稠胶状,干燥后制成的固体块状。胶剂多供内服。其功能为补血、止血、祛风以及妇科调经等,以治疗虚劳、吐血、崩漏、腰腿酸软等症。如阿胶、鹿角胶。

此外还有线剂、炙剂、糖浆剂、片剂、冲服剂、注射剂,海绵剂,油剂、气雾剂、栓剂、霜剂等多种剂。

三、汤药煎煮法

汤剂是我国应用最早、最广泛剂型,将饮片制成汤剂的过程需要煎煮,而煎煮的好坏及服用方法涉及疗效的发挥,用药安全等问题。

1. **煎煮器具**　煎药的器具很多,首选有盖的陶瓷器皿如砂锅、瓦罐,因其化学性质比较稳定,不易与药物成分发生化学反应,从而保证了药物功效,且导热均匀,保暖性能好。其次是白色的搪瓷器皿或不锈钢锅代替,但切忌用铜、铁、锡等制成的器具。一方面,铜、铁、锡本身也是中药类,用之恐与病情不合;另一方面,这些金属元素与药液中的药物成分发生化学反应,轻则降低疗效,重则发生不良反应。

2. **煎前浸泡** 中药饮片煎前浸泡既有利于有效成分的充分溶出,又可缩短煎煮时间,避免因煎煮时间过长,导致部分有效成分耗损、破坏。一般复方汤剂加水搅拌后应浸泡以30～60分钟;以花、叶、草类为主的方剂,需浸泡20～30分钟;以根、茎、种子、果实类为主的方剂,需浸泡60分钟。夏天气温高,浸泡时间可短些,以免腐败变质;冬天气温低,浸泡时间宜长。浸泡药材的用水,以常温为宜,忌用沸开水。煎药前亦不可用水洗药,因为某些中药成分中含有糖等易溶于水的物质;还有些中药是经过炮制的,如添加蜜、醋和酒等,若用水洗,会丧失一部分有效成分,降低药效。

3. **煎煮用水** 古代医家十分重视,历代方药书中记载了许多种煎药用水,如东流水、井花水、甘澜水、潦水、泉水等。现在一般以水质纯净、矿物质少的自来水、井水、蒸馏水或纯净水作为煎药用水;经过反复煮沸或放置热水瓶中较久的水,不能作为煎药用水。

加水量应根据药物的性质、药量、吸水程度、煎煮时间而定。一般汤剂经水煎两次,其中70%～80%的有效成分析出,因此临床采用两煎法。加水方法是将药物均匀放入药锅内,看准药物表面的位置,第一煎(头煎)加水至高出药面3～5厘米,第二煎(返渣再煎)加水至高出药面2～3厘米处为宜。煎药时应一次加足,煎药过程中不可频频加水,如不慎将药煎煳后,应弃去,不可加水再煎后服用。

4. **煎煮火候** 火候,指火力的大小与火势急慢。煎煮火候的控制,主要取决于不同药物的性质和质地。煎一般的药宜先武火后文火,即未沸前用大火,沸后用小火保持微沸状态,以免药汁溢出或过快熬干。解表药及其他芳香性药物不宜久煎,以防有效成分挥发;滋补药宜先用武火煮沸后改用文火久煎,使有效成分充分煎出。

5. **煎药时间** 煎药时间主要根据药物和疾病的性质而定。煎药时间从水沸时开始计算。一般药物一煎需20～30分钟,二煎需10～20分钟;解表、芳香类药物,一煎需15～20分钟,二煎需10～15分钟;滋补类药物,一煎需40～50分钟,二煎需30～40分钟;有毒药物需久煎,约60～90分钟。药煎好后,用纱布将药液过滤取汁。

6. **应绞渣取汁** 药液滤出后,应将吸附有药液的药渣放入双层纱布或透水性能好的原色棉布中包好,待稍凉后,加压绞取药渣中所吸附的药液。因为一般药物加水煎煮后都会吸附一定药液,而已溶入药液中的有效成分可能被药渣再次吸附,如药渣不经过榨取汁就抛弃,会造成有效成分损失,尤其是一些遇高热有效成分容易损失而不宜久煎或煎两次的药物,药渣中所含有效成分所占比例会更大,所以绞渣取汁的意义也大。

7. **特殊煎药法**

一般药物可同时入煎,但部分药物由于性质、性能及临床用途、所需煎煮时间不同,入药方法也不同。

(1) **先煎** 难溶于水的药物,如贝壳类(珍珠、牡蛎等)、矿石类(生石膏、磁石等)等,因其有效成分不易煎出,应打碎先煎30分钟,再放其他药同煎;有毒药物,如附子、川乌、天南星等,久煎可降低毒性,也宜先煎后再入其他药同煎,以确保用药安全。泥沙多的药物(如灶心土等)和质轻、量大的药物(如芦根、毛根等)应先煎,澄清后取汁,以其汁代水再煎其他药物,称为"煎汤代水"。

(2) **后下** 气味芳香的药物,如薄荷、藿香、砂仁、钩藤等,其有效成分易于挥发,不宜久煎,应待其他药煎煮将成时再投入,煎沸几分钟即可。

137

（3）包煎　蒲黄、海金沙等药材质地过轻，煎煮时易漂浮在药液面上，或成糊状，不便于煎煮及服用；车前子、葶苈子等药材较细，又含淀粉、黏液质较多的药物，煎煮时容易粘锅、糊化、焦化；辛夷、旋覆花等药材有毛，对咽喉有刺激性，这几类药入药时宜用纱布包裹入煎。

（4）另煎　某些贵重的药材，如人参、西洋参、羚羊角等，为了保护其有效成分不被其他药渣吸附而造成浪费，应单独煎2～3小时，也称为"另炖"。煎好后，单独服用或兑入汤药中同服。

（5）烊化　胶质、黏性大和易溶的药物，如阿胶、蜂蜜、鹿角胶等，因煎煮时易于黏附于锅和其他药物上，应另行单独溶化，再与其他药物兑服。

（6）冲服　某些贵重药、细料药、量少的药和汁液性药物，如三七、牛黄、琥珀、沉香、竹沥等，不需煎煮，冲服即可。

（7）泡服　某些挥发性强、易出味的药，不宜煎煮，泡服即可。一般是将药物放入杯中，加开水泡10～15分钟，出味后服用，也有将药物放入刚煎煮好的中药汁液中泡服。

四、中药给药原则

1. 给药时间

（1）饭前服用　饭前胃府空虚，饭前服药可避免其与食物混合，有利于药物迅速进入肠道，充分发挥药效，故补益药、制酸药、开胃药宜在饭前服用。驱虫、攻下、逐水药宜清晨空腹服用。

（2）饭后服用　饭后胃中存有较多食物，可减少药物对胃的刺激，故消食导滞药及对胃肠道有刺激的药物（如抗风湿药）宜在饭后服用。

（3）睡前服用　安神药宜在睡前30～60分钟服用，以助安眠；涩精止遗药宜在临睡前服，以便治疗梦遗滑精；缓下剂宜在睡前服，利于翌日清晨排便。

（4）其他　调经药，宜在行经前数日开始服用，来月经后停服。有些病定时发作，只有发病前某时服用才能见效，如截疟药应在疟疾发作前2小时服用；当病情急险时，则不拘时服，或遵医嘱。

2. 服药方法
中药剂型种类多样，应根据患者的不同情况采取不同的服药方法。一般丸剂、片剂、胶囊、滴丸等用白开水送服，祛寒药可用姜汤送服，祛风湿药宜用黄酒送服，以助药力；散剂、丹剂、膏剂、细丸以及某些贵重细料药，可含服或用白开水或汤药冲服；呕吐患者在服药前先服少量姜汁，亦可先嚼少许生姜片或橘皮，预防呕吐，汤药应浓煎，少量多次服用；婴幼儿、危重患者，可将药调化后喂服，对于神志不清、昏迷、破伤风及其他不能进食者可行鼻饲法将药液或中成药调成药液注入胃中。

3. 服药剂量
一般病证每日服中药一剂，急症、高热、危重患者每天可酌情服药2～3剂，或遵医嘱服用。药力较强的如发汗药、泻下药，服药应适可而止，以得汗、得下为度，不必尽剂，以免汗下太过，损伤正气。呕吐患者服药宜小量频服。中成药根据剂型不同及要求可给予片、丸、粒、克等单位药物使用，小儿根据要求和年龄酌情减量。

4. 服药温度
一般汤剂宜温服，以免过冷过热对胃肠道产生刺激；寒证用热药宜热服；热证用寒药，如热在肠胃，患者欲冷饮者可凉服；如热在其他脏腑，患者不欲冷饮者，寒药仍以温服为宜；凉血、止血药宜冷服；发汗解表药、透疹药宜热服。

下　篇

中医临床病症的护理

第一章 中医辨证施护纲要

所谓辨证,是指在中医理论指导下,将望、闻、问、切四诊所收集的病史资料,通过分析、综合、归纳,辨清疾病的原因、性质、部位以及邪正之间的关系,概括、判断为某种证的诊断过程。辨证的目的是为论治提供可靠的依据。

中医学在历史上形成的辨证分类方法有多种,如八纲辨证、脏腑辨证、气血津液辨证等。其中,八纲辨证是总纲,脏腑辨证是各种辨证的基础,主要用于内伤杂病的辨证需要。

第一节 八纲辨证与施护要点

八纲,即阴、阳、表、里、寒、热、虚、实8个辨证的纲领。它是中医辨证方法中最基本、最常用的方法。掌握了八纲辨证,就能将错综复杂的证候表现加以概括,并执简驭繁地对疾病做出初步诊断。

八纲是从各种具体证候的个性中抽象出来的带有普遍规律的共性,即任何一种疾病,从疾病的类别来说,不属于阴证,便属于阳证。从疾病的部位深浅来说,不在表,就在里(或半表半里)。从疾病的性质来说,不属于寒证,便属于热证。从邪正斗争的关系来说,正气虚的称为虚证,邪气盛的称为实证。所以八纲辨证是概括性的辨证纲领,适应于临床各科的辨证。在八纲中,阴阳可以概括其他六纲,即表、热、实证为阳证,里、寒、虚证为阴证,所以阴阳又是八纲中的总纲。正如张景岳所说:"凡诊脉施治,必须先审阴阳,乃为医道之纲领,阴阳无谬,治焉有差?"

八纲辨证是从8个方面对疾病本质做出纲领性的辨别。但是,这不意味着八纲辨证只是把各种证候简单、截然地划分为8个类型。由于八纲之间不是彼此孤立,绝对静止不变的,而是相互间可有兼夹、错杂,可有中间状态,随病变发展而不断变化,如表里同病、虚实夹杂、寒热错杂、表证入里、里邪出表、寒证化热、热证转寒、实证转虚、因虚致实等。因此,临床辨证时,不仅要注意八纲基本证候的识别,更应把握八纲证候之间的相互关系,只有将八纲联系起来对病情作综合性的分析考察,才能对证候有比较全面、正确地认识,以便为治疗和护理指出方向。

一、表里证候的辨证施护

表里是辨别病位内外浅深和病势趋向的一对纲领。表与里是相对的概念,如体表与脏腑相对而言,体表为表,脏腑为里。脏与腑相对而言,腑属表,脏属里。经络与脏腑相对而言,经络属表,脏腑属里。经络中三阳经与三阴经相对而言,三阳经属表,三阴经属里。皮肤与筋骨相对而言,皮肤为表,筋骨为里等。因此,对于病位的内外浅深,都不可作绝对地理解。

一般而论，从病位上看，身体的皮毛、肌腠、经络相对为外，脏腑、骨髓相对为内。因此，从某种角度上说，外有病属表，病较轻浅。内有病属里，病较深重。从病势上看，外感病中病邪由表入里，是病渐增重为势进。病邪由里出表，是病渐减轻为势退。因此前人有病邪入里一层，病深一层，出表一层，病轻一层的认识。

1. **表证**　指六淫等邪气经皮毛、口鼻侵入机体，邪留肌表，正气（卫气）抗邪所表现的证候。表证主要见于外感疾病的初期，具有起病急、病情较轻、病程较短、有感受外邪的因素可查等特点。

（1）临床表现　恶寒或恶风，发热或自觉无发热，头身疼痛，苔薄白，脉浮，兼见鼻塞、流涕、喷嚏、咽喉痒痛，咳嗽等症。

（2）病机概要　由于六淫之邪气客于肌表，阻遏卫气的正常宣发，正邪相争，则郁而发热。卫气受遏，失其温煦肌表的功能，肌表得不到正常的温煦，故出现恶寒的症状。邪气郁于经络，气血运行不畅，以致头身疼痛。肺主皮毛，鼻为肺窍，咽喉为肺气之通道，邪气从皮毛、口鼻而入，内应于肺，肺失宣降，故出现鼻塞流涕，咽喉痒痛，咳嗽等症。病属轻浅，故舌象无明显变化，乃呈薄白苔；正邪相争于表，脉气鼓动于外，故脉浮。

（3）治疗原则　辛散解表

（4）辨证要点　表证见于外感病的初期，临床以恶寒发热并见、苔薄白、脉浮为辨证依据。由于感受的邪气不同、患者的体质不同，表证又有表寒、表热、表虚的不同，其鉴别要点见表1-1。

表1-1　表证的寒热虚实鉴别

表证类别	病因	鉴别要点
风寒表实证	风寒	恶寒重，发热轻，无汗，头身痛，苔薄白，脉浮紧
风寒表虚证	风邪	恶风，发热，汗出脉浮缓
风热表证	风热	发热，微恶风寒，口微渴，咽喉痛，苔薄黄，脉浮数

（5）护理措施

1）病情观察：注意观察寒热、汗、苔脉的变化，以区别表寒、表热、表虚、表实。表寒证，无汗，恶寒重，发热轻，苔薄白，脉浮紧。表热证，恶寒轻，发热重，或有汗，苔薄黄，脉浮数。表虚证，恶寒或恶风，有汗或微汗，苔薄白质淡，脉浮细无力。

2）生活起居护理：环境安静，病室内空气新鲜，温湿度适宜。温度以18～20℃为宜，湿度以60%为宜。随病情以及天气的变化增减衣褥，应防吹对流风，忌寒凉闭汗或汗出当风，汗湿衣服及时更换，以免邪遏于里不得达外。患者一般应注意休息，症状较重者应卧床。愈后应注意经常锻炼身体，以增强体质，提高抗病能力。对感受疫疠邪气致病者，应注意呼吸道隔离。

3）用药护理：解表发汗药，虽然有辛温、辛凉之别，但多属于辛散轻扬之品，不宜久煎，药宜加水浸泡后武火急煎，沸后5～10分钟即可。药宜温服，服药后静卧盖被，并饮适量热汤以助汗出。表寒表实证，药后可饮适量热汤以取汗；表虚证患者，药后可饮热粥，益胃气、养津液，以助汗出。服解表药后1～2小时，重点观察汗出的情况。药后以微汗为宜，不可过汗,以免伤正气。汗出热退,表解身凉,不必再进解表药。汗出不彻,寒热不退,为表证未解,药力不济,应继服解表药;如汗出过多,要停服,并根据情况及时处理,如年老体弱汗过多易出现虚脱,阳虚或阴虚者禁止单纯发汗。

4)饮食护理:以补膳食为宜,多食用清淡易消化的半流质或软食之类食物,忌肥甘厚味、生冷之品,以免恋邪伤正。表寒证,可用姜、葱、蒜、胡椒等作为调味品,以辅助药力散寒祛邪。表热证患者可适量饮用清凉饮料或水果。汗出而热未退尽时,要注意不能让患者吃得过饱。

5)对症护理:头痛者可针刺合谷、太阳、风池穴,或耳压脑、额、枕、神门,每次取 2～3 穴;无汗、发热者,在服药同时可配合针刺曲池、大椎、合谷等穴。表寒证,还可推拿背部膀胱经。咽痛、口干者可用芦根 30～60 克煎汤代茶饮。

6)护理该类患者时要注意慎用物理降温。"疮家""淋家""鼻衄家""出血家"禁发汗或慎用。

2. **里证**　指病变部位在内,由腑脏、气血、骨髓等受病所反映的证候。里证的成因,大致有 3 种情况:①表证进一步发展,表证不解,病邪传里,侵犯脏腑形成里证。②外邪直接入里,侵犯脏腑而发病,即所谓"直中"为病。③情志内伤、饮食不节、劳倦过度等因素,直接损伤脏腑,或脏腑气机失调,气血津液受病而出现的各种证候。里证与表证相对而言,其概念非常笼统,范畴非常广泛,病因复杂,可以说凡非表证及半表半里证的特定证候,一般都可属于里证的范围,即所谓"非表即里"。里证多见于外感病的中、后期阶段或内伤疾病中。

里证的范围极为广泛病位虽然同属于里,但仍有浅深之别,一般病变在腑、在上、在气者,较轻浅;在脏、在下、在血者,则较深重。

(1)临床表现　由于里证的范围极为广泛,涉及寒热虚实及各个脏腑,因此所表现的证候也不同。如壮热,烦躁神昏,口渴,腹痛,便秘或呕吐,小便短赤,苔黄或白厚腻,脉沉等。凡非表证均是里证。不同的里证,可表现为不同的证候,但其基本特点是无恶寒发热,以脏腑症状为主要表现,起病可急可缓,一般病情较重,病程较长。详细内容见寒热虚实辨证及脏腑辨证。

(2)病机概要　以上所列仅是寒热虚实以及脏腑各种里证中可能出现的一些常见症候。如壮热,为热邪内传入里,或寒邪化热入里,或脏腑阳盛,里热炽盛所见;热邪灼伤津液,则口渴喜饮,小便短赤;热扰心神,则烦躁神昏;若寒邪直中脏腑或寒湿之邪直犯脾胃,寒邪凝滞中焦,则腹痛;寒湿困阻脾胃,脾胃运化失司,则腹泻;胃失和降则呕吐;舌红苔黄腻或白厚腻,脉沉均为疾病在里。

(3)治疗原则　以"和里"概括。可根据寒、热、虚、实等具体病症的不同,分别选方用药。

(4)辨证要点　里证多见于外感病的中、后期阶段或内伤疾病中。具有病位深、病因复杂、病程长的特点。临床以但热不寒或但寒不热、舌象有变化、脉沉为辨证依据。

(5)护理措施

1)病情观察:根据里证中的一些常见症候给予相应的观察。如高热患者,注意观察体温、神志、呼吸、血压等症状。若声高气粗,腹胀便结,疼痛拒按,心烦不安,甚至胡言乱语,苔厚,脉沉实的实热证,应密切观察神志、瞳孔、汗出、血压、脉象的变化,以防止"卒中"及"痉证"发生。

2)生活起居护理:病室应安静,整洁,室内空气流通。随病情的不同以及气候的变化增减衣被,患者避免直接吹风,注意休息,病情严重者绝对卧床休息。如潮热盗汗,手足心热,两颧红赤,虚热表现者要注意休息,秋冬季节晚上应早睡,以"秋冬养阴",适应四时气候变化。注意皮肤及口腔的卫生。根据每个患者的病情轻重,体质强弱,做适当的活动。如打太极拳、做内养功、练气功等,以利于经络通畅,营卫气血调和,加快病情恢复。

3)情志护理:由于患者的性格、病情、环境、经济条件、家庭情况等不同,造成患者的思想情绪也不一样。为此,护理人员要充分了解各方面的情况,有的放矢,用不同的方法进行精神护理。如部分或全部失去生活自理的患者,精神压力很大,忧心忡忡,护理人员则应满腔热忱、耐心地做好护理工作。对意志脆弱,多愁善感、多焦虑不安者,护理人员必须因人而异,做好思想工作,以促使疾病早日恢复。危重患者,多悲观失望,则要给予其鼓励,在生活上多关心照顾,帮助洗脸、擦浴、洗脚等,使患者感到温暖。

4)饮食护理:根据不同的病症给予不同的饮食护理。四肢不温、畏寒喜暖,少腹坠胀拒按,面部水肿,舌淡苔白,脉滑沉而弱,实寒甚者,饮食上注意调护,可食"薏米粥"、"黄芪母鸡汤"、"红茶"、"山药小米粥"。畏寒肢冷,恶心呕吐,口不渴,腹痛,大便溏,舌质淡,苔白脉沉迟,里寒者,饮食宜温热,可食糯米饮,常饮"桂圆汤"、"姜糖红茶",以祛寒健脾,忌食生冷。若是发热,口渴,目赤唇红,烦躁不宁,大便秘结,小便黄,舌质红,苔黄,脉沉数,邪热内盛,应适量饮用绿茶、菊花晶、西瓜汁、绿豆汤等,以清热生津止渴。若潮热盗汗,手足心热,两颧红赤,体内阴液亏虚者,可多食鱼类,豆制类,海产类,蛋类等食品,以滋阴养血。咽干口渴欲饮者可给绿茶,绿豆汤等以养阴生津,清热止渴。

5)对症护理:腹部冷痛,可艾灸神阙、气海、关元及足三里。大便秘结,番泻叶泡水代茶饮,或大黄元明粉泡水内服以通腑泄热。若脱肛不收者,要注意肛门卫生,便后应温水清洗,若高热者,可刮痧,针刺曲池、大椎,以清内热。

3. 表证和里证的鉴别要点　表证和里证的鉴别,主要着眼于寒热表现、脏腑症状是否突出以及舌象、脉象的变化(见表1-2)。

表1-2　表证和里证的鉴别要点

鉴别证型	病位	病程	寒热表现	脏腑症状	舌象	脉象
表证	浅	短	恶寒发热	头身痛、鼻塞、喷嚏、咽喉不适	少有变化	浮
里证	深	长	但热不寒,但寒不热或无寒热	咳喘、心悸、腹痛、呕泄、烦躁	有变化	沉

二、寒热证候的辨证施护

寒热是用于概括和辨别疾病性质的一对纲领。《素问·阴阳应象大论》说:"水火者,阴阳之征兆也。"《景岳全书·传忠录》说:"寒热者,阴阳之化也。"《类经·疾病类》亦说:"水火失其和,则为寒为热。"说明寒热较突出反映了疾病中机体阴阳的偏盛偏衰,病邪基本性质的属阴属阳,而阴阳是决定疾病性质的根本,所以说寒热是辨别疾病性质的纲领,同时寒热辨证还是提供使用温热药或寒凉药的依据,所谓"寒者热之,热者寒之"。

病邪有阳邪和阴邪之分,正气有阳气与阴液之别。阴邪致病容易导致机体阴气偏盛而

第二军医大学出版社

阳气受损，或是阳气虚衰而阴寒内盛，均可表现为寒证。阳邪致病导致机体阳气偏盛而阴液受伤，或是阴液亏损则阳气偏亢，均可表现为热证。《黄帝内经》记载："阳盛则热，阴盛则寒"，《素问·调经论》说："阳虚则外寒，阴虚则内热"，即是此义。这也说明，从分析病邪的属阴属阳与分析机体阴阳的盛衰，所得寒证，热证的认识是基本一致的。

1. **寒证**　指感受寒邪，或阴盛阳虚所表现的证候。多因外感寒邪或内伤久病阳气受损或多食寒凉生冷所致。

（1）临床表现　恶寒畏冷、肢凉冷痛、喜暖，肢冷倦卧，口淡不渴，痰、涎、涕清稀，小便清长，大便稀溏，面色晄白，舌淡苔白而润，脉迟或紧等。

（2）病机概要　寒证多由外感阴寒之邪，或因内伤久病，阳气耗伤，阴邪内盛所致。阳气不足或寒邪侵袭，伤及阳气，不能温煦周身，故见恶寒喜暖，肢冷倦卧；阴寒内盛津液未伤，所以口淡不渴；阳虚不能温化水液，以致分泌物清晰，小便清长；若寒邪伤脾，或脾阳久虚，则运化失常见大便稀溏；阳虚血运乏力则面色白而脉迟；阳虚不化，寒湿内生则舌淡苔白而润滑。寒性收引，血脉收缩而见紧脉。

（3）治疗原则　温以祛寒。

（4）辨证要点　以冷、白、清晰、润、静为主要临床表现。

（5）护理措施

1）病情观察：注意观察患者面色、寒热喜恶，肢体温凉，口渴与否等情况。另外要注意舌脉象以及涎、涕、痰、尿、便等排泄物的观察。

2）生活起居护理：患者宜居处向阳、通风、洁静、室温适度之处。平时要注意防寒保暖，忌冷，根据具体病情适当添盖衣被。

3）情志护理：对病程长，病情较重的患者，要注意安定患者的情绪，使其保持良好的精神状态，使气机调畅。

4）饮食护理：寒证患者饮食宜温热性，忌生冷瓜果，油腻之品，卒中寒邪所患的表证或里寒证，宜用姜糖水趁热服下，或在食用的菜汤中多加些姜、葱、胡椒粉等辛散之品，服后避风取汗，以助驱邪外出。若为虚寒证患者，可用"山药、腰花"，"羊肉、扁豆、糯米"，"枸杞炒肉丝"等温补类药膳，以调理血气，温补肾阳，助阳散寒。

5）用药护理：寒证多用辛温燥热之品，中病即止，以免辛热之品过用伤阴。药宜温服，每日1剂，日服2次或遵医嘱。

6）对症护理：风寒痹证患者，关节疼痛，注意保暖的同时，可配合针灸、拔火罐。若虚寒型胃脘痛患者，可在胃脘部用棉兜保暖。

2. **热证**　指感受热邪，或阳盛阴虚，人体机能活动亢进所表现的证候。多因外感火热之邪、五志化火、七情内伤，郁而化热、饮食不节，郁积化热、久病阴液耗损，阴虚阳亢所致。

（1）临床表现　发热喜凉，恶寒喜冷，口渴喜冷饮，烦躁不安，痰、涕黄稠，小便短赤，大便干结，面红目赤，舌红苔黄，干燥少津，脉数等。

（2）病机概要　热证多由外感火热之邪，或七情过激，郁而化火；或饮食不节，积蓄为热；或房室劳倦，劫夺阴精，阴虚阳亢所致。阳热偏盛，则发热喜凉。热盛津伤则需引水自救，所以口渴喜冷饮。热扰心神，则烦躁不安。津液被阳热煎熬，则分泌物黄稠。大热伤阴，津液被耗，故小便短赤。肠热津亏，势必大便干结。火性上炎，则见面红目赤。舌红苔黄为热象，苔干少津是阴伤。阳热亢盛，加速血行，故见数脉。

（3）治疗原则　清热泻火。

（4）辨证要点　以热、赤、黄、干燥、动为主要临床表现。

（5）护理措施

1）病情观察：严密观察发热、出汗、神志、食欲、二便、斑疹、出血、舌脉象等，并详细记录生命体征等情况。另外，观察是否有真寒假热、真热假寒的出现。

2）生活起居护理：病室宜空气新鲜，温度适宜，清洁卫生。天热季节，病房要有良好的通风和降温设备，床上要凉爽，透气性好，根据患者发热程度，调节室内温度，以及病员衣被的更换。里证热不退者，可采用物理降温方法，如冰袋降温、酒精擦浴等，对时邪疫疠患者，要做好消毒隔离，防止交叉感染。病室可用中药烟熏亦可配合西医护理消毒措施。患者食用的一切物品均要进行消毒，要严格控制探访人员。对于病情较重，生活上不能完全自理的患者，协助搞好生活及个人卫生，如协助洗脸、刷牙、擦浴、洗头等，特别是因高热神志不清的患者，要注意预防褥疮及意外事故的发生。

3）情志护理：热证患者情绪易于激动，护理人员必须安定情绪，使其安心配合治疗。

4）饮食护理：饮食宜新鲜清凉，忌食辛辣，滋腻动风之品，如患者烦热口渴者，可多饮清凉饮料，或多食西瓜、梨、苹果及一些蔬菜等食品。此外，藕粉、绿豆汤、果汁等也可服用，以助清热生津。鼓励患者多饮水。

5）用药护理：清热、解毒之剂，宜凉服或微温服。其煎煮之法，视药物不同，要求也有别，如白虎汤中的生石膏要先煎，然后再加入其他药，煎沸后约 10～15 分钟，取汁服。又如普济消毒饮中兼有辛凉之品，煎煮时间要求稍短，取汁服。每日服一剂，上下午各一次。根据病情需要，可遵医嘱加服，服药相隔时间约 3 小时左右。

6）对症护理：高热患者，除用冰袋降温、酒精擦浴等物理降温外，亦可针刺大椎、合谷、曲池，以达到清热降温的目的。热扰心神者，可用紫雪丹或安宫牛黄丸等，以清肝开窍。热毒内盛，腹气不通者，可加用生大黄浸液，以通便泻火。咽喉肿痛、口舌糜烂用锡类散、冰硼散等吹喉及口腔。若温热之邪内迫营血，出现耗血动血之鼻衄、齿衄、呕血、便血等，可用云南白药、三七粉、白芨粉等应急处理，亦可采用止血剂静脉滴注。

3. 寒证和热证的鉴别要点　主要着眼于患者寒热喜恶、四肢冷暖、口渴与否、面色、二便、舌脉象等变化（见表 1-3）。

表 1-3　寒证和热证的鉴别要点

鉴别要点	寒证	热证
寒热	怕冷喜暖	发热喜凉
四肢	冷	热
口渴	不渴喜热饮	口渴喜冷饮
面色	苍白	红赤
小便	清长	短赤
大便	稀溏	干结
舌象	舌淡苔白润	舌红苔黄干
脉象	迟	数

145

三、虚实证候的辨证施护

虚实是辨别邪正盛衰的一对纲领,虚与实主要是反映病变过程中人体正气的强弱和致病邪气的盛衰。《素问·通评虚实论》说:"邪气盛则实,精气夺则虚。"虚主要指正气不足,实主要指邪气亢盛。所以实与虚是用以概括和辨别邪正盛衰的两个纲领。

由于邪正斗争是疾病过程中的根本矛盾,阴阳盛衰及其所形成的寒热证候,亦存在着虚实之分,所以分析疾病中的邪正虚实关系,是辨证的基本要求,因而《素问·调经论》有"百病之生,皆有虚实"之说。通过虚实辨证,可以了解病体的邪正盛衰,为治疗提供依,所谓"虚者补之,实者泻之"。实证宜攻邪,即取其有余,虚证宜补正,即益其不足,虚实辨证准确,攻补方能适宜,才能免犯虚虚实实之误。

1. 虚证 是对人体正气虚弱、不足为主所产生的各种虚弱证候的概括。虚证反映人体正气虚弱、不足而邪气并不明显的一类证候。虚证的形成,有先天不足和后天失调两个方面,以后天失调为主。如久病失治,损伤正气;饮食失调,脾失健运,后天不足;七情劳倦,伤及脏腑;房事过度,耗伤肾中精气等,都可导致"精气夺则虚"。

人体正气包括阳气、阴液、精、血、津液、营、卫等,故阳虚、阴虚、气虚、血虚、津液亏虚、精髓亏虚、营虚、卫气虚等,都属于虚证的范畴。

(1) 临床表现 由于虚证有气虚、血虚、阴虚、阳虚证等多种证候的不同,所以临床表现极不一致,很难概括全面,常见有面色苍白或委黄,精神委靡,身疲乏力,心悸气短,形寒肢冷或五心烦热,自汗盗汗,大便溏泄或滑脱,小便频数或失禁,舌淡胖嫩,少苔或无苔,脉虚无力等。具体见表1-4。

(2) 病机概要 由于先天不足,后天失养所致。气虚致推动作用减弱,所以气少懒言,身疲乏力。气虚卫外不固,则自汗。血虚不能上荣头面,故面色苍白或萎黄,唇舌淡白。血虚不能濡养筋脉,则爪甲色淡,肢体麻木。血虚不能充盈于脉,故脉细无力。阴虚不能制阳,失去其濡养、滋润作用,虚热内生,故见五心烦热,心烦心悸,面色萎黄盗汗等症。阳气虚,虚寒内生,失去温运、固摄的功能,所以出现形寒肢冷,面色苍白,口淡不渴,尿清便溏等症。阳虚则阴寒盛,故舌淡胖嫩,脉虚无力。气血两虚,经脉不能蒸化水津,阴津亏虚无以滋养上承,所以舌上少苔或无苔。

表1-4 气虚、血虚、阴虚、阳虚的鉴别

证候	共同症状	不 同 表 现
气虚	气短,乏力	气少懒言,身疲乏力,自汗
血虚	精疲,心悸	面色苍白或萎黄,唇甲色淡,肢体麻木,舌淡,脉细
阴虚	舌淡,脉细	五心烦热,两颧潮红,盗汗,口咽干燥,舌红少苔,脉细数
阳虚	脉虚	形寒肢冷,口淡不渴,尿清便溏,面色苍白,舌淡胖嫩,脉虚无力

(3) 治疗原则 补虚扶正。

(4) 辨证要点 正气不足,起病缓慢,病程长。

(5) 护理措施

1) 病情观察:观察患者的神、色、形态、汗出、疼痛性质,二便及舌脉象的变化,以区分表

虚、里虚、虚寒、虚热。如精神不振,面色淡白,少气乏力,畏寒肢冷,腹痛喜按,大便溏薄,小便清长,舌质淡嫩,脉微或沉迟无力为虚寒证;心烦失眠,口咽干燥,潮热盗汗,大便干结,舌红脉细数为虚热症。

2) 生活起居护理:虚证患者居处宜安静,空气新鲜,阳光充足,温湿度适宜。平时应注意气候变化,防止感冒。指导患者结合自身体质情况,选择锻炼方式,注意"春夏养阳","秋冬养阴",以增强体质。适应四时变化,生活有规律,起居有常,避免过度疲劳,以免耗伤心气。对大小便失禁患者要及时更换床单衣裤,以免损伤皮肤发生褥疮。

3) 情志护理:虚证患者体弱,病程长,护理人员要有良好的服务态度,工作主动热情,态度和蔼亲切,鼓励他们保持乐观、开朗、舒畅的心情,积极配合治疗。同时要适当参加锻炼,避免恼怒、抑郁、思虑等精神刺激。

4) 饮食护理:加强营养,根据气、血、阴、阳亏损的不同,给予相应的饮食护理。阳虚、气虚、血虚的患者,宜食温补之类的膳食。如枸杞炒肉丝,牛羊肉汤等。阴虚或血燥的患者,宜用清补之类的饮食。如百合,绿豆,银耳等。阳气虚者忌生冷瓜果之类的食品。阴虚患者忌辛辣、油炸、煎炒等温燥动火伤阴之品。

5) 服药护理:虚证患者,服药时间长,有厌药心理,故当浓煎中药,少量多次服,在餐前或餐后1~2小时温服,以免影响饮食。

6) 对症护理:虚证腹痛可用热水袋热敷,或艾灸关元、气海、足三里等穴,若脾虚所致的腹胀可用小茴香温熨腹部或灸中脘、足三里、天枢等穴位以温阳行气。虚证发热,宜针刺,不宜物理降温。

2. 实证　是对人体感受外邪,邪气过盛或体内病理产物蓄积,如气滞血瘀、痰饮水湿凝聚、虫积、食滞等,致脏腑功能活动失调所形成的各种临床证候的概括。实证以邪气充盛、停积为主,但正气尚未虚衰,有充分的抗邪能力,故邪正斗争一般较为剧烈,而表现为有余、强烈、停聚等特点。

实证范畴非常广泛,寒邪、风邪、暑邪、湿邪、热邪、燥邪、疫毒为病,痰、饮、水气、食积、虫积、气滞、血瘀、脓等病理改变,一般都属于实证的范畴。临床上一般是新、暴病多实证,病情激烈者多实证,体质壮实者多实证,故《难经·四十八难》有"急者为实"、"人者为实"的说法,《类经·疾病类》亦说"凡外入之病多有余,如六气所感,饮食所伤之类也。"

(1) 临床表现　由于感邪性质的差异,致病的病理产物不同,以及病邪侵袭、停积部位的差别,因而各自有着不同的证候表现且极不一致。主要为发热烦躁,甚至神昏谵语,腹胀痛拒按,胸闷气粗,痰涎壅盛,大便秘结,小便不利,脉实有力,舌苔厚腻等症。

(2) 病机概要　一是外感六淫邪气,二是脏腑功能失调,代谢障碍,以致痰饮、水湿、瘀血等病理产物停留体内所致。邪气过盛,正气与之抗争,阳热亢盛,故发热;实邪扰心,或蒙蔽心神,故烦躁甚至出现神昏谵语;实邪积于肠胃,腑气不通,故腹胀满疼痛拒按,大便秘结,所谓"拒按则实";热邪阻肺、肺失宣降而胸闷、呼吸气粗;痰盛者,可见痰声辘辘;实邪注于膀胱,水湿内停,阻遏膀胱气化,故小便不利;邪正相争,搏击于血脉,故脉盛有力;湿浊蒸腾,故舌苔多见厚腻。

(3) 治疗原则　泻实祛邪。

(4) 辨证要点　邪盛正不虚;起病急,病程短,表现为亢盛有余的证候。

147

（5）护理措施

1）病情观察：注意观察患者神色、寒热、疼痛的性质、部位、持续时间，以及出汗，口渴等情况，注意辨别虚实的真假。密切观察患者体温、呼吸、脉搏、血压、二便、苔脉的情况，谨防出现危证。

2）生活起居护理：保持病室空气新鲜、流通，温湿度适宜，且要清洁，安静。患者宜卧床休息，烦躁者要慎防坠床。

3）情志护理：实证患者一般起病急，病程短，大多数患者思想顾虑较多，精神紧张。故护理人员应对患者及其家属耐心、细致的进行解释，解除其思想顾虑，增强治病的信心，使其保持情绪安定，以配合治疗，促进患者早日恢复健康。

4）饮食护理：饮食宜清淡、易消化，忌辛辣刺激肥甘肥厚之品。根据病情，给予流汁、半流、软食等。腹痛患者，饮食宜有节，循序渐进。

5）服药护理：遵循"实则泻之"的理论，采取各种泻下的方法，泻实祛邪，服药应及时，加强药后观察，中病即止。攻下药沉降下行，宜清晨空服，且凉服中药，药温 20～25℃为宜，以助泻热之功，使药达病所，易于奏效。

6）对症护理：实寒腹痛可隔姜灸神阙，针刺足三里、中脘，用泻法。亦可用沉香、元胡粉各 15 克吞服，另可用热水袋或炒盐热熨腹部。便秘患者，应注意让其养成定时排便的习惯，可指导其清晨或睡前按顺时针方向做腹部按摩，以促进肠蠕动。患者宜食清凉、润滑、富含膳食纤维的食物，如苦瓜、黄瓜等，清晨空腹可饮淡盐水或蜂蜜水。实热证之高热，便结，可参照热证的护理。

3. **虚证和实证的鉴别要点**　主要从患者的形体盛衰，精神好坏，声音气息的强弱，痛处喜按与拒按，二便以及苔脉来鉴别（见表 1-5）。

表 1-5　虚证和实证的鉴别

鉴别要点	虚证	实证
病程	久病	新病
体质	虚弱	壮实
形态	精神委靡，身倦乏力，气弱懒言	精神兴奋，声高气粗
疼痛	喜按	拒按
二便	大便稀溏小便清长	大便秘结小便短赤
舌象	舌淡嫩少苔	苔厚腻
脉象	细弱	实而有力

四、阴阳证候的辨证施护

阴阳是概括证候类别的一对纲领，可以概括其他三对纲领，故又是八纲辨证的总纲。证候虽然复杂多变，但总不外阴阳两大类，而诊病之要也必须辨明其属阴属阳，因此阴阳是八纲的总纲。根据阴阳学说中阴与阳的基本属性，临床上凡兴奋、躁动、亢进、明亮等表现的表证、热证、实证都可归属为阳证。凡见抑制、沉静、衰退、晦暗等表现的里证、寒证、虚证可归属为阴证。

由于中医学中的阴阳不仅是抽象的哲学概念，而且已经有了许多具体的医学内容，如阳气、阴液、心阴、脾阳等,都是有实际内容的医学概念。所以,阴阳辨证又包含有具体的辨证内容,其主要有阴虚证、阳虚证、阴盛证、阳盛证,以及亡阴证、亡阳证等。此外,阳亢证、虚阳浮越证等,亦可是阴阳失调的病理变化。所谓阴盛证实际是指实寒证,所谓阳盛证实际是指实热证。

1. **阴虚证** 阴虚证是指体内津液精血等阴液亏少而无以制阳,滋润、濡养等作用减退所表现的虚热证候。属虚证、热证的性质。

(1)临床表现 形体消瘦、五心烦热、潮热颧红、盗汗、口燥咽干、小便短黄、大便干结、舌红少津少苔、脉细数等,并具有病程长,病势缓等虚证的特点。

(2)病机概要 阴液亏耗,机体失于濡养,故形体消瘦;阴虚则阳亢,虚热内生,甚则阴虚火旺,则见五心烦热、潮热颧红、盗汗;阴液不足,失于滋润,故口燥咽干、小便短黄、大便干结;舌红少津少苔、脉细数均为阴虚内热之舌体。

(3)治疗原则 养阴清热。

(4)辨证要点 以潮热、颧红、盗汗、舌红少苔、脉细数等为辨证依据。

(5)护理措施

1)病情观察:观察患者的生命体征、汗出、饮食、二便以及舌苔脉象的变化。

2)生活起居护理:病室内光线充足,空气流通,安静整洁。根据患者的病情轻重,体质强弱和个人爱好,做适当的活动。平时要注意防寒保暖,加强生活调摄,忌劳累,息妄想,戒房室。注意口腔清洁,早晚用温盐水或漱洗剂漱口。

3)情志护理:心烦焦躁者须耐心开导,让患者安定情绪,消除其顾虑,教育患者树立乐观情绪。

4)饮食护理:饮食宜富有营养,多食新鲜蔬菜、水果,忌食辛辣、动火伤阴之品,禁吸烟、饮酒。根据自身的情况,可食用一些滋阴清热的药膳。如银耳15～20克、鸽蛋1～2枚,冰糖适量,煎汤服食;海参、甲鱼适量清炖或配菜作佐餐食用。根据胃纳情况,酌情食用梨子、枇杷、梅子等养阴生津的水果。

5)对症护理:对于盗汗者,应避免室温过高,衣被不要盖的太暖,以免引起出汗。出汗后用毛巾擦身,及时更换潮湿的衣服。亦可用煅牡蛎、煅龙骨研粉,纱布包扎,用以扑身,有止汗之效。注意寒温调节,须防汗后受凉感冒。

2. **阳虚证** 阳虚证是指体内阳气亏损,机体温煦、推动、蒸腾、气化等作用减退所表现的虚寒证候,属虚证、寒证的性质。

(1)临床表现 畏冷,四肢不温,面色㿠白,口淡不渴,或渴喜热饮,可有自汗,小便清长或尿少水肿,大便溏薄,舌淡胖,苔白滑,脉沉迟(或为细)无力为常见证候,并可兼有神疲、乏力、气短等气虚的证候,多见于病久体弱者,病势一般较缓。

(2)病机概要 阳气不足,温煦失职,故畏寒肢冷;气血运行无力,不能上荣头面,故面色㿠白;阳气虚衰,阴寒内生,口淡不渴,或渴喜热饮;阳气不足,气化不利,水湿内停,溢于肌肤,故尿少水肿;舌淡胖,苔白滑,脉沉迟(或为细)无力为阳虚阴寒内盛之征象。

(3)治疗原则 温补阳气。

(4)辨证要点 以气虚伴有畏寒肢冷、舌淡、脉沉迟无力为辨证依据。

(5)护理措施

1)病情观察:密切观察患者的脉搏、血压、汗出、二便及舌苔,脉象的变化。

第二军医大学出版社

2）生活起居护理：病室宜通风向阳温暖，空气新鲜，做到起居有节，注意以休息为主，避免劳累。

3）情志护理：积极疏导，帮助患者树立战胜疾病的信心和勇气。

4）饮食护理：饮食宜食温养之品，可选羊肉、狗肉、桂圆等，忌寒凉、生冷之品。有泄泻的患者，应忌油腻、粗硬及其他不易消化的食物。

5）对症护理：脾阳虚，腹痛泄泻，完谷不化者，可配合针灸或按摩关元、气海、足三里；肾阳虚，五更泄泻者，可予吴茱萸 15 克、五味子 60 克同炒研末，每晨服 6 克，米汤送下。

3. 亡阴证　亡阴证是指体内阴液大量耗损，阴液严重亏乏而将欲竭所表现出的危重证候。多为久病阴亏，或高热不退，汗、吐、泻太过，严重烧伤等原因所致。

（1）临床表现　汗热味咸而黏，如珠如油，身灼肢温，虚烦躁扰，恶热，渴喜冷欲饮，皮肤皱瘪，小便极少，面色赤，唇舌干燥，脉细数等。

（2）病机概要　由于阴液欲绝，或仍有火热阳邪内炽，故见汗出如油；由于阴液暴失，故皮肤皱瘪，小便极少；虚火内积，故身灼肢温，虚烦躁扰，恶热；脉细数，面赤唇焦等一派阴竭而虚热内盛的证候。

（3）治疗原则　救阴敛阳。

（4）辨证要点　以大汗热而黏，身热，虚烦躁扰，脉细数为辨证依据。

（5）护理措施

1）病情观察：密切观察患者的神志、寒热、面色、脉搏、血压、小便等情况。

2）生活起居护理：按危重病护理，去枕平卧位，不宜搬动。病室保持安静通风，温湿度适宜。

3）对症护理：根据患者所出现的情况，作出相应的处理，如汗出过多，则要更换汗浸的衣褥；烦躁者，防止坠床，并给予及时吸氧。

4. 亡阳证　亡阳证是指体内阳气极度衰微而表现出阳气欲脱的危重证候。多为久病阳虚，或因阴寒之邪极盛而致阳气大伤，或因大汗、失精、大出血等阴血消亡而阳随阴脱，或因剧毒刺激、严重外伤、瘀痰阻塞心窍等而使阳气暴脱等原因所致。

（1）临床表现　冷汗淋漓、汗质稀淡、神情淡漠，肌肤不温，手足厥冷，呼吸气微，面色苍白，舌淡而润，脉微欲绝等。

（2）病机概要　由于阳气极度衰微而欲脱散，失却温煦、固摄、推动之能，故见冷汗、肢厥、面色苍白、神情淡漠、息弱、脉微等垂危病状。

（3）治疗原则　回阳救逆。

（4）辨证要点　以冷汗淋漓、面色苍白、四肢厥冷、脉微欲绝为辨证依据。

（5）护理措施

1）病情观察：密切观察患者的神志、面色、脉搏、血压、汗出情况。从观汗、四肢、舌象、脉象等情况辨亡阴亡阳。如汗出热粘咸味，肢温热，舌红而干为亡阴，大汗淋漓，汗出稀凉而味淡、四肢厥冷，舌淡脉微欲绝为亡阳。

2）生活起居护理：按危重病护理，注意保暖。去枕平卧位，不宜搬动。

3）用药护理：独参汤口服或鼻饲。

4）对症护理：可针灸神阙、关元、百会、气海等穴。

5. 亡阴和亡阳的鉴别要点　由于阴阳是互根的，阴竭则阳气无所依附而散越，阳亡则阴液无以化生而告竭,故两者常相互影响,在短时间内往往是阴阳皆亡。

亡阴和亡阳可从汗出、四肢、面色、舌象、脉象等方面鉴别(见表1-6)。

表1-6　亡阴证和亡阳证的鉴别要点

鉴别要点	亡阴证	亡阳证
大汗出	热汗而黏	冷汗淋漓
四肢	手足温	四肢厥冷
面色	面色潮红	面色苍白
舌象	舌红	舌淡
脉象	细数无力	脉微欲绝

总之,疾病的表现尽管极其复杂,但基本都可以归纳八纲之中,疾病总的类别,有阴证,阳证两大类;病位的深浅,可分在表在里;阴阳的偏颇,阳盛或阴虚则为热证,阳虚或阴盛则为寒证;邪正的盛衰,邪气盛为实证,正气衰为虚证。因此,八纲辨证就是把千变万化的疾病,按照表与里、寒与热、虚与实、阴与阳这种朴素的两点论加以分析,使病变中各个矛盾充分揭露出来,从而抓住其主要矛盾。

八纲之间不是彼此孤立、绝对对立、静止不变的,而是相互间可有间夹、错杂,可有中间状态,并随病变发展而不断变化,如表里同病、虚实夹杂、寒热错杂、表证入里、里邪出表、寒证化热、热证转寒、实证转虚、因虚致实等。因此,临床辨证时不仅要注意八纲基本证候的识别,更应把握八纲证候之间的相互关系,将表、里、寒、热、虚、实、阴、阳八纲联系起来对病情做综合分析考察,这样才能对证候有比较全面、正确的认识,从而为治疗和护理指明方向。总之,临床运用八纲的顺序是:首先辨别表里,找出病变的部位;其次辨别寒热,分清病证的性质;然后辨别虚实,诊察邪正盛衰状况;最后分类归属阴阳。

第二节　脏腑辨证与施护要点

脏腑辨证,是以藏象学说为基础,根据脏腑的生理功能和病理特点,对疾病所反映的临床症状、体征等进行综合分析,从而推断出疾病所在的脏腑病位、病因、病机及其具体病理性质,邪正盛衰情况的的一种辨证方法。简言之,即以脏腑病位为纲,对疾病进行辨证。在此基础上确定落实相应的护理原则、护理措施,这是中医临床实施各种辨证护理的基础,也是中医护理的重要内容之一。脏腑辨证是决定脏腑辨证护理的前提和依据。

脏腑辨证包括脏病辨证、腑病辨证和脏腑兼病辨证,其中脏病辨证是最为重要的内容。由于脏腑之间关系密切,故将脏病、腑病合并介绍。

一、心与小肠病辨证施护

1. **心病辨证**　心的病变主要反映在心脏本身及其主血脉功能的失常和精神意识思维等精神活动异常。临床上以心悸怔忡、胸闷心痛、多梦健忘、心烦失眠、神昏谵语、神志错乱、脉结或代或促、舌痛、舌疮等为心病的常见症状。

心病的证候有虚实之分。虚证多由思虑劳神太过，或禀赋不足，脏气虚弱，久病伤心等因素，导致心气虚、心阳虚、心阳暴脱、心血虚、心阴虚等。实证多由痰阻、火扰、寒凝、气滞、血瘀等原因，导致心火亢盛、心脉痹阻、痰迷心窍、痰火扰心等。

（1）心气虚　指心气不足，鼓动无力所表现的虚弱证候。多由先天不足，素体虚弱，脏器缺损，或久病失养，或年高脏气衰弱等原因所致。

1）临床表现：心悸，胸闷，或有自汗，气短，精神疲倦，活动后加重，面色淡白，舌淡嫩，脉虚等。

2）病机概要：心气虚弱，鼓动无力，故见心悸，胸闷；气虚卫外不固，故自汗；机能活动衰减，则气短，神疲；动则气耗，故活动后诸症加重；气虚运血无力，气血不足，血失充荣，故面色淡白，舌淡嫩，脉虚。

3）治疗原则：补气安神。

4）辨证要点：以心悸、神疲与气虚症状共见为辨证依据。

5）代表方剂：养心汤。

（2）心阳虚　指心阳虚衰，温运失司，鼓动无力，虚寒内生的虚寒证候。本证常由心气虚进一步发展，或由其他脏腑病证损伤心阳而成。

1）临床表现：心悸怔忡，心胸憋闷或痛，气短，自汗，畏冷肢凉，神疲乏力，面色淡白，或嘴唇紫暗，舌淡胖或紫黯，苔白滑，脉弱或结代，或见肢体水肿。

2）病机概要：心阳虚衰，鼓动、温运无力，心动失常，轻则见心悸，重则为怔忡；心阳虚弱，宗气衰少，胸阳不展，故心胸憋闷，气短；温运血行无力，心脉痹阻不通，则见心胸疼痛；阳虚而阴寒内生，温煦失职，故见畏冷肢凉；阳虚卫外不固，则可见自汗；温运乏力，血脉失充，寒凝而血行不畅，故见面色淡白，或嘴唇紫暗，脉弱或结代；舌淡胖，苔白滑，为阳虚寒盛、水湿不化之象。

3）治疗原则：温补心阳、安神定悸。

4）辨证要点：心悸怔忡，心胸憋闷与阳虚症状共见为辨证依据。

5）代表方剂：桂枝人参汤。

（3）心阳暴脱　指心阳衰极，阳气暴脱的危重证候。常由心阳虚证进一步发展的结果，或寒邪暴伤心阳，或痰瘀阻塞心脉或失血亡津，心阳随之外脱而成。

1）临床表现：突然冷汗淋漓，四肢厥冷，呼吸微弱，面色苍白，或心胸剧痛，神志模糊或昏迷，唇舌青紫，脉微欲绝。

2）病机概要：心阳衰亡，不能外固，则冷汗淋漓；不能温煦四肢，故四肢厥冷；心阳虚衰，宗气外泄，故呼吸微弱；阳气外脱，脉道失充，故面色苍白无华、脉微欲绝；阳衰寒凝，血运不畅，瘀阻心脉，则见心胸剧痛、唇舌青紫；心神涣散，则见神志模糊，甚则昏迷。

3）治疗原则：回阳救逆固脱。

4）辨证要点：心悸胸痛、冷汗、肢厥、脉微等表现为辨证依据。

5）代表方剂：参附汤。

（4）心血虚　指心血亏虚，失于濡养所表现的虚弱证候。常因劳神过度，或失血过多，或久病伤及营血等引起；也可因脾失健运或肾精亏损，生血乏源所致。

1）临床表现：心悸，头晕眼花，健忘，失眠，多梦，面色淡白或萎黄，唇舌色淡，脉细弱无力。

2) 病机概要：血液不足，心动失常，故见心悸；心神失养，神不守舍，则见失眠、多梦；血虚不能上荣于头、面，故见头晕眼花，健忘，面色淡白或萎黄，唇舌色淡；血少脉道失充，故脉细弱无力。

3) 治疗原则：养血安神。

4) 辨证要点：以心悸、失眠、多梦与血虚症状共见为辨证依据。

5) 代表方剂：炙甘草汤。

(5) 心阴虚　指阴液亏损，心神失养，虚热内扰的虚热证候。多因思虑劳神太过，暗耗心阴，或肝肾等脏阴亏，累及于心所致。

1) 临床表现：心悸，心烦，失眠，多梦，口燥咽干，形体消瘦，或见五心烦热，盗汗，午后潮热，两颧发红，舌红少苔乏津，脉细而数。

2) 病机概要：阴液亏少，心动失常，故见心悸；心神失养，虚火扰神，神不守舍，则见心烦不宁，失眠，多梦；阴虚失濡失养，则口燥咽干，形体消瘦；手足心热、午后潮热，两颧发红，舌红少苔乏津，脉细数等，均为阴虚内热之象。

3) 治疗原则：滋阴养血安神。

4) 辨证要点：以心烦、心悸、失眠与阴虚症状共见为辨证依据。

5) 代表方剂：补心丹。

(6) 心火亢盛　指火热内炽，扰乱心神，迫血妄行，上炎口舌的实热证候。多因情志抑郁化火，或火热内侵，或过食辛辣温燥之品，久蕴化火，内炽于心所致。

1) 临床表现：发热，口渴，心烦，失眠，面赤，尿黄，便结，舌尖红赤，苔黄，脉数有力。或见口舌生疮、赤烂疼痛，或见吐血、衄血，甚或狂躁谵语、神志不清。

2) 病机概要：心主神志，心火炽盛，内扰于心，神不守舍，则发热、心烦、失眠；火邪伤津，故口渴、便秘、尿黄；火热炎上，则面赤、舌尖红赤；气血运行加速，则脉数有力；心火上炎，故口舌生疮、赤烂疼痛；心火迫血妄行，则吐血、衄血；热扰心神则狂躁谵语、神志不清。

3) 治疗原则：清心泻火。

4) 辨证要点：以发热、心烦失眠、口舌生疮、尿赤涩痛等症为辨证依据。

5) 代表方剂：导赤散、泻心汤。

(7) 心脉痹阻　指瘀血、痰浊、阴寒、气滞等因素阻痹心脉的证候。多因正气先虚，心阳不振，运血无力，而致气滞、血瘀、痰浊、阴寒等邪气痹阻心脉而成，故其性质多属于本虚标实。

1) 临床表现：心悸怔忡，心胸憋闷或疼痛，痛引肩背内臂，时发时止。或以刺痛为主，舌质紫黯或有青紫斑点，脉细涩或结代；或以心胸闷痛为主，体胖痰多，身重困倦，舌苔白腻，脉沉滑或沉涩；或以遇寒剧痛为主，得温痛减，畏寒肢冷，舌淡苔白，脉沉迟或沉紧；或以胀痛为主，喜太息，与情志变化有关，舌黯红，脉弦。甚者暴痛欲绝，口唇青紫，肢厥神昏，脉微欲绝。

2) 病机概要：心阳不振，失于温运，或瘀血内阻，心脉搏动失常，故见心悸怔忡；阳气不宣，血行无力，心脉阻滞不通，故心胸憋闷或疼痛；手少阴心经之脉横出腋下，循肩背、内臂后缘，故痛引肩背内臂。若瘀阻心脉为主者，以刺痛为特点，伴见舌紫黯、或有青紫斑点，脉细涩或结代等症状；若痰阻心脉为主者，以闷痛为特点，多伴体胖痰多，身重困倦，苔白腻，脉沉滑或沉涩等症状；若寒凝心脉为主者，以痛势剧烈、突然发作、遇寒加剧、得温痛减为特点，伴见畏寒肢冷，舌淡苔白，脉沉迟或沉紧等症状；若气滞心脉为主者，以胀痛为特点，其发作多与精神因素有关，常伴喜太息，脉弦等气机郁滞的症状。

第二军医大学出版社

3）治疗原则：活血通络化瘀。

4）辨证要点：以心悸怔忡，心胸憋胸疼痛与瘀血症状共见为辨证依据。由于致痛之因有别，还应分别分辨疼痛特点及兼症以审证求因（见表1-7）。

5）代表方剂：血府逐瘀汤。

表1-7　心脉痹阻证瘀、痰、寒、气比较表

证候	共有症状	病因	不 同 症 状
瘀阻心脉	心悸怔忡	瘀血内阻	刺痛，舌紫黯，或有青紫斑点，脉细涩或结代
痰阻心脉	心胸憋闷疼痛，痛	痰浊阻滞	闷痛，体胖痰多，身重困倦，苔白腻，脉沉滑
寒凝心脉	引肩背内臂，时发时止	阴寒凝滞	剧痛，遇寒加剧，得温痛减，畏寒肢冷，舌淡苔白，脉沉紧
气滞心脉		气机郁滞	胀痛，喜太息，与情志变化有关，舌黯红，脉弦

（8）痰迷心窍　指痰浊蒙蔽心神，以神志失常为主要表现的证候，又名痰蒙心窍。多因湿浊酿痰，阻遏气机，或因情志不遂，气郁生痰，或痰浊内盛，夹肝风内扰，致痰浊蒙蔽心神所致。

1）临床表现：神情痴呆，意识模糊，朦胧昏昧或精神抑郁，表情淡漠，喃喃自语，举止失常或突然昏仆，不省人事，口吐涎沫，喉中痰鸣，两目上视，手足抽搐，口中如做猪羊叫，并见面色晦暗、胸闷、呕吐、无苔白腻，脉缓而滑。

2）病机概要：痰浊上蒙心神、神明失司，故见神情痴呆，意识模糊，甚则昏不知人。情志不遂、肝失疏泄、气郁痰凝，痰气互结、蒙蔽神明，则见精神抑郁、表情淡漠、神志错乱、喃喃自语，举止失常。若痰浊内盛，肝风夹痰，闭阻心神，突然昏仆，不省人事，口吐涎沫，喉中痰鸣，两目上视，手足抽搐，口中如做猪羊叫。面色晦暗、胸闷、呕吐、无苔白腻，脉缓而滑，均为痰浊内盛之征。

3）治疗原则：涤痰开窍。

4）辨证要点：以精神抑郁、痴呆、昏迷与痰浊症状共见为辨证依据。

5）代表方剂：导痰汤合苏合丸。

（9）痰火扰心　指火热痰浊扰乱心神，以神志异常为主要表现的证候，又名痰火扰神。多因精神刺激，思虑动怒，气郁化火，炼液化痰，痰火内盛，或外感温热、湿热之邪，热邪煎熬，灼津为痰，痰火内扰心神所致。

1）临床表现：发热，口渴，面赤气粗，便秘尿赤；或喉间痰鸣，胸闷，心烦，不寐，甚则狂越妄动，打人毁物，胡言乱语，哭笑无常，舌红苔黄腻，脉滑数。

2）病机概要：本证即可见于外感热病，又可见于内伤杂病。外感热病中，由于邪热内蕴，里热蒸腾上炎，则见发热、面红目赤、呼吸气粗；热灼津伤，故便秘尿黄；痰火扰乱或蒙闭心神，可见烦躁不宁、神昏谵语。内伤杂病中，由于精神刺激，痰火内盛，闭扰心神，轻则心烦失眠，重则神志狂乱而见胡言乱语、狂躁妄动、打人毁物。痰火内盛，故有吐痰黄稠或喉间痰鸣；痰阻气机，则胸闷不舒；舌红、苔黄腻、脉滑数，均为痰火内盛之象。

3）治疗原则：清心豁痰泻火。

4）辨证要点：以神志狂躁、神昏谵语与痰热症状共见为辨证依据。

5) 代表方剂：礞石滚痰丸。

2. 心病护理措施

（1）病情观察 心主神明，为五脏之首，心病必须严密观病情，同时注意观察血压、脉搏、心率、呼吸、神志、面色、汗液、胸闷、心痛及苔脉的变化，要严密观察有无心阳暴脱的临床表现，慎防心阳暴脱，必要时送监护病房进行专门监护、抢救。

（2）生活起居护理 "惊则心无所依，神无所归"，因此病室及环境必须保持安静，走路、说话、开关门、取放物品时声音均要轻，尤其要避免噪声刺激、突然的高喊尖叫或突然的撞击声。注意休息，避免劳累。轻者可适当活动，如散步、做操、打太极拳等；重者则绝对卧床休息。心阴虚失眠者，尤其须注意劳逸结合，睡前避免用脑过度。注意寒暖，慎防外感。时刻注意气候变化，及时增减衣被，心阳虚者应注意保暖，不可贪凉或汗出当风，预防感冒的发生。阳虚欲脱者更须注意保暖，使用热水袋或电热毯时慎防烫伤。

（3）情志护理 "悲哀忧愁则心动"、"喜伤心"，可见心系疾病与情志的关系很密切，患者应注意调摄情志。凡事宜平淡静志，避免七情过极和外界不良刺激，不宜观看紧张刺激性的电影、电视。减少探陪人员，不宜多交谈，不宜用脑过度，避免情绪波动。做好解释劝导工作，解除思想顾虑，使患者心情舒畅地配合治疗。

（4）辨证施食

1）饮食应定时定量，防止过饱过饥，夜餐尤应忌过饱，俗话说："胃不和则寐不安"。平素饮食宜进清淡易消化的食物，注意调补气血，加强营养。

2）心阳气虚者，忌食生冷瓜果以及凉性食物，宜安神温补之品，如猪心炖莲子、烧羊肉、烧狗肉等；心阴两虚者，忌食辛辣刺激及其他热性食物，宜食滋阴养血之品，如红枣龙眼汤、百合银耳羹、玉竹茶；痰火内盛者，忌食肥甘厚味生痰助湿之品，宜食清淡化痰之品，如雪羹汤（海蜇 50 克，荸荠 20 枚）。

3）用药护理：小肠虚寒者汤药宜温服，而小肠实热者汤药则宜凉服。

4）对症护理：小肠虚寒者腹部注意保暖，可用热水袋外敷，注意防止烫伤。

3. 心与小肠病健康教育

1）保持病室安静、清洁、舒适、温湿度适宜，光线柔和，定时开窗通风，保持空气新鲜。

2）了解发病的诱因：气候变化，外感风寒；劳累过度；饮食不节，饮食过咸，饥饱无度，过食肥甘厚味之品及过度吸烟饮酒；情志失调或过激：忧思恼怒，焦虑不安或过喜、过悲等。

3）自我调护：注意休息，避免劳累，保证充足的睡眠。胸闷、胸痛或眩晕发作时，应绝对卧床休息，闭目养神。随时携带急救药品，如麝香保心丸、速效救心丸、硝酸甘油片等。心慌、胸闷、胸痛、心痛时应立即舌下含服速效救心丸或硝酸甘油片 1～2 片。但是硝酸甘油片不能连续服用，以防血压降低，出现头昏、心慌、脉搏增快等不良反应。保持大便通畅，养成定时排便的习惯，忌临厕努责。大便干结时可多食蜂蜜、麻油、香蕉、猕猴桃等，以助通便，平素要多食新鲜蔬菜，特别是粗纤维蔬菜如芹菜，韭菜等。

4）饮食调养：饮食宜清淡易消化，多食富有营养、低盐、低脂肪、低胆固醇、高维生素的食物，可多食瘦肉、淡水鱼、豆类、莲子、红枣、菇类、新鲜蔬菜、水果，忌食辛辣刺激肥甘厚味之品，如烟酒、浓茶、咖啡、动物内脏等。每次进餐不宜太饱，切忌暴饮暴食，腹泄者忌生冷食物。

5）自觉头晕、心悸、胸痛或胸部有严重的压迫感及腹痛、腹泄时应立即报告医护人员。

155

在家者应立即到医院就诊。

6）按时按量服药，特别是洋地黄类药及抗心律失常的药，在服用时如出现头昏、头痛、视觉改变、恶心呕吐、食欲减退、脉率增快或减慢等不良反应时，考虑为药物中毒反应，应立即告诉医生、护士，采取有效措施。

7）恢复期指导和鼓励患者适当活动，如散步、做操、打太极拳，练气功等以增强体质，但应避免过度劳累，以不觉疲劳为度，切忌活动量过大或剧烈运动。

二、肺与大肠病辨证施护

1. 肺病辨证　肺的病位主要在肺系，主要为肺的宣降功能失常，反映为主气司呼吸功能的障碍，通调水道、输布津液的水液代谢部分的病变，以及卫外功能不固等方面。临床上以咳嗽、咳痰、气喘、胸痛、咽喉痒痛、声音变异、鼻塞流涕或水肿等为主要表现，其中尤以咳喘为多见。

肺病的证候有虚、实之分。虚证多因久病咳喘，或他脏病变累及于肺，导致肺气虚和肺阴虚。实证多由风、寒、燥、热等外邪侵袭和痰饮停聚于肺而成，常见风寒犯肺、风热犯肺、肺热炽盛、燥邪犯肺、痰热壅肺、寒痰阻肺等证。

（1）肺气虚证　指肺气虚弱致肺功能活动减退，卫外不固所变现的虚弱证候。多因慢性咳喘日久，耗伤肺气，或因脾虚失运，气的生化不足，肺失充养所致。

1）临床表现：咳嗽无力，动则气短，声音低弱，少气懒言，神疲乏力，痰液清稀。或有自汗、畏风，易于感冒。面色淡白，舌质淡嫩，苔白，脉弱而无力。

2）病机概要：肺气亏虚，呼吸功能减退，宣降无权，加之宗气生成不足，故咳嗽无力、气短而喘；劳则气耗，肺气更虚，故咳喘加重；肺气虚，宗气衰少，发声无力，则声音低弱，少气懒言。肺虚，津液不得布散，聚而为痰，故痰液清稀；肺气亏虚，不能宣发卫气于肤表，腠理失调，卫表不固，故见自汗、畏风，且易受外邪侵袭而反复感冒；面色淡白、神疲乏力、舌淡苔白、脉弱无力，均为气虚不能推动气血、功能衰退之象。

3）治疗原则：补益肺气。

4）辨证要点：以咳嗽无力、气短而喘、自汗畏风、易感冒为辨证依据。

5）代表方剂：补肺汤。

（2）肺阴虚证　指肺阴亏虚，虚热内生所表现的虚热证候。多因久咳伤阴，燥热伤肺，或痨虫袭肺，或热病后期、汗出伤津，或素嗜辛辣燥热、烟酒之品，或久病咳喘，年老体弱，渐致肺阴亏虚而成。

1）临床表现：干咳无痰或痰黏而少，不易咳出，口燥咽干，声音嘶哑，形体消瘦，五心烦热，两颧潮红、潮热盗汗或痰中带血，甚则咳血，舌红少津，脉细数。

2）病机概要：肺阴不足，失于濡养，或虚火灼肺，以致失于清肃，气逆于上，故干咳无痰，或痰黏而少，不易咳出；阴液不足，失于滋养，则口燥咽干、声音嘶哑、形体消瘦；阴虚生内热，虚热内炽，故见午后潮热、五心烦热；虚火上炎，故两颧潮红；虚火灼伤肺络过甚，则痰中带血；热扰营阴，迫津外泄则盗汗；舌红少津、脉细数，为阴虚内热之象。

3）治疗原则：滋阴清肺。

4）辨证要点：以干咳、痰少难咳、潮热、盗汗等为辨证依据。

5）代表方剂：百合固金汤。

（3）风寒犯肺证　指风寒束肺，肺卫失宣所表现的证候，又称风寒束肺证、风寒袭肺证。多因风寒外邪，侵袭肺卫，致使肺卫失宣而成。

1）临床表现：咳嗽气喘、痰稀色白、微有恶寒发热、喉痒、鼻塞流清涕、或见头身痛无汗、苔薄白、脉浮紧。

2）病机概要：肺主司呼吸，外合皮毛，风寒外感，最易袭表犯肺，肺气被束，失于宣降而上逆，则为咳嗽、气喘；寒邪犯肺，肺津不布，聚成痰饮，故咳痰色白质稀；风寒袭表，卫阳被遏，则恶寒发热；鼻为肺窍，肺气失宣，则喉痒、鼻塞、流清涕；风寒犯表，凝滞经络，故头身疼痛；寒性收引，腠理闭塞，故见无汗；苔薄白、脉浮紧，均为风寒之征。

3）治疗原则：宣肺解表。

4）辨证要点：以咳嗽、咳稀白痰与风寒表证共见为辨证依据。

5）代表方剂：麻黄汤合杏苏散。

（4）风热犯肺证　指风热侵袭，肺卫失宣所表现的证候。多由风热外邪，侵袭肺卫，致使肺卫失宣而成。

1）临床表现：咳嗽气喘，痰少色黄黏稠，发热微恶风寒，咽喉疼痛，鼻塞流浊涕，口微渴，舌尖红，苔薄黄，脉浮数。

2）病机概要：风热袭肺，肺失清肃，肺气上逆，故咳嗽气喘；风热熏蒸，炼液为痰，故咳痰色黄黏稠；风热袭表，卫气抗邪，故发热微恶风寒；风热上扰，鼻咽不利，故鼻塞流浊涕，咽喉疼痛，口微渴；舌尖红，苔薄黄，脉浮数均为风热袭表犯肺之征。

3）治疗原则：疏风清肺，宣肺止咳。

4）辨证要点：以咳嗽、痰黄与风热表证共见为辨证依据。

5）代表方剂：桑菊饮。

（5）肺热炽盛证　指火热炽盛，肺失清肃所表现的实热证候。多由风热入里，或风寒入里化热，蕴结于肺所致。

1）临床表现：咳声洪亮，气带息粗，甚则鼻翼翕动，鼻息灼热，胸痛，或咽喉红肿疼痛，壮热口渴，大便干结，小便短赤，舌红苔黄，脉洪数。

2）病机概要：肺热炽盛，气逆于上，故见咳嗽、气喘，甚则鼻翼翕动，鼻息灼热；邪气郁于胸中，阻碍气机，则胸痛；肺热上熏于咽喉，气血壅滞，故咽喉肿疼痛；里热蒸腾，向外升散，则发热较甚；热盛伤津，则口渴欲饮、大便干结，小便短赤；舌红苔黄，脉洪数，为邪热内盛之征。

3）治疗原则：清泻肺热，止咳定喘。

4）辨证要点：以咳喘气粗与火热症状共见为辨证依据。

5）代表方剂：麻杏石甘汤，千金苇茎汤。

（6）燥邪犯肺证　指外感燥邪侵袭肺卫，肺失宣降所表现的证候，简称肺燥证，有温燥和凉燥之分。多因秋季感受燥邪，耗伤肺津，或风温之邪化燥伤津及肺而成。

1）临床表现：干咳无痰，或痰少而黏，不易咳出，甚则胸痛，甚或咯血，喉痒、口、鼻、咽、唇、皮肤干燥，小便少，大便干结，常兼头身酸楚，微有恶寒发热，舌淡苔薄白或薄黄，少津，脉浮数或浮紧。

2）病机概要：燥邪犯肺，肺失滋润，清肃失职，故干咳无痰，或痰少而黏，不易咳出；咳甚损伤血络，而见胸痛、咳血；燥易伤津，清窍、皮肤失于滋润，则为口、鼻、咽、唇、皮肤干燥，苔薄而干燥少津；津伤液亏，则小便短少；肠道失润，则大便干燥；燥袭卫表，表卫失和，故恶寒

第二军医大学出版社

发热。秋初,燥与热合,多为温燥,腠理开泄,则见出汗、脉浮数;深秋,若燥与寒并,多见凉燥,寒主收引,腠理闭塞,故表现为无汗、脉浮紧。

3）治疗原则:清肺润燥。

4）辨证要点:以干咳痰少,鼻、咽、口、舌干燥等为辨证依据。

5）代表方剂:桑杏汤、清燥救肺汤。

（7）痰热壅肺证　指痰热交结,内壅于肺,肺失清肃所表现的证候。多由肺热炽盛,炼液成痰,或宿痰内盛,郁而化热,痰热互结,壅阻于肺所致。

1）临床表现:咳嗽喘促,甚者鼻翼翕动,咳痰黄稠而量多,喉中痰鸣,或咳吐脓血腥臭痰,胸闷、胸痛,发热口渴,烦躁不安,小便短黄,大便干结,舌红苔黄腻,脉滑数。

2）病机概要:热壅于肺,肺失清肃,气逆上冲,则咳嗽喘促,甚者鼻翼翕动;痰热互结,随肺气上逆,邪热熬炼津液为痰,则咳痰黄稠而量多,喉中痰鸣;若痰热阻滞肺络,热壅血瘀,血败肉腐,则见咳吐脓血腥臭痰;痰热内盛,壅塞肺气,见胸闷、胸痛;里热蒸腾则壮热烦躁,口渴;热灼伤津,则小便短黄,大便干结;舌红苔黄腻,脉滑数,为典型的痰热内盛之证。

3）治疗原则:清热化痰宣肺。

4）辨证要点:以发热、咳喘、痰多黄稠、舌红苔黄腻,脉滑数等为辨证依据。

5）代表方剂:清金化痰汤。

（8）寒痰阻肺证　是指寒饮或痰浊停聚于肺,肺失宣降所表现的证候。多因素有痰疾、罹感寒邪,或因外感寒湿,或脾阳不振,聚湿成痰,上干于肺所致。

1）临床表现:咳嗽,胸闷或见气喘,痰多,色白质稀易咳,或喉间有哮鸣声,喉中有痰声,畏寒肢冷,身重肢困,大便稀溏,舌质淡苔白腻或白滑,脉弦或滑。

2）病机概要:痰浊阻肺,肺失宣降,肺气上逆,则咳嗽、呼吸急促;寒饮停肺,肺气上逆,则痰色白质清稀、量多易咯;痰气搏结,上涌气道,故喉中痰鸣;痰浊或寒饮凝闭于肺,肺气不利,故胸部满闷;寒性凝滞,阳气被郁而不能外达,形体四肢失于温煦,故见畏寒肢冷;舌淡、苔白腻或白滑,脉弦或滑,为寒饮痰浊内停之征。

3）治疗原则:燥湿化痰,理气止咳。

4）辨证要点:以咳喘、痰白量多质稀易咳等为辨证依据。

5）代表方剂:二陈汤。

2. 肺病护理措施

（1）病情观察　注意观察咳喘、咳痰、咳血及呼吸的变化。记录咳喘、咳血的持续时间、程度、性质及有无诱因。观察痰的颜色、性质、量、是否挟有血丝以及气味。注意观察呼吸的频率、深度,检查呼吸道是否通畅,以便为辨证施护提供依据。

（2）生活起居护理　肺主一身之表,性娇嫩而不耐寒热,易受外邪侵袭,故肺病患者应重视气候变化,嘱其慎起居,避风寒,同时随天气变化增减衣被。对风寒犯肺者,应多保暖,病室温度宜适当高些;邪热犯肺者,病室温度宜低;对阴虚肺燥者则要在病室内适量洒水使空气凉润,室温宜低;对自汗、盗汗或服发汗药后汗水过多湿衣者,宜用干毛巾擦干汗液后避风更衣,忌汗出当风,以免外邪内袭。

肺主气,司呼吸,开窍于鼻。为避免寒冷空气及异味刺鼻之气吸入,病室内保持温湿度适宜,空气新鲜,严禁在室内吸烟。室内严禁摆放奇花异草。扫地前洒适量的水,防止灰尘和特殊气味的刺激。在家中特别注意避免油烟、煤气、汽油、油漆等气味刺激。每日开窗通风,通风换气时要避免冷空气直接吹袭患者。外出活动时须戴口罩,以防外邪侵袭。系痨虫致病者,应采取隔离措施。

(3)情志护理　避免情志刺激,情绪宜保持开朗、平衡。对病势绵绵,日久难愈,又迫于咳喘、胸闷、痛苦异常者,应加强情志护理,采取安慰、诱导、暗示、转移等方法。

(4)辨证施食　饮食宜清淡、易消化如新鲜蔬果、水果等。忌食辛辣、刺激、油腻黏滞、肥甘厚味、煎炙动火之品,忌烟酒。

肺气虚者宜常食红枣糯米粥,瘦肉、猪肺、鸡汁、禽蛋等以补肺气,同时注意培土生津,可食莲子、黄芪、黄豆、山药、鲜河鱼等以健脾益胃。

肺阴虚者宜滋补肺阴,可食梨、枇杷、蜂蜜、百合、芝麻、银耳等,忌食辛辣、煎炸炙煿之品,禁烟酒。可食糯米阿胶粥(阿胶10克烊化后加入糯米粥1碗,服食);沙参山药粥(沙参30克,山药60克,粳米适量,煮粥服食)。

风寒束肺者饮食宜辛温、清淡,多食葱白、生姜、芫荽等;忌食生冷、油腻、肥甘厚味、酸味食物。可用白萝卜一个切片,甜杏仁10克(去皮尖)捣碎,一起蒸熟食用。

风热犯肺者饮食宜清淡可口,多食梨、枇杷、萝卜、荸荠等,忌食辛辣、香燥、油腻等食物。可食枇杷叶粥(鲜枇杷叶15克,粳米适量,煮粥服食)。

燥邪犯肺者饮食宜清凉滋润,多食藕、梨、西瓜、罗汉果、菠菜等,忌食辛辣温燥之品,禁烟酒。可用川贝10克,桑叶3克,冰糖15克,研为细末,开水冲服。

肺热壅盛者饮食宜清淡,凉润,可多食枇杷、梨、荸荠、马齿苋、薏苡仁、蕨菜等,忌食辛辣、香燥之品。可食鲜芦根粥(鲜芦根30克,粳米适量,煮粥服食)。烦热不适时可予果汁及清凉饮料。

(5)对症护理　咳喘呼吸困难者取半卧位或端坐位,绝对卧床休息。根据病情及时给氧,并指导患者和家属,使其了解用氧时的正确呼吸方法及注意事项,氧流量根据症情而定。

痰多者雾化吸入每日2次,每次20分钟,每天空心拳拍背2~3次,由外到内,由下而上,每次15分钟,以利痰液排出,同时指导患者做好体位引流,并将头侧向一侧,慎防痰堵窒息。痰多排出困难时可予电动吸痰,但应注意抽吸时间不宜过长,宜10~15秒,间隔3~5分钟一次,并经常转动吸痰管以防损伤气道黏膜。

胸痛甚者可遵医嘱给服玄胡粉,郁金粉各15克调服,或耳穴埋籽,取穴肺、膈、神门、敏感点等,按揉3~5分钟,并观察效果及反应。

咯血时应绝对卧床休息,保持情绪稳定。有血块阻在喉部时,鼓励患者轻轻咳出,以防窒息。应避免用力咳嗽,恢复期也不宜剧烈活动。如有咯血中断,自觉胸闷、呼吸急促、唇甲青紫等窒息先兆时,应立即报告医生进行急救处理。咯血后及时用温水漱口,保持口腔清洁。遵医嘱给予服用三七、白芨粉各15克。用藕汁或梨子汁调服以清肺止血。大出血时及时给用止血药,同时做好输血准备,以防血脱。

(6)平时宜加强身体锻炼　以增强肺卫的御邪能力。

3.**大肠病辨证**　大肠职司传送糟粕,以排出体外,又主津液的进一步吸收,肺与大肠互为表里,肺气的肃降有助于大肠传导功能的发挥。故大肠有"传导之官"之称。大肠的病变主要表现为传导失司所致的便秘与泄泻。主要病证有大肠湿热证、肠燥津亏证等。

(1)大肠湿热证　指湿热内蕴,阻滞大肠致传导失司所表现的证候。多因夏秋之季,感受湿邪,或饮食不洁或不节,湿热秽浊蕴结肠道而成。

1）临床表现：腹痛腹胀，下利脓血，赤白黏冻，里急后重，口渴，寒热，或腹泻不爽，暴泄如水，或粪色黄褐而臭，肛门灼热，小便短赤，舌质红，苔黄腻、脉滑数或濡数。

2）病机概要：湿热蕴结肠道，阻碍气机，则腹痛腹胀；湿热内蕴，损伤肠络，肉腐成脓，则下利脓血；火性急迫而湿性黏滞，湿热疫毒侵犯，肠道气机阻滞，则腹痛阵作而欲泻，却大便滞下不爽，肛门滞重，呈里急后重之象；湿热侵袭肠道，气机紊乱，清浊不分，水液下趋，则暴泻如水；湿热下注，则粪色黄褐而臭，肛门灼热；湿热蒸达于外，则身热；热邪伤津，泻下耗液，则口渴、小便短赤；舌质红，苔黄腻、脉滑数或濡数为湿热内蕴之象。

3）治疗原则：清热化湿。

4）辨证要点：以腹痛、下利脓血或暴泄如水、粪色黄褐而臭、苔黄腻、脉滑数为辨证依据。

5）代表方剂：白头翁汤。

（2）肠燥津亏证　指津液亏损，肠失濡养，传导失司所表现的证候。多因素体阴亏，或汗、吐、下、温、热病后期、女性产后出血过多、久病等耗伤阴液所致。

1）临床表现：大便干结如羊屎，艰涩难下，数日一行，腹胀作痛，或于左少腹触及包块或口臭，或头晕，口干咽燥，舌红少津、苔黄燥、脉细涩。

2）病机概要：多种原因损伤阴液，大肠失于濡养，则大便干结如羊屎，排便困难，数日一行；燥屎内停，气机阻滞，则腹胀作痛，或于左少腹触及包块；腑气不通，浊气上逆，则口气臭秽，甚则干扰清阳而见头晕；阴液亏损，不能上润，则口干咽燥、舌红少津、苔黄燥；津亏脉道失充，故脉细涩。

3）治疗原则：益肺生津、增液润肠。

4）辨证要点：以大便干结与津亏症状共见为辨证依据。

5）代表方剂：麻仁丸或增液承气汤。

（3）肠虚滑泻　是指大肠阳气虚衰不能固摄所表现的证候。多由久泄久痢伤及脾肾，以致脾虚不运，中气下陷，命门火衰，温煦失职，肾气不固所致。

1）临床表现：便泄无度甚则大便失禁或脱肛，腹部隐痛，喜热喜按，舌淡苔白滑，脉沉弱。

2）病机概要：阳气虚衰，大肠失固，则便泄无度甚则大便失禁或脱肛；阳虚内寒，寒凝气滞，则腹部隐痛，喜热喜按；舌淡苔白滑，脉沉弱均为阳虚证之证。

3）治疗原则：温补脾肾、涩肠固脱。

4）辨证要点：利下无度、大便失禁与阳虚之象共见为辨证依据。

5）代表方剂：真人养脏汤。

4．大肠病护理措施

（1）病情观察　观察患者腹痛的程度、性质、持续时间，腹泻情况及大便的性状、次数、颜色，必要时留取粪培养。注意排泄物、便具的严格消毒。

（2）生活起居护理　泄泻者保持肛门及会阴部清洁，便后用软纸擦拭，用温水或洁尔阴洗净，亦可用温水坐浴，肛门坠胀不适或有滑脱者，用消毒纱布涂黄连油膏轻轻托上。

（3）饮食护理　宜食流质忌油腻荤腥，生冷瓜果及坚硬难消化之品。

（4）对症护理　便秘者，每晨空腹饮蜜麻汤（蜂蜜 10～15 毫升，麻油少许，温开水冲调即可）。

腹冷痛者,应注意保暖,可给予腹部热敷、热饮。里急后重,痢不爽时,遵医嘱服用槟榔丸10克,以行气导滞。

5. 肺与大肠病健康教育

(1)保持病室空气新鲜、无异味　定时开窗通风,避免迎头当风。室内忌放奇花异草。

(2)了解发病的诱因　气温骤变,外感风、寒、暑、湿之邪或空调温度调得过低;异味、花粉、药物、发物、香烟、灰尘刺激;起居失常,劳累过度;情志不畅,忧思太过;过食辛辣、肥甘厚味、海腥发物、煎炸之品、过多饮酒。

(3)自我调护　根据气候变化,及时增减衣被。外出时戴口罩,少去或不去公共场所,减少交叉感染。咳嗽时可少量饮水润喉或口含西瓜霜润喉片,也可用舌尖顶上颚以减轻咳嗽。痰多时用空心拳自下而上,由外向内拍背,促进痰液排出。咳前先深吸气,再用力咳出气管深部的痰液。咯血时绝对卧床休息,头偏向一侧,避免情绪紧张,咽喉部有血必须轻轻咳出,切忌屏气或用力吸气剧烈咳嗽。遇见咯血伴胸闷、气急、呼吸困难、烦躁不安时立即报告医生,慎防窒息。便秘者每天早晚饮淡盐水一杯。腹泄者,保持会阴部清洁。腔穿刺前排空大、小便,穿刺时保持正确的体位,不能咳嗽,不能深呼吸,不能随意转动身体,以防刺破肺脏。

(4)饮食调养　饮食宜清淡、易消化、富有营养之品,忌食辛辣刺激、油腻、煎炸之品。风寒咳嗽可饮姜茶,阴虚燥咳可用雪梨、川贝和冰糖蒸服,亦可食枇杷、荸荠、萝卜等。腹泄者忌食生冷滑肠之品,咯血期间暂时禁食。

(5)了解主要药物的不良反应　如氨茶碱可出现心慌、胸闷、恶心、呕吐等,地高辛可出现心率骤快或缓慢,黄绿视,恶心呕吐等,速尿可出现全身乏力等。

(6)吸氧时不能随便调节氧流量　做好防热、防火、防震、防油工作,病室内严禁吸烟。

(7)适当活动　可在室内或病区内散步,也可学气功、打拳。

(8)固定痰杯定时消毒,杯内应放消毒液。痰液必须经消毒处理后方可倾倒。

三、肝与胆病的辨证护理

1. 肝病辨证　肝的病变范围较广,主要有肝失疏泄,肝气郁结,肝不藏血,阴血亏虚,筋脉失养以及厥阴肝经不利等方面,肝开窍于目,故多种目疾都与肝有关。肝的病证范围较广且复杂,如胸胁少腹胀痛、窜痛,情志活动异常,眩晕头痛,肢体震颤,手足抽搐,以及目疾,月经不调,睾丸胀痛等。

肝的病证有虚实之分,以实证多见。虚证多见肝血、肝阴不足,实证多见气郁火盛以及寒邪、湿热等侵犯,而肝风内动证、肝阳上亢证,则本虚标实。

(1)肝血虚证　指肝脏血液亏虚,肝系组织器官失于濡养所表现的证候。多因脾肾亏虚,生血不足,或慢性病耗伤肝血,或失血过多所致。

1)临床表现:头晕目眩,面白无华,爪甲不荣,夜寐多梦,视力减退或夜盲,或见肢体麻木,关节拘急不利,手足震颤,女性常见月经量少、色淡、甚则经闭,舌淡苔白,脉弦细。

2)病机概要:肝主藏血,肝血不足,不能上荣头目,故头晕目眩,面白无华,爪甲不荣;血不足以安魂定志,故夜寐多梦;目失所养,故视力减退或夜盲;肝主筋,血虚经脉失养,则见肢体麻木,关节拘急不利,手足震颤;女性肝血不足,血海空虚,故月经量少、色淡、甚则经闭;舌淡苔白,脉弦细为肝血不足之征。

3)治疗原则:补益气血。

第二军医大学出版社

4）辨证要点：以眩晕、肢麻、视力减退、经少色淡及血虚症状为辨证依据。

5）代表方剂：十全大补丸。

（2）肝阴虚证　指肝脏阴液亏虚，阴不制阳所表现的证候。多由情志不遂，气郁化火，内灼肝阴，或温热病后期、慢性疾病耗伤肝阴，或肾阴不足，水部涵木所致。

1）临床表现：头晕耳鸣，两目干涩，视力减弱，面部潮热，胁肋隐痛，口咽干燥，手足蠕动，或见五心烦热、潮热盗汗，舌红少津，脉弦细数。

2）病机概要：肝阴不足，不能上荣头目，则头晕耳鸣，两目干涩，视力减弱；虚火上炎，则面部潮热；虚火内灼，肝络失养，则见胁肋隐痛；阴液虚亏不能上濡，则口咽干燥；筋脉失养，则见手足蠕动；五心烦热、潮热盗汗、舌红少津，脉弦细数，均为阴虚内热之征。

3）治疗原则：滋补肝阴。

4）辨证要点：以两目干涩、眩晕耳鸣、手足蠕动及阴虚症状为辨证依据。

5）代表方剂：补肝汤。

（3）肝气郁结证　指肝失疏泄，气机郁滞所表现的证候。多因情志抑郁，或精神突然受刺激，以及病邪侵扰，阻遏肝经，致使肝气失于条达而发病。

1）临床表现：情志抑郁、易怒，胸闷喜太息，胸胁少腹胀闷窜痛，咽部梅核气，或见颈部瘿瘤，或胁下癥块，女性经前乳房、少腹胀痛，月经不调，痛经，舌苔薄白，脉弦。

2）病机概要：肝失疏泄，不得条达，则情志抑郁、易怒；肝气郁结、经气不利，则胸胁、少腹、乳房胀闷窜痛；气郁生痰，痰随气逆，循经上行，搏结于咽成梅核气，积聚于颈部则成瘿瘤；气聚血结，可酿成癥；气病及血，气滞血瘀，冲任不调，则月经不调，痛经；舌苔薄白，脉弦为肝气郁滞之象。

3）治疗原则：疏肝解郁。

4）辨证要点：以情志抑郁，胸胁、少腹等肝经所过之处胀闷疼痛以及女性月经不调等为辨证依据。

5）代表方剂：柴胡疏肝散。

（4）肝火上炎证　指肝火炽盛，气火上逆所表现的证候。多由情志不遂，肝郁化火，或火热之邪内侵，累及肝胆所致。

1）临床表现：头目胀痛，面红目赤，口苦咽干，急躁易怒，不眠或噩梦纷纭，胸肋灼痛，便秘尿黄，耳鸣如潮，甚则突发耳聋，吐血衄血，舌红苔黄，脉弦数。

2）病机概要：火性上炎，肝火炽盛循经上攻头目，故见头目胀痛，面红目赤；如夹胆气上逆，则口苦咽干；肝失条达柔顺之性，则急躁易怒；火热内扰，神魂不安，以致失眠或噩梦纷纭；肝火内积，壅滞经脉则胸胁灼痛；热盛耗津，故便秘尿黄；肝热移胆，上冲于耳，则耳鸣如潮，甚则突发耳聋；肝火灼伤血络，血热妄行，可见吐血衄血；舌红苔黄，脉弦数，为肝经实火炽盛之征。

3）治疗原则：清肝泻火。

4）辨证要点：以头目胀痛、急躁易怒、目赤耳鸣等与火热症状共见为辨证依据。

5）代表方剂：龙胆泻肝汤。

（5）肝阳上亢证　指肝肾阴虚，致使肝阳亢于上所表现的上盛下虚证候。多因情志过极，化火伤阴，肝阴不足，阴不潜阳，或年老阴亏，或房劳太过，致肝肾阴虚，水不涵木所致。

1）临床表现：眩晕耳鸣，头目胀痛，面红目赤，急躁易怒，腰膝酸软，失眠多梦，头重脚轻，心悸健忘，舌红少津，脉弦有力。

2）病机概要：肝肾之阴不足，肝阳亢逆无制，气血上冲，则眩晕耳鸣，头目胀痛，面红目赤；肝失疏泄，则急躁易怒；腰为肾之腑，肝肾阴虚，肾腑经脉失养，故腰膝酸软；阴虚心失所养，神不得安，则见失眠多梦；阴亏于下，阳亢于上，上盛下虚，故头重脚轻；心悸健忘，舌红少津，脉弦有力为肝肾阴虚、肝阳上亢之征。

3）治疗原则：平肝潜阳。

4）辨证要点：以眩晕耳鸣、目赤烦躁、腰膝酸软、头重脚轻等为辨证依据。

5）代表方剂：杞菊地黄丸。

表 1-8　肝火上炎、肝阴虚、肝阳上亢三证鉴别表

证候	性质	共同点	鉴别点
肝火上炎	实热证	均有肝经循行部位（头、目、耳、胁）的热性症状	病程较短，以肝经实火炽盛症状为主，虚性症状不明显
肝阴虚	虚热证		病程较长，以肝经失养及虚火内扰症状为主
肝阳上亢	本虚标实		既有眩晕耳鸣、头目胀痛、急躁易怒等上盛症状；又有腰膝酸软、头重足轻等下虚表现

（6）肝风内动证　指在疾病过程中，患者出现眩晕欲扑、震颤、抽搐等动摇不定症状的证候。因其病因病机不同，临床上有肝阳化风证、热极生风证、血虚生风证、阴虚生风证 4 种（表 1-9）。

1）肝阳化风证：指肝阳升动，亢逆无制所表现的动风证候。多因肝肾阴亏，无以制约肝阳而致。

① 临床表现：眩晕欲扑、头胀而痛、项强头摇、肢体震颤、手足麻木、步履不正、语言不利、舌红苔白或腻，脉弦有力，严重者猝然昏仆，舌强不语，口眼歪斜，半身不遂，称为卒中。

② 病机概要：肝肾阴亏于下，肝阳亢盛于上，肝阳化风上扰头目则眩晕欲扑、头胀而痛；肝肾阴虚筋脉失养则肢体震颤、手足麻木；上盛下虚则步履不正；风阳暴升，气血逆乱，肝风夹痰上蒙清窍故猝然昏仆，不省人事；风痰阻滞舌络，则舌强不语；风痰流窜脉络，经气不利，可见口眼歪斜，半身不遂；舌红脉弦有力为肝阳上亢之象；苔白或腻为肝风夹痰之征。

③ 治疗原则：滋阴潜阳、平肝熄风。

④ 辨证要点：以眩晕欲扑、肢体震颤、手足麻木、口眼歪斜、半身不遂为辨证依据。

⑤ 代表方剂：镇肝熄风汤。

2）热极生风证：指热邪亢盛引起肝风所表现的证候。多由邪热亢盛，燔灼肝经，闭扰心神所致。

① 临床表现：高热，神昏，躁扰如狂或手足抽搐，颈项强直，两目上视，甚则角弓反张，牙关紧闭，舌红或绛，脉弦数。

② 病机概要：热邪蒸腾，充斥内外，故高热；热入心包，内扰心神，则见神昏、躁扰如狂；热灼肝经，筋脉失养，引动肝风，而见手足抽搐，颈项强直，两目上视，甚则角弓反张，牙关紧闭等筋脉挛急的表现；舌红或绛，脉弦数为肝经火热之征。

③ 治疗原则：清热熄风。

④ 辨证要点：以高热，神昏，抽搐，项强为辨证依据。

第二军医大学出版社

⑤ 代表方剂：羚羊钩藤汤。

3) 血虚生风证：指由于肝血亏虚，筋脉失养所表现的动风证候。多由久病血虚，急慢性出血过多所致。

① 临床表现：手足震颤，肌肉瞤动，关节拘急不利，肢体麻木，眩晕耳鸣，面色无华，爪甲不荣，舌淡苔白，脉细。

② 病机概要：肝主藏血，肝血不足，不能上荣头目，故头晕目眩，面白无华；肝主经，血虚经脉失养，则见肢体麻木，关节拘急不利，手足震颤；爪为筋之余，肝血不足，则爪甲不荣；舌淡苔白，脉细为血虚之征。

③ 治疗原则：养血熄风。

④ 辨证要点：以眩晕、震颤、肢麻及血虚症状为辨证依据。

⑤ 代表方剂：四物汤加味。

4) 阴虚生风证：指阴液亏虚，筋脉失养所表现的虚风证候。多因外感热病后期，阴液耗损，或内伤久病，阴液亏虚所致。

① 临床表现：手足蠕动，眩晕耳鸣，两颧潮红，五心烦热，口燥咽干，形体消瘦，舌红少津，脉弦细数。

② 病机概要：肝阴亏虚，筋脉失养，虚风内动，故见手足蠕动；阴虚不能上滋，则眩晕耳鸣；阴不制阳，虚热内生，故见两颧潮红，五心烦热；阴液不能上承，则口燥咽干；阴液津亏，肌肤失养，故形体消瘦；舌红少津，脉弦细数，为肝阴不足、虚热内炽之征。

③ 治疗原则：潜阳熄风，滋养肝肾。

④ 辨证要点：手足蠕动，眩晕耳鸣，两颧潮红及阴虚症状为辨证依据。

⑤ 代表方剂：二甲复脉汤。

表 1－9　肝风内动四证鉴别表

证候	性质	主　　症	兼　　症	舌　象	脉　象
肝阳化风	上实下虚	眩晕欲仆，头摇肢颤，语言不利，或猝然昏仆，不省人事，偏瘫	手足麻木，步履不正，腰膝酸软	舌红苔白或腻	脉弦有力
热极生风	实热	手足抽搐，颈项强直，两目上视，角弓反张，牙关紧闭	高热，神昏，烦躁	舌红或绛	脉弦数
血虚生风	虚	手足震颤，肌肉瞤动，肢体麻木	眩晕耳鸣，面色无华，爪甲不荣	舌淡苔白	脉细
阴虚生风	虚热	手足蠕动，眩晕耳鸣	两颧潮红，五心烦热，口燥咽干，形体消瘦	舌红少津	脉弦细数

(7) 寒滞肝脉证　指寒邪凝滞肝脉所表现的证候。多因外感寒邪内侵，凝滞肝经所致。

1) 临床表现：少腹牵引睾丸坠胀冷痛，或小腹剧痛或巅顶冷痛，或阴器收引，遇寒痛甚，得热痛缓，并见形寒肢冷，呕吐清涎或干呕，舌苔白滑，脉沉紧或弦紧。

2) 病机概要：肝经绕阴器，抵少腹，上巅顶，寒凝肝脉，气血凝滞，则见少腹牵引睾丸坠胀冷痛，或小腹剧痛或巅顶冷痛；寒性收引，筋脉拘急，可致阴囊收缩引痛；寒则气血凝涩，热则气血流通，故疼痛遇寒加剧，得热痛缓；舌苔白滑，脉沉紧或弦紧为阴寒凝滞肝脉所致。

3) 治疗原则：温经暖肝。

　　4) 辨证要点：以少腹牵引睾丸坠胀冷痛，阴囊收缩引痛、巅顶冷痛。

　　5) 代表方剂：暖肝煎。

　　(8) 肝胆湿热证　指湿热蕴结肝胆，疏泄失常所表现的证候。多由外感湿热之邪，或脾胃失健，湿浊内生，郁而化热，湿热内蕴肝胆所致。

　　1) 临床表现：胁肋胀痛、口苦纳呆、腹胀，呕恶欲吐，口干，寒热往来、身目发黄、大便不调、小便短赤或阴囊湿疹、睾丸红肿热痛，女性带下色黄臭秽，外阴瘙痒。舌红苔黄腻，脉弦数。

　　2) 病机概要：湿热蕴结肝胆，肝失疏泄，故胁肋胀痛；肝木横逆乘土，脾胃纳运、和降失司，故纳呆，呕恶欲吐；热伤津液，则口干；胆气上逆，可见口苦；正邪相争故发热，少阳枢机不利，则见寒热往来；胆汁不循常道而外溢肌肤，则身目黄染；湿热内蕴，肠道传到失司，故大便不调；膀胱气化失司，则小便短赤；肝经绕阴器，湿热循经下注，则见阴囊湿疹、睾丸红肿热痛，女性带下色黄臭秽，外阴瘙痒；舌红苔黄腻，脉弦数均为湿热内蕴肝胆之征。

　　3) 治疗原则：清泄肝胆湿热。

　　4) 辨证要点：以发热、胁肋胀痛、厌食腹胀、身目黄染、阴部瘙痒、带下黄臭等与湿热内蕴症状共见为辨证依据。

　　5) 代表方剂：大柴胡汤。

　　2. 肝病的护理措施

　　(1) 病情观察　严密观察患者情志、眩晕、头痛、胁痛、黄疸、痉厥等主症的变化情况，记录患者头痛、眩晕、抽搐的程度，发作时间和缓解时间，注意观察黄疸的色泽变化，区别阴黄和阳黄。黄色晦暗如烟熏属阴黄，黄色鲜明如橘皮属阳黄。

　　(2) 生活起居护理　保持环境安静、光线适宜、温湿度适宜。肝阴(血)虚及肝阳上亢、肝火上炎的患者多喜凉爽，所以病室温度宜低，且节制房事，以免耗阴动火。而对寒滞肝脉的患者病室温度可适当偏高。做到劳逸得当，起居有常，保证患者充足的休息和睡眠，根据病情指导患者适当的活动，如散步、打太极拳、练气功等。

　　(3) 情志护理　肝为刚脏，性喜条达疏畅，忌抑郁恼怒，所以肝病患者的心理护理是很重要的。医护人员要体贴安慰患者，了解患者的心理状态，协同家属给予心理疏导。一方面劝说患者少生气动怒，要保持精神舒畅，心情愉快，注意解除患者的忧虑、恐惧、消极悲观等情绪；另一方面，尽量避免外界不良刺激，以免七情过极，使疾病反复发作与加重。可运用语言开导法，以情制情等精神护理法，使患者心旷神怡，气机疏利。对肝阳上亢等阴虚阳亢患者，更应注意情志调摄，慎防暴怒、烦劳而诱发卒中。要注意观察患者面色、神志、血压的变化，注意询问有无肢体麻木及活动障碍，注意有无口角㖞斜、语言蹇涩等。

　　(4) 辨证施食　肝的疏泄功能直接影响脾胃的运化，饮食不当在损伤脾胃的同时，也加重肝脏负担，所以肝病的患者饮食宜清淡，禁食油腻，忌辛辣刺激及动火之品，忌烟酒，郁怒之时不宜进食，以免气食交阻。

　　肝气郁结者饮食宜清淡、素爽，常食金橘饼、金针菜汤、丝瓜、茄子、菠菜等；避免食用土豆、南瓜、红薯等食物。可食柴橘粥(柴胡 15 克，陈皮 10 克，水煎取药汁，另以粳米 60 克水煮，待粥将成时加入药汁，煮熟后服用)。

　　肝火上炎者，要保护肺阴，以防木火刑金，可多食梨子、百合等养阴之品，忌食羊肉、狗

165

肉、龙眼肉、韭菜、大蒜等生热动火之品,宜饮决明子茶(取决明子煎汤代茶饮),具有清肝明目之功。

肝风内动者宜多饮菊花茶(取茶花适量泡菜饮)并多食海带、萝卜、荸荠、冬瓜、丝瓜等,忌食公鸡、老鹅、动物翅膀、猪头肉等动风之品。

肝血不足者多食补血之品,如动物肝脏、红枣及血肉有情之品。

肝胆湿热者多食清淡素食,多食水果或多汁蔬菜,如西瓜、芹菜、茄子、冬瓜、黄瓜、绿豆、田螺、泥鳅等具清热利湿通便之品,忌食甜食、辛辣、肥腻之品,平素须多饮水。

肝肾阴虚者可多食绿豆汤、梨、藕、荸荠等新鲜水果及百合莲子粥、鲜芦根、石斛煎汤代茶饮,忌辛辣煎炸之品。

对肝病患者除以上饮食宜忌外,还应忌食碍胃并易引起气滞的食物,如糯米、红薯等,同时应注意保护脾胃,可进食些豆制品;水产动物多有健脾益气之功,可适当进食。饮食定时定量,饥饱有度,软烂适中,使脾胃强健。

(5)对症护理 梅核气者可针灸天突、膻中、足三里、期门、丰隆穴,采用平补平泻法。按摩取拇指或示指,力量适中,每穴 3~5 分钟,也可用代代花泡茶饮。

神昏、抽搐者立即针刺人中,合谷等穴,取平卧位,去除假牙,头偏向一侧,切忌随意搬动患者,必要时多人协作轻移。及时给氧,保持呼吸道通畅,必要时吸痰,防止痰液阻塞气道。上下牙齿之间放牙垫,防止舌头咬伤。勿强压肢体,以免损伤筋骨,肢体保持功能位置。四肢不温时注意保暖。床两侧加防护栏,慎防意外发生。

鼻衄时用冷毛巾敷额头,卧床休息。用棉球蘸适量云南白药粉、黑山栀粉填塞鼻部。用手指压迫鼻两侧。禁剧烈运动,禁热毛巾湿敷。

寒滞肝脉引起少腹胀痛,阴器收缩引痛时可在腹部取神阙穴艾灸或隔姜片艾柱灸3~5 壮;也可用热水袋或附子 2~3 片加盐 250~500 克炒热装布袋,热熨小腹半小时到 1 小时。

外阴湿疹、瘙痒时可选用具有清热解毒、除湿消肿功效的马齿苋 60~120 克,加水 3 000~6 000 毫升,煎煮 20~30 分钟,过滤后外洗、湿敷,每天 2 次,每次 15~20 分钟,要注意水温适当,防止烫伤。无新鲜的马齿苋可用干品替代。

3. **胆病辨证** 胆居六腑之首,位于右胁下,附于肝之短叶间。胆与肝通过经脉相互属络,构成表里关系。胆贮藏排泄胆汁,以助消化,并于情志活动有关,因而有"胆主决断"之说。胆的病变主要表现为胆汁疏泄失常和胆怯易惊等情绪异常,多由情志内伤,化火灼津为痰,痰热互结,或湿热内侵肝胆所致。

(1)胆郁痰扰证 指由于痰热内扰,胆失疏泄所表现的证候。多因情志忧郁,气郁化火,灼津为痰,痰热互结,内扰心胆,致胆气不宁,心神不安所致。

1)临床表现:胆怯易惊,头晕目眩,惊悸不宁,耳鸣,失眠多梦,烦躁不安,口苦,恶心,呕吐,胸胁胀闷,舌红,苔黄腻,脉弦数。

2)病机概要:少阳胆脉行头目入耳,痰热循胆经上扰,故头晕目眩,耳鸣;痰热内扰,胆气不宁,故见惊悸失眠,烦躁不安;胆失疏泄,气机郁滞,则见胸胁胀闷;热蒸胆气上溢,则口苦;胆热犯胃,胃失和降,则恶心,呕吐;舌红,苔黄腻,脉弦数为痰热内蕴之征。

3)治疗原则:清热化痰,调气解郁

4)辨证要点:以心悸失眠,烦躁,口苦,苔黄腻为辨证依据。

5）代表方剂：黄连温胆汤

4. 胆病的护理措施

（1）生活起居护理　保持病室环境安静，避免噪声或其他因素的突然刺激，室内光线不宜太强，让患者充分休息。急性发作期卧床休息，恢复期适当休息。

（2）情志护理　体贴安慰患者，了解患者心理状态，协同家属给予心理疏导，帮助患者转移注意力，排除不愉快的情绪。

（3）饮食护理　饮食有节，宜清淡，忌暴饮暴食和饮酒，应少食肥甘厚味、刺激煎炸之品及蛋黄。

（4）对症护理　胆小易惊，睡眠不宁可给予耳穴埋豆。

（5）导管的护理　胆管引流过程中，注意观察引流液的颜色、性质、量并做好记录。妥善固定引流管，使患者翻身活动有余地，嘱咐患者和家属在床上活动时防止引流管折叠、扭曲、脱落。如有堵塞，可反复向下挤压或用生理盐水低压冲洗及抽吸。每日更换引流袋，严格无菌操作，如引流管不慎脱落移位，立即报告医生，协同处理。教会患者下床活动时固定引流管的方法。在引流期间如发现引流液色鲜红或伴见血块，应立即进行急救处理。

5. 肝与胆病健康教育

1）保持病室安静、清洁、整齐、空气新鲜、温湿度适宜。避免不良因素的刺激。

2）了解发病的诱因：起居无常、过度劳累；情志不畅、恼怒忧郁；饮食不节、暴饮暴食、嗜酒无度、过食肥甘厚味；病毒感染，病情加重。

3）自我调护：生活规律，避免劳累，适当进行体育锻炼，增强抗病能力。保持心情舒畅，忌情绪波动。注意口腔卫生，饭后及时漱口。注意个人卫生，经常修剪指甲，防止抓伤皮肤造成感染。注意皮肤、会阴部清洁，每天用温水清洗；或会阴护理，每日2次。保持大便通畅，养成定时排便的习惯。传染期进行隔离，不去公共场所。

4）饮食调养：饮食宜清淡素爽，低脂肪，忌食动物内脏、高脂肪、油炸煎烤之品，平素多吃新鲜蔬菜和水果，急性发作期，恶心、呕吐、腹痛加剧时应禁食。有腹水者适当控制钠盐的摄入量，每日在1～2克以下，禁食咸肉、咸鱼、泡菜等高钠食物，有肝昏迷前驱期临床表现时暂给低蛋白饮食，伴有消化道出血时应禁食。

5）自觉疼痛加剧，恶心呕吐加重，出现黄疸，头晕，心慌，甚则心前区疼痛时，应立即报告医护人员。

6）急性发作期应卧床休息，恢复期适当运动，以增强体质。

四、脾与胃病的辨证护理

1. 脾病辨证　脾的病变主要以运化、升清功能失职，以及脾不统血为主要病理改变。临床上以腹胀腹痛、食欲不振、纳少、水肿、困重、内脏下垂、慢性出血、便溏等为主要症状。

脾病的证候有虚实之分，以虚证为多。虚证多因饮食、思虑过度、劳倦所伤，或病后失调所致的脾阳虚、脾气虚、脾气下陷、脾不统血等证（见表1-10）；实证多由饮食不节，或外感湿邪，或寒湿所致的湿热蕴脾、寒湿困脾等证。

表 1－10　脾虚四证鉴别表

证型	共有症状	不 同 症 状
脾阳虚证	食少腹胀	腹痛喜温喜按、小便不利、白带清稀量多及阳虚见证
脾气虚证	便溏乏力	腹部胀满、纳呆食少，食后益甚，大便溏薄
脾气下陷证	舌淡脉弱	脘腹重坠作胀、时有便意、肛门外脱、小便混浊如米泔、内脏下垂
脾不统血证		出血症状如便血、尿血、肌衄、鼻衄、女性月经过多、崩漏

（1）脾阳虚证　指脾阳虚衰，阴寒内生所表现的虚寒证候。多由脾气虚发展而成，或因过食生冷、外寒直中，或肾阳不足、火不生土所致。

1）临床表现：腹胀纳少，腹痛喜温喜按，畏寒怕冷，四肢欠温，口淡不渴，大便溏泄，甚者完谷不化，或周身水肿，小便短少，或白带量多质稀。舌淡胖，苔白滑，脉沉迟。

2）病机概要：脾阳虚衰，运化失权，则为腹胀纳少，大便溏泄，甚者完谷不化；阳虚失运，寒从内生，故腹痛喜温喜按；脾阳虚衰，温煦失职，故畏寒怕冷，四肢欠温；脾阳虚衰，水湿不化，泛溢肌肤，则为周身水肿，小便短少；水湿下注，带脉失约，则为白带量多质稀；舌淡胖，苔白滑，脉沉迟为阳虚失运所致。

3）治疗原则：温中健脾。

4）辨证要点：以食少便溏、腹胀腹痛、喜温喜按、四肢不温为辨证依据。

5）代表方剂：理中汤。

（2）脾气虚证　指脾气虚弱失于健运，或升举无力而反下陷，或不能统摄血液所表现的证候。多因劳倦过度，或忧思日久，损伤脾土，或禀赋不足，素体虚弱，或大病初愈，调养失慎等所致。

1）临床表现：腹胀纳少，食后尤甚，大便溏薄，肢体倦怠，形体消瘦，全身乏力，气短懒言，或见肥胖水肿，面色萎黄，舌淡苔白，脉缓弱。

2）病机概要：脾气虚弱，脾失健运，故见腹胀纳少；食后脾气愈困，故腹胀愈甚；脾虚失运，清浊不分，水湿下注肠道，故见大便溏薄；脾虚化源不足，不能充达肢体，肌肉，故肢体倦怠，形体消瘦；脾气虚，气血化生不足，脏腑功能衰退，故见全身乏力，气短懒言；脾气虚弱，水湿不运，泛溢于肌肤，则见形体肥胖水肿；气血不能上荣于面，故面色萎黄；舌淡苔白，脉缓弱为脾气虚弱之征。

3）治疗原则：补气健脾。

4）辨证要点：以食少纳呆、腹胀便溏、体倦神疲、舌淡脉弱为辨证依据。

5）代表方剂：参苓白术散。

（3）脾气下陷证　指脾气虚弱，中气下陷，升举无力所表现的证候，又称中气下陷证。多由脾气虚进一步发展而成，或因旧泻旧痢，或劳累过度，或女性孕产多，产后失于调护等损伤脾气所致。

1）临床表现：脘腹重坠作胀，食后益甚；或肛门便意频数且坠重不适，甚则脱肛；或久泄不止，或子宫下垂，或小便混浊如米泔，伴见气短神疲，声低懒言，食少便溏，面白无华，舌淡苔白、脉缓弱等。

2）病机概要：脾气虚衰，升举无力，气坠于下，则见脘腹重坠作胀，食后益甚；中气下陷，内脏失于托举,故肛门意频数且坠重不适,甚则脱肛;或久泄不止,或子宫下垂;脾阳不升,则见小便混浊如米泔;脾气虚弱,健运失职,故食少便溏;化源亏乏,脏腑功能减弱,故见气短神疲,声低懒言,面白无华,舌淡苔白、脉缓弱等。

3)治疗原则:益气举陷,补中健脾。

4)辨证要点:以脘腹重坠,内脏下垂与气虚症状共见为辨证依据。

5)代表方剂:补中益气汤。

(4)脾不统血证　指脾气虚弱,不能统摄血液,以各种慢性出血为主要表现的虚弱证候。多由劳倦过度,损伤脾气,或久病气虚,以致统血无权所致。

1)临床表现:便血、尿血、肌衄、鼻衄、齿衄、吐血、紫斑或女性月经过多,崩漏等,常伴食少便溏,神疲乏力,少气懒言,面色无华,舌淡脉弱等症。

2)病机概要:脾气亏虚,统血无权,血溢脉外,而见各种慢性出血症状;脾气虚弱,运化失职,故食少便溏;化源亏少,头面失于濡养,功能减退,则见神疲乏力,少气懒言,面色无华;舌淡脉弱为脾气虚弱、气血两虚之征。

3)治疗原则:健脾摄血。

4)辨证要点:以各种慢性出现与气血两虚共见为辨证依据。

5)代表方剂:归脾汤。

(5)湿热蕴脾证　指湿热内蕴中焦,脾失健运所表现的证候。多由外感湿热之邪,或嗜食辛辣刺激肥甘厚味,酿成湿热内蕴脾胃所致。

1)临床表现:脘腹痞闷、呕恶厌食,尿黄或面目肌肤发黄,黄色鲜明如橘子皮,口干而苦,便溏或肢体困重,皮肤瘙痒或身热不扬,舌红苔黄腻,脉濡数。

2)病机概要:湿热阻滞中焦,纳运失健,升降失常,则脘腹痞闷、呕恶厌食;熏蒸肝胆,胆汁外溢,则见尿黄或面目肌肤发黄,黄色鲜明如橘子皮;上蒸于口,则口干而苦,渴不多饮;湿热下注,大肠传导失司,则便溏而不爽;脾为湿困,气机不畅,则肢体困重;湿遏热伏,郁蒸于内,故身热不扬;舌红苔黄腻,脉濡数均为湿热内蕴之征。

3)治疗原则:清利湿热。

4)辨证要点:以脘腹痞闷、纳呆、便溏不爽、身重、苔黄腻、脉濡数等为辨证依据。

5)代表方剂:茵陈蒿汤。

(6)寒湿困脾证　指寒湿内盛,脾失温运所表现的证候。多因饮食失节,过食生冷,或嗜食肥甘厚味,湿浊内生,困阻中阳,或淋雨涉水所致。

1)临床表现:脘腹痞闷胀痛,食少纳呆便溏,泛恶欲吐,头身困重或见面色萎黄或肌肤身目发黄,而其色泽晦暗如烟熏或肢体水肿、小便短少,或女性白带量多,口淡不渴,舌苔白腻,脉濡缓。

2)病机概要:寒湿内盛,脾阳受困,运化失职,故见脘腹痞闷胀痛,食少;脾失健运,湿滞气机,则纳呆;水湿下渗,则大便稀溏;脾失健运,胃失和降,则泛恶欲吐;湿为阴邪,遏郁清阳,则头身困重;影响肝胆疏泄,胆汁外溢,则见面色萎黄或肌肤身目发黄,而其色泽晦暗如烟熏;水湿不运,泛溢肌肤,可见肢体水肿,小便短少;寒湿下注,损伤带脉,女性可见白带量多;口淡不渴,舌苔白腻,脉濡缓为寒湿内盛之征。

3)治疗原则:健脾化湿。

4)辨证要点:以脘腹痞闷、纳呆、便溏、身重、舌苔白腻等为辨证依据。

第二军医大学出版社

5）代表方剂：胃苓汤。

2. 脾病的护理措施

（1）病情观察　严密观察腹胀、腹痛、呕吐、二便、苔脉等情况，对脾不统血出血者注意观察出血的性质，颜色，量及患者的神色、血压、脉象的变化，并注意观察有无出血先兆。大出血者做好应急抢救工作。

（2）生活起居护理　应注意起居有节，动静结合，寒温适宜，保持环境舒适，空气流通，呕吐物及排泄物应及时清除，并开窗通风。脾阳虚衰及中气不足的患者应注意休息，避免劳累，脾阳虚患者最好住在朝阳处。寒湿困脾者需注意保暖，室温宜略高而燥，并在脐部用毛巾被裹紧，或加用热敷。但需防止皮肤烫伤。

（3）情志护理　"忧思伤脾"，故脾病患者应注意精神护理，劝慰患者要性格开朗、善于克服情志的影响，掌握患者的心理变化，对"苦思难释"者应注意转移其注意力。郁怒悲伤时暂停进食。

（4）辨证施食　"饮食自倍，脾胃乃伤"，脾胃病患者的饮食护理是一个重要内容，对疾病的发生、转归有着重要的意义。进食一定要定时、定量、有节制，不可暴饮暴食。饮食宜少量多餐，以清淡素食，软、烂、热、易消化为宜，以不觉胃胀为度。根据不同的病证，注意营养及饮食宜忌，辨证施食。

脾胃虚弱者宜食益气健脾的食物，如山药、红枣、莲子、茯苓饼、栗子、焦米茶、蛋类、瘦肉等，忌食油腻、生冷、壅滞气机之品；脾血虚者宜选食生血养血之品，如动物肝脏、骨髓、鱼类、牛肉、红枣、苋菜等，忌食烟酒，辛辣煎炸厚味之品，以免伤阴耗血；湿热蕴脾者宜选食清热除湿之品，如赤豆、绿豆、冬瓜、黄瓜、芹菜、荠菜、海带、葫芦等；忌食酒、辛辣、海腥、油腻甘肥厚味之品，以免助湿生热困脾；寒湿困脾宜选用健脾化湿之品，如山药、扁豆、黄实、薏米，泻泄量多者宜增加饮水量，可多饮姜糖水、浓茶等，饮食宜温，可在菜中适当加些花椒、胡椒、生姜及生大蒜等温热之品，忌食生冷瓜果及油腻之品，少食含纤维素较多的蔬菜。

（5）服药护理　注意服药的方法，按时服下。一般药宜温服，服后安卧。呕吐（吐血）、腹痛甚时暂缓服汤药，呕吐较轻需服汤药者可采取浓煎，少量多次频服，鲜姜汁（片）滴（擦）舌，针刺内关穴等方法。呕血渐止服药者注意汤药宜偏凉服或温服，以免过热刺激导致出血。

（6）对症护理　便血、吐血多时，应绝对卧床休息、禁食、稳定患者情绪，消除恐惧心理，遵医嘱予止血药，必要时予输血。患者暴泻不止时，应注意观察有无亡阴、亡阳之变，如眼窝凹陷、口干舌燥、皮肤干燥、弹性消失，为亡阴表现，应给予淡盐水、西洋参汤频服；若汗多肢冷、脉微弱为亡阳表现，立即注射参附针，并汇报医生处理。脱肛者每次便后用软纸擦肛门，便后用温水清洗后并轻轻托上，外扑松花粉，嘱其卧床休息，同时做提肛运动，每天2次，每次20下。对呕吐、泄泻患者的呕吐物及粪便应妥善处理，防止交叉感染。指导患者适当锻炼身体，学习有关保健知识和医学常识，平时可按摩或艾灸足三里、脾俞、胃俞等穴。让患者了解本病发病的原因，在生活中注意避免。脾病往往迁延日久，中年以上患者要定期检查，以防病情加重。

3. 胃病辨证　胃与脾同居中焦，以膜相连，胃与脾通过经脉相互属络，构成表里关系。胃为水谷之海，与脾互为表里，合为后天之本。胃的主要生理功能是主受纳和腐熟水谷，生理特性是主通降，其气以降为顺，其性喜润恶燥。

胃能受纳和腐熟水谷。胃病以受纳、消化功能的异常,胃气不和以及上逆为主要病理改变,常见胃脘痞胀疼痛、恶心呕吐、嗳气、呃逆等症。

胃病常因饮食不节,外邪犯胃,或温热病后期损伤为阴而成。常见胃阴虚、寒滞胃脘、胃热炽盛、食滞胃脘等证。胃病以实证常见。

(1)胃阴虚证　指胃阴亏虚,失于濡养所表现的证候。多因热病后期,或气郁化火,或吐泻太过,耗伤胃阴所致。

1)临床表现:胃脘嘈杂,隐隐灼痛,轻则绵绵不止,重则拘急剧痛,遇寒加剧,得温则减,或痞胀不舒,饥不欲食,呃逆呕吐,泛吐清水,口淡不渴,大便干结,小便短少,舌淡、苔白滑、脉弦或迟。

2)病机概要:胃阴不足,虚热内生,气失和降,则胃脘嘈杂,隐隐灼痛,或痞胀不舒;虚热扰动,胃失滋润,则饥不欲食;胃气上逆,则见呃逆呕吐,泛吐清水;阴液不能上滋,则口燥咽干;下不能滋润肠道,则大便干结,小便短少;舌苔白滑、脉弦或迟,为阴液内盛之征。

3)治疗原则:滋阴益胃。

4)辨证要点:以胃脘嘈杂,饥不欲食,舌红少苔,脉细数等为辨证依据。

5)代表方剂:养胃汤。

(2)胃寒证　指寒邪袭胃,阻滞气机所表现的证候。多因过食生冷,或脘腹受冷,寒凝胃肠所致。

1)临床表现:胃脘冷痛拒按,痛势急暴,遇寒加剧,得温痛减,恶心呕吐,口淡不渴,或口泛清水,腹泻清晰,恶寒肢冷,面白,舌苔白滑,脉弦紧。

2)病机概要:寒邪犯胃,凝滞气机,故见故胃脘冷痛拒按,痛势急暴遇寒加剧;寒邪得温则散,故疼痛得温痛减遇寒加剧;胃气上逆,则恶心呕吐;寒不耗阴,故口淡不渴;寒伤胃阳,水饮不化,则口泛清水;寒邪阻遏,阳气不能外达,则恶寒肢冷、面白;舌苔白滑,脉弦紧为阴寒内盛之征。

3)治疗原则:温胃散寒。

4)辨证要点:以胃脘冷痛、痛势急暴、得温痛减、苔白滑,脉弦紧为辨证依据。

5)代表方剂:厚朴温中汤。

(3)胃热炽盛证　指火热亢盛,胃失和降所表现的证候。多因过食辛辣刺激,化火生热,或情志不遂,气郁化火,或邪热内侵所致。

1)临床表现:胃脘灼痛拒按,消谷善饥,泛酸嘈杂,口臭,牙龈肿痛溃烂,喜喝冷饮,大便秘结,小便短黄,舌红苔黄,脉滑数。

2)病机概要:火热之邪熏灼,阻滞不通,则见胃脘灼痛拒按;胃火炽盛,功能亢进,则消谷善饥;肝经郁火,横逆乘土,则泛酸嘈杂;浊气上冲,则口臭;胃经经脉络于龈,胃火循经上炎,则牙龈肿痛溃烂;热盛伤津,则喜喝冷饮,大便秘结,小便短黄;舌红苔黄,脉滑数为火热内内盛之征。

3)治疗原则:滋阴益胃。

4)辨证要点:以胃脘灼痛、消谷善饥、口臭、大便秘结、舌红苔黄,脉滑数为辨证依据。

5)代表方剂:养胃汤。

(4)食滞胃脘证　指饮食停积于胃肠所表现的证候。多因饮食不节,暴饮暴食,或因素体脾胃虚弱,稍有饮食不慎,即食停难化而成。

171

1）临床表现：脘腹胀痛，疼痛拒按，厌食，嗳气或呕吐酸腐食臭，或肠鸣矢气，大便不爽，苔厚腻、脉滑。

2）病机概要：暴饮暴食，或饮食不慎，食滞胃肠，阻滞不通，故脘腹胀痛，疼痛拒按；食积于内，拘于受纳，故厌食；胃中未消化食物夹腐浊之气上逆则嗳气或呕吐酸腐食臭；食滞肠道，阻塞气机，则肠鸣矢气；腐败食物下注，则泻下之物酸腐秽臭；胃肠秽浊之气上蒸，则苔厚腻；脉滑为邪实之征。

3）治疗原则：消食导滞。

4）辨证要点：以脘腹胀痛、呕泻酸腐食臭之物为辨证依据。

5）代表方剂：保和丸。

4. 胃病护理措施

（1）病情观察　观察胃痛的性质、时间、程度、部位以及诱发因素。对出血者注意观察出血的性质、量、颜色及患者神色、血压、脉象的变化，并注意观察有无出血先兆。大出血者做好应急抢救工作。反复出血者警惕恶变。

（2）辨证施食　"饮食自倍，脾胃乃伤"，脾胃病患者的饮食护理是一个重要内容，对疾病的发生、转归有着重要的意义。进食一定要定时、定量、有节制，不可暴饮暴食。饮食宜少量多餐，清淡素食为宜，以软、烂、热、易消化为宜，以不觉胀为度，根据不同的病证，注意营养及饮食宜忌，辨证施食。胃脘痛时常拒食，不必勉强，待痛止后再渐进食。

胃阴虚及胃热者可适当多吃水果、梨汁、蔗汁等，也可用石斛、麦冬煎汤代茶饮，胃阴虚者也可适当进食莲肉、山药、白扁豆等；胃寒者宜注意保暖，可于脐部热敷或艾灸足三里、中脘等穴。饮食宜温，忌食生冷瓜果，可饮姜韭牛奶羹（韭菜、生姜、牛奶）或生姜红糖茶，做菜时调料中可适当多加生姜、胡椒等；胃实证往往有吞酸现象，应食易消化蛋白质、脂肪食品和含碱面食，因蛋白质能与胃酸中和，脂肪能抑制胃酸分泌，应忌食山楂、话梅等酸性食物及糯米、甜食等；气滞者忌食南瓜、土豆、山芋等壅阻气机的食物，可用玫瑰花代茶饮；每于饥饿疼痛者，可在饥饿时稍进食物，如糕点、饼干等。

（3）服药护理　服用健胃药时，用于开胃者宜饭前服，用于消导者宜饭后服。止酸药宜饭前服，通便药宜空腹、半空腹服。

（4）对症护理　呃逆和（或）嗳气者可针刺合谷、阳陵泉、太冲、内关，留针 15～20 分钟，或给沉香粉 5 克温水冲服。呕吐时可用腕踝针留针 4～6 小时及隔姜灸神阙穴 1～2 柱。

5. 脾与胃病的健康教育

（1）居室环境　保持病室内空气新鲜，呕吐物及排泄物及时清理、并开窗通风，光线宜暗。

（2）了解发病的诱因　①起居失常：感受寒凉、劳倦过度；②情志失调：忧思郁怒；③饮食不节：过食生冷、辛辣、硬固之品及烟、酒等，暴饮暴食，饥饱无度，食物不洁。

（3）自我调护　注意保暖，防止腹部受凉，可用狗皮护胃兜或在胃脘部热敷。注意休息，减少活动。急性期需卧床休息，不宜剧烈活动和负重。调畅情志，保持情绪稳定，勿忧患、悲伤、恼怒。胃痛时可在胃脘部自上而下顺时针方向按摩 1～2 次，每次 3～5 分钟。呕血时应将头偏向一侧，以防窒息。便血期间要锻炼床上排便，不可下床入厕，以防加重出血或引起跌仆损伤。泄泻者便后用软纸擦肛门，并用温水清洗。保持内裤清洁，如有脱肛，则用黄连油纱布轻托入。

(4) 饮食调护　平时饮食以软、烂、热、少量多餐为原则，注意就餐环境和心情。发作期宜食清淡而富有营养的流质或半流质饮食，如牛奶、藕粉、蒸鸡蛋、肉末、菜泥、米汤、稀饭、面条等，恢复期逐渐改为软饭或面食。忌食辛辣刺激、生冷、硬固、煎炸之品及海腥发物，忌食不清洁、馊腐、变质的食物。呕吐势急或食滞内伤或呕血便血时，予禁食。胃阴不足者宜食清淡凉性食物如绿豆汤、梨汁、藕粉、酸梅汤；肝气郁结者忌食壅阻气机食品，如山芋、土豆、蚕豆等；脾胃虚寒者可多食莲子、芡实、扁豆、薏苡仁等健脾之品。

(5) 掌握正确的服药方法　吗丁啉、西沙比利等胃动力药及理气和胃药宜在饭前服用。呕吐者服药前，在舌上滴少许姜汁，药宜少量频服。

(6) 异常情况　如自觉胃痛剧烈、头晕、眼花、心慌或发现呕吐咖啡色物，解柏油样大便应立即报告医务人员。

(7) 防恶变　胃病日久反复发作，中年以上患者要定期检查，以防癌变。

五、肾与膀胱病辨证护理

1. **肾病辨证**　肾藏元阴元阳，为人体生长发育之根，脏腑功能活动之本，故肾之精气只宜封藏，不宜耗泻，故肾多虚证。

肾的病变主要表现在生长发育、生殖功能、水液代谢的异常和脑、髓、骨以及某些呼吸、听觉、大小便的异常等，临床常见症状有腰膝酸软而痛、耳鸣耳聋、发白早脱、牙齿松动、男子阳痿遗精、精少不育，女性经少经闭、不孕，以及水肿、呼吸气短而促、二便异常等。

(1) 肾阳虚证　指肾脏阳气虚衰，机体失于温煦所表现的虚寒证候。多由素体阳虚，或年高肾亏，或久病伤肾，以及房劳过度，阴损及阳所致。

1) 临床表现：腰膝酸软而痛，面色㿠白或黧黑，形寒肢冷，腰膝以下尤甚，男子阳痿、冷精不育，女性宫寒不孕，小便清长，夜尿多或尿少水肿，腰以下肿甚，按之没指，舌淡胖或舌边有齿痕，苔白滑，脉沉弱。

2) 病机概要：腰为肾之腑，肾主骨，肾阳虚衰，不能温养腰腑及骨骼，则见腰膝酸软而痛；阳虚温运无力，气血不能上荣于面，故面色㿠白；甚则阴寒内盛，气血运行不畅，可见面色黧黑；肾阳亏虚，不能温煦肌肤，则形寒肢冷；肾阳不足，命门火衰，生殖功能减退，男子则阳痿、冷精不育，女性宫寒不孕；肾阳不足，则膀胱气化失司，故小便清长，夜尿多或尿少水肿；舌淡胖或舌边有齿痕，苔白滑，脉沉弱均为肾阳虚衰之征。

3) 治疗原则：温补肾阳。

4) 辨证要点：以腰膝酸软、形寒肢冷、全身功能低下、性功能障碍为辨证依据。

5) 代表方剂：金匮肾气丸。

(2) 肾阴虚证　指肾脏阴液不足，虚热内生所表现的证候。多由禀赋不足，或久病伤肾，或房劳过度，早婚产育过多，或年高肾亏，或过食温燥劫阴之品，或情志内伤暗耗肾阴所致。相当于西医中的肺结核，肾结核，糖尿病，甲状腺功能亢进，慢性肾炎，高血压，阿狄森病，神经衰弱，绝经期前后诸证，无排卵性功能性子宫出血，泌尿系感染。

1) 临床表现：腰酸腿软而痛，头昏耳鸣，少寐健忘，失眠多梦，或有男子遗精早泄、女性经少经闭或崩漏，形体虚弱，五心烦热或骨蒸潮热，两颧潮红，口干，尿黄便干，舌红少苔，脉细。

2) 病机概要：肾阴不足，髓海、骨骼失养，故见腰酸腿软而痛，头昏耳鸣，少寐健忘；肾水亏虚，水火失济，心火偏盛，故失眠多梦；阴不制阳，扰动精室，故遗精早泄；肾阴亏则经血不

第二军医大学出版社

足,故女性经少经闭;阴虚生内热,虚热迫血妄行,可致崩漏;肾阴亏虚,失于濡养,故形体虚弱,口干;五心烦热或骨蒸潮热,两颧潮红,口干,尿黄便干,舌红少苔、脉细为阴虚内热之征。

3) 治疗原则:滋养肾阴。

4) 辨证要点:以腰酸腿软、遗精早泄、经少经闭与阴虚内热症状共见为辨证依据。

5) 代表方剂:六味地黄丸。

(3) 肾气不纳证 指肾气虚衰,气不归元所表现的证候。多因久病咳喘,肺虚及肾,或年势高肾气衰弱,或劳伤肾气所致。见于中医的喘证、哮证、肺胀,西医的支气管哮喘、慢性喘息性气管炎、肺气肿、心脏性哮喘。

1) 临床表现:久喘不止,呼多吸少,气不得续,动则喘息更甚,咳嗽吐痰稀薄,甚或尿随咳出,自汗神疲,声音低怯,耳鸣失聪,腰膝酸软,舌淡胖,苔白滑;脉沉细无力。喘息严重者,可见冷汗淋漓,肢冷面青,脉浮大无根;亦有见气短息促,颧红心烦躁扰不宁,咽干口燥,舌红少津,脉细而数者。

2) 病机概要:肾气虚则纳摄无权,气不归元,故呼多吸少,气不得续,动则喘息更甚;肾虚骨骼失养,故腰膝酸软;元气不足,功能活动减弱,则神疲,声音低怯;固摄失司则自汗;若阳气亏虚欲脱,则喘息严重,可见冷汗淋漓,肢冷面青;虚阳外浮,则脉浮大无根。

3) 治疗原则:补肾纳气。

4) 辨证要点:以久喘不止,呼多吸少,气不得续,动则喘甚及肾气虚共见为辨证依据。

5) 代表方剂:都气丸。

(4) 肾气不固证 指肾气亏虚,封藏、固摄功能失职所表现的证候。多因年幼肾气未充,或房事过度,或久病伤肾,或年高肾气亏虚所致。

1) 临床表现:腰酸、膝软、神疲、耳鸣、小便频数而清或尿后余沥不尽,或遗尿,或小便失禁,或带下清稀而多,或胎动易滑,或大便失禁,滑泄不止等或畏冷肢凉,腰膝为甚,舌淡脉弱。

2) 病机概要:肾气亏虚则机体活动功能减退,精气不能充耳,则神疲、耳鸣;肾腑失养,则见腰酸、膝软;肾气虚,膀胱失约,故小便频数而清或尿后余沥不尽,或遗尿,或小便失禁;肾气不足,则精关不固,出现滑精早泄;肾虚而冲任亏虚,下元不固,故见带下清稀而多,或胎动易滑;舌淡脉弱为肾气亏虚之征。

3) 治疗原则:固摄肾气。

4) 辨证要点:以腰酸、膝软、神疲、耳鸣、尿频滑精、带下清稀、胎动易滑等为辨证依据。

5) 代表方剂:大补元煎。

(5) 阳虚水泛证 指肾阴亏虚,水液泛滥所表现的证候。多由外邪深入,损伤肾阳,或久病内伤,肾阳愈弱,或因水湿痰饮伤及肾脏所致。中医见于水肿、心悸、痰饮,西医见于慢性肾炎、充血性心力衰竭、肝硬化腹水等。

1) 临床表现:小便短少不利、肢体浮肿,腰以下为甚,按之没指,腹胀满、腰酸、肢冷、畏寒,心悸,喘促痰鸣,舌淡胖,苔白滑,脉沉细或沉弦无力。

2) 病机概要:肾阳虚衰,肾气亦损,以致膀胱气化无权、水湿内停,气机阻塞,泛滥肌肤,故小便不利;肾阳虚弱,水无所主,泛滥肌肤而肢体水肿,水湿之性下流且下焦虚冷,故以腰以下为甚,按之没指说明气虚而有水液稽留;水气犯脾,脾失健运,水聚腹中,则气机阻滞故腹胀满;肾虚腰膝无以温养而腰酸;阳虚则寒盛故肢冷,畏寒;水气上凌心肺,则心悸气短、喘促痰鸣;舌淡胖为阳虚之象,苔白滑为寒水之征,肌肤有水而阳虚故脉沉细。

　　3)治疗原则:温肾助阳,化气利水。

　　4)辨证要点:以身体水肿、腰以下尤甚与肾阳虚证共见为辨证依据。

　　5)代表方剂:金匮肾气丸。

表 1-11　肾精不足、肾阴虚、肾阳虚、阳虚水泛证鉴别表

证候	病机	相同症	不　同　症
肾精不足证	肾精亏虚,发育、生殖障碍		发育障碍:小儿迟缓,智力低下 生殖低下:女子不孕,男子不育。舌淡,脉弱
肾阴虚证	阴虚,虚热内生	腰膝酸软,耳鸣耳聋	五心烦热或骨蒸潮热,盗汗,男子遗精早泄、女子经少经闭,舌红少苔,脉细
肾阳虚证	阳虚,失于温煦		形寒肢冷,精神委靡,男子阳痿,女子宫寒不孕,舌淡胖或舌边有齿痕,苔白滑,脉沉弱
阳虚水泛证	阳虚,气化失权		肢体水肿,腰以下为甚,肢冷畏寒,淡胖,苔白滑,脉沉细或沉弦无力

表 1-12　肾气不纳、肾气不固鉴别表

证候	病机	相同症	不　同　症
肾气不纳证	肾气虚弱,纳气无权	腰膝酸软,神疲乏力,	久喘不止,呼多吸少,气不得续,动则喘息更甚,自汗
肾气不固证	肾气虚弱,封藏失职	气短懒言,舌淡脉弱	小便频数而清,尿后余沥不尽,或遗尿失禁,滑精早泄,带下清稀,胎动易滑,

　　2.肾病护理措施

　　(1)病情观察　注意观察面色、体温、脉搏、呼吸、血压以及水肿、小便等变化情况,记录24小时尿量,发现异常及时与医生联系,协同处理。

　　(2)生活起居护理　肾系疾病患者一般机体抵抗力差,故病室特别要求注意卫生洁净,通风,冷暖适宜。肾阳虚者应注意保暖,病室温度宜略高,随天气变化增减衣服,严防感冒。肾阴虚者,阴虚火旺者病室温度宜略低,空气宜湿润,肾不纳气者病室内空气宜新鲜,避免烟雾、灰尘及异味刺激。要注意休息,避免劳累,节制房事,以免进一步损伤真元。

　　少去或不去公共场所,防止感受外邪。外出时应增添衣服、戴好口罩,并避免与感冒者接触。病室每天用紫外线消毒1~2次,每次30~60分钟。

　　坚持"五送一煎",加强口腔、皮肤、头发、会阴部的护理,生活用品放置于易取之处。专人护送患者做各项检查,满足患者生活基本需求。对高度水肿者,慎防皮肤破损。长期卧床者,要防止压疮发生,可给予气垫床,并予赛肤润外涂对已发压疮者要做好压疮护理。

　　(3)情志护理　做好心理护理,与他们亲切交谈,做好心理疏导。讲清病因,解除忧虑,消除恐惧。发现厌世情绪及时与家属及单位联系,必要时专人陪护,尽量消除不良情绪的刺激。主动与家属、亲友、单位交谈沟通,在情感上、经济上关心善待患者,在治疗过程中取得配合和支持,消除患者的后顾之忧。

　　(4)辨证施食　肾病患者应做好饮食调护,饮食以营养丰富的食物为主,或以血肉有情

第二军医大学出版社

之品补养为佳。"咸入肾",宜少食或忌食盐,对酸辣太过刺激之品要禁忌。

肾阴虚者可食甲鱼、胎盘、猪、牛、羊的脊髓及筋等补肾填精,可食莲子粉粥(莲子肉去皮带心50克,磨粉后用水调成糊状,放入沸水中,加桂圆肉30克,煮成糊状,加冰糖适量,每晚临睡前服一小碗),忌辛燥苦寒之品,以免伤阴;阴虚火旺者可多食荠菜、苦瓜、丝瓜等寒凉性蔬菜及甲鱼、蛋类等滋阴降火之品;肾不纳气者可食核桃、芝麻、蛤蚧、动物肾脏以补肾纳气,也可用麻雀肉与冰糖炖服或食虫草鸭(老雄鸭1只,约1 500克,冬虫夏草5克、生姜、葱各10克、精盐6克、肉汤1 500克,把虫草插入鸭脯,姜葱放入鸭腹,用大碗盛鸭,放入肉汤和盐,大火上笼蒸3小时即成,食鸭饮汤)。

阳虚水泛者可适当进食大蒜、川椒、生姜等以温化通阳,忌食生凉食物,可食苡米鸡汤(净鸡2 000克、薏苡仁500克、党参30克、生姜20克、葱15克、精盐6克。以上诸物放入沙锅,加水3 000毫升,大火烧开,打去浮沫,改用小火,至鸡肉炖烂为度,每服适量,每日2～3次)。

乳糜尿者忌食脂肪蛋白质类食物。

(5) 针灸　腰痛者可针灸肾俞、命门、腰阳关等穴。

3. 膀胱病辨证　膀胱位于小腹中,与肾互为表里,有贮存和排泄尿液的功能。膀胱的病变一般只反映为排尿异常以及尿液的改变,临床上常见尿频、尿急、尿痛、尿闭及遗尿、尿失禁等症状。

膀胱湿热证指湿热侵袭,蕴结膀胱,以小便频急、灼涩疼痛及湿热症状为主要表现的证候。多因外感湿热之邪,侵袭膀胱;或饮食不节,嗜食辛辣,化生湿热,下注膀胱所致。相当于中医的淋证,癃闭;西医的肾盂肾炎,膀胱炎,泌尿系结石,乳糜尿,尿潴留。

(1) 临床表现　尿频、尿急、尿道灼痛、尿色黄赤短少,或有腰痛,或尿血,或尿中有砂石,或口渴,发热,舌红苔黄腻,脉数。

(2) 病机概要　湿热郁蒸,膀胱气化不通,下迫尿道,故尿频、尿急,小便灼热涩痛;湿热煎熬,津液被灼,故见尿短少而色黄;湿热伤及血络,迫血妄行,则尿血;若湿热久恋,煎熬尿浊结成砂石,则尿中有砂石;湿热蕴结下焦,经气不利,故见腰部、小腹胀痛;湿热郁蒸,热淫肌表,则发热;舌红苔黄腻,脉数为湿热内蕴之征。

(3) 治疗原则　清热利湿。

(4) 辨证要点　以尿频、尿急、尿痛、小便短涩黄赤为辨证依据。

(5) 代表方剂　八正散。

4. 膀胱病护理措施

(1) 病情观察　注意观察体温变化及小便的颜色、性质、量的变化,发现异常及时留取标本送检。

(2) 生活起居护理　保持病室空气新鲜、温湿度适宜。注意个人卫生,保持会阴部清洁,每日用温开水清洗外阴,更换内裤。急性期发热者应卧床休息,避免劳累。

(3) 饮食护理　饮食宜清淡富有营养,多吃新鲜水果,忌食辛辣及烟酒。多饮水或绿茶,每天1 000～1 500毫升或食青小豆粥(通草5克水煎取汁去渣,加入青小豆50克,小麦50克,煮成粥,作早餐食用)。另外还可以根据结石的成分,注意饮食的选择。如尿结石为磷酸盐成分者,可以食用酸度高的食物,及含钙少或碱价低的蔬菜,如豌豆、龙须菜、芸苔属、南瓜等,忌食含钙高的食物如牛奶、蛋黄、虾米皮、豆腐、菠菜、苋菜等。若结石成分为尿酸及草酸盐结合的,应选用碱性食物,如蔬菜、水果等。发热者每次饭后用生理盐水或甘草银花水漱口,保持口腔清洁。

(4) 服药护理 服用八正散时水药量宜偏大,分头煎、二煎频频饮服,以增加尿量,加强利尿通淋之功,药宜偏凉服,服后安卧,以助药效。

(5) 针灸对症护理 针刺足三里、中极、三阴交、阴陵泉等穴,反复捻转提插,强刺激,可治疗小便不通或尿点滴而下;取肾俞、膀胱俞、三阴交、阿是穴(沿输尿管寻找压痛点),取50%葡萄糖溶液进行穴位注射,能利水排石,用于石淋;用双手大拇指按压利尿穴(神阙与耻骨联合上缘连线的中点),压力逐渐加大,持续5~15分钟,治疗小便不通。

5. 肾与膀胱的健康保健

(1) 一般措施 保持病室内空气新鲜,定时开窗通风,温湿度适宜,避免当头吹风。每天紫外线消毒1次,每次1小时。

(2) 了解本病发病的原因 气温骤变,不慎感受外邪。起居失常,受凉、劳累。情志失调,忧思郁怒过度。饮食不节,不遵守肾病饮食宜忌,多吃盐碱及易致过敏的食物,或饮水、摄食不足,或饮食结构不合理,过食辛辣刺激之品、过食含糖食物或海腥发物。用药不当,使用肾毒药物。

(3) 自我调护 随天气变化增减衣被,避免外邪侵袭,预防感冒。减少探陪人员,防止交叉感染。注意休息,避免劳累。重症者卧床休息、轻者可适当活动、如散步、打太极拳、下棋等,以不疲劳为度。保持口腔,皮肤及会阴部的清洁。饭后及时漱口,每天清洗会阴部。保持良好的心情,勿恐惧忧思,要心态平衡,淡忘一切。

(4) 饮食调护 饮食宜清淡易消化,以低盐或无盐低脂为主,忌食辛辣刺激、肥甘厚味、油腻及海腥发物。有食物过敏史者严禁食易敏食物。高血钾者忌食香蕉、橘子、红枣等含钾多的食物;高磷低钙血症忌食虾类;水肿明显和血透患者适当控制饮水量;淋证者多饮水。

(5) 掌握正确的服药方法 按时服药,坚持治疗。了解主要药物的不良反应:服利尿剂时注意有无四肢乏力,双眼睑无力上抬等低钾反应或腹胀、厌食等高钾表现;服降压药时有无头昏,血压下降等低血压表现;使用钙剂时观察有无胸闷,心慌抽搐等情况。水药宜温服,呕吐时浓煎少量频服。

(6) 腹膜透析的注意事项 进入腹透室,戴好口罩、帽子、换鞋,腹透操作前后必须洗手,腹透时温度为37~38℃,速度为每2 000毫升腹透液在10分钟灌注完毕,正确记录出超液的颜色、性质、量。忌淋浴,还要了解引起腹膜透析效能降低的原因是腹感染、透析管堵塞和出超减少。

(7) 血液透析后的注意事项 卧床休息。穿刺处压迫止血6小时,保持局部皮肤清洁干燥,控制饮水量,两次透析之间体重增长少于2千克。了解水、电解质失衡的临床表现:如恶心、呕吐、焦虑、烦躁、嗜睡、昏迷、肌痉挛。

(8) 股静脉插管的注意事项 插管后应卧床休息,防止脱落,保持局部皮肤清洁。

(9) 动静脉造瘘术注意事项 术后第二天造瘘肢体,用三角巾悬吊于胸前,局部肿胀、疼痛,出血多时报告医生,每日自测造瘘肢体血流是否正常,如血流缓慢或不畅及时告诉医生。造瘘肢体易负重,不在该肢体测血压及各种穿刺。

(10) 其他 自觉胸闷气喘加重、尿少、口中有尿味,血尿量多,腹透液进出速度慢或腹透过程中腹痛、发热、泄泻等应立即告诉医生。

第二军医大学出版社

第二章 中医症状护理

第一节 便 秘

便秘是指大便秘结,粪质坚硬,排便时间延长,粪便排出困难,或欲大便而艰涩不畅的一种常见病。便秘虽然也可由肠道器质性疾病引起,但多数与排便反射的神经调节功能紊乱有关。排便动力缺乏,生活节律改变,食物纤维素太少,肠蠕动减弱,病后、产后及老年人气血虚弱,津液不足,滥用泻药或灌肠等,也是引起便秘的种种原因。

一、病因、病机

中医学认为,各种疾病的病因不外乎内因、外因及内外因。便秘最直接的病因是饮食失节、劳倦过度、情志失调、六淫袭扰、热病伤津、老年体虚、妇人多产、痰滞虫积、药石中毒、排便隐忍、久蹲强努、裂痔畏便等一系列因素。以上致病因素导致脏腑功能失调、气血津液紊乱、大肠传导功能失常引发为便秘。中医认为大肠的正常生理功能是传化物而不藏。直肠内容物对直肠壁感觉器的刺激,是引起排便反射的启动因素。食物进入胃,经胃肠消化吸收,所剩糟粕,由大肠传送而出。各种因素导致大肠的传导功能失常则导致便秘。阴寒凝滞,大肠传输不利,即为"阴结"。脾虚津少,肠液干燥,以致大便坚硬难出,称为"脾约",治以麻仁丸(麻仁丸经现代制剂工艺改良为麻仁软胶囊)。大肠鼓动无力,系肾阳失于温煦而便涩者发为"阳虚秘"。血虚津枯,粪便失濡即为"血虚秘"。如阳明胃热过盛,热灼津液,津伤液耗,则肠道失于濡润而致"热秘"。若脾气不足,升举失常,气虚下陷,则大肠传输无力而致"虚秘"。肝主疏泄条达,若肝气郁结,气机郁滞,津液输布失常,发为"气秘"等等。

二、辨证施护

1. **热秘** 泻下药久服易伤正气,便通热象已去者可转滋养通便,如麻仁丸等。热病之后,由于进食甚少而不大便者,不必急于通便,只需扶养胃气,待饮食渐增,大便自然正常。汤药宜偏凉服,于清晨空腹服效果更佳。饮食以清淡为宜,并多食瓜果蔬菜,如笋类,标准面粉、麦片、麸皮,忌食辛辣厚味。每天清晨饮一杯温开水或盐开水,润滑肠道,刺激肠蠕动。平时多饮水有泻热润便的作用。观察舌苔和排便情况,如舌红苔燥,可用生大黄或番泻叶泡水饮用以清热通便。老年人排便动力不足时用润滑性泻药剂,如甘油,尽量不用石蜡油,因石蜡油可由肠壁吸收而在身体各组织沉积。针刺可取穴大肠俞、天枢、支沟、合谷、曲池,用泻法。

2. **气秘** 预防为主,消除病因,对爱生气的老年人多做安慰开导工作,调节其情志。腹胀气不下行者,可口服木香顺气丸或热敷。注意定时排便,尤以早晨为佳。饮食上避免过度煎炒、酒类、辛辣,适量吃些调气之品,如佛手、荔枝、柑橘切片冲水喝等等。生活起居避免久坐少动,多活动以流通气血。便前按摩迎香穴,或按摩足三里穴以促进排便。针刺可取穴大肠俞、大枢、中脘、期门,用泻法。

3. 虚秘　身体极度虚弱,便前先给予补气药以防虚脱。大便过于干硬时,壅积于直肠,无力排出者可在手指上涂凡士林油扣出大便。长期卧床患者腹肌无力,应辅助胃肠蠕动,方法:双手重叠,顺时针方向绕脐用力推按腹部。并做腹肌锻炼,排便动作锻炼和肛提肌的收缩。除内服药外,还可兼用外导法,外导法即加蜜煎导,或甘油栓之类纳入肛中。食饵法,如以黑芝麻、松子仁、胡桃肉等研末冲蜜糖服。便秘数天的老年体弱者应尤其注意细心护理,防止用力过度努挣虚脱或久蹲起立后跌伤。针刺可取穴大肠俞、脾俞、胃俞、天枢、上巨虚等穴,用补法。

4. 冷秘　适度增加运动量,如散步、打拳等可增加气血流动,也可增加胃肠蠕动。防寒保暖,病室温暖向阳,阴雨天关好门窗防潮,冷天注意增加衣服,脚要保暖,睡阳面房间。饮食忌生冷瓜果。热敷不但能够缓解腹痛并有温暖下焦有利肠道传导的作用。中药汤加热服用,有温中散寒的作用。针刺可取穴肾俞、大肠俞、上巨虚,用补法,并灸神阙、气漏以温通下。

三、养生指导

因为粪便主要是由食物消化后构成的,所以通过饮食调节来防治大便秘结是简单易行的方法。

1) 注意饮食的量,只有足够的量,才足以刺激肠蠕动,使粪便正常通行和排出体外。特别是早饭要吃饱。足量饮水,使肠道得到充足的水分可利于肠内容物的通过。

2) 多食含脂肪多的食品,如核桃仁、花生米、芝麻、菜籽油、花生油等,以助通便。

3) 饮食中必须有适量的纤维素。

4) 每天要吃一定量的蔬菜与水果。早晚空腹吃苹果1个或每餐前吃香蕉1～3个。

5) 主食不要过于精细要适当吃些粗粮。

6) 晨起空腹饮一杯淡盐水或蜂蜜水配合腹部按摩或转腰,让水在肠胃振动加强通便作用。

7) 进行适当的体力活动,加强体育锻炼。比如:仰卧、屈腿、深蹲、起立、骑自行车等都能加强腹部的运动促进胃肠蠕动有助于促进排便。

8) 每晚睡前按摩腹部养成定时排便的习惯。

9) 保持心情舒畅生活要有规律。

第二节　便　血

凡血自大便而下,或血便夹杂而下,或先便后血,或单纯下血,均称便血,便血又名血便、下血、泻血、结阴等。后世医家又以血之清浊而立肠风、脏毒之说。西医所指的肠道炎症、溃疡、息肉、痔疮,及某些血液病,急性传染病等属于本证范围。

一、病因、病机

主要与风火热毒或阴寒内伤、寒气下迫有关。

1. **火热伤络** 暴饮暴食,或酗酒过度致迫血妄行,渗入大肠发为便血。

2. **湿热下注** 久居潮湿之处,或饮食不节,损伤脾胃,聚湿生热,热伤阴络,营血失道而致便血。

3. **脾胃虚寒** 久病失养,劳倦过度,气失统摄,血无所归,血离脉道,而为便血。

二、辨证施护

1. **肠道湿热**

1) 应卧床休息,减少活动,避免疲劳。

2) 给以精神上的鼓励和安慰,消除紧张、恐惧、忧虑、烦恼的心理。

3) 便血实热证,饮食宜清淡,忌食辛辣酒烟,出血期宜给软烂少渣,易消化食物。平时常吃一些绿豆百合汤,鲜藕汁加食盐,各种果汁、菜汤、杏仁、茶、柿饼、黑木耳等具有清热、凉血、收敛止血之品。

4) 注意观察便血的时间、量、色、质,如继续排出柏油样便,血压下降,脉细而数,呼吸急促,表示出血未停,要多加关心。若出现心慌、汗出、面色苍白、四肢湿冷,说明有虚脱的可能,应立即采取措施,做好抢救准备工作。

5) 因实热证患者常口渴,可用生地、地榆、侧柏叶各 10 克,煎汤代茶饮,冷服清热止渴。

6) 便血是痔的主要症状,而痔出血与大便干燥关系密切,如大肠热结可服清热凉血通便药,平日多吃清热祛火的蔬菜,减少便秘的发生,并使大便软化易解、便血可止。

2. **脾胃虚寒**

1) 患者素体虚弱,应卧床休息,注意保暖,避免感受风寒之邪。

2) 脾虚者则要加强营养,饮食上以高热量为主,食不宜过凉,忌食生冷瓜果,以防伤脾,宜少食多餐。

3) 若出血初止,不可大意,仍需加强观察,如出现突然腹痛加剧拒按,心慌,四肢湿冷,脉细数,可为大出血的征象,要立即做好输血前的准备工作,配合医生进行治疗。

4) 便血者从生活起居护理方面多加照顾关心,出血期间嘱患者平卧在床上大小便,不要用力,以免增加腹内压力,便后用温水帮助擦洗干净,肛周涂以油脂以保护皮肤,及时记录血的量、性质、颜色、时间,并留取标本送检。

5) 配合针刺中脘、百会、足三里、三阴交、脾俞、梁门等穴位。也可选用耳针肾上腺、皮质下、神门等穴以达到健脾止血。

6) 若经保守治疗 24 小时以上,血仍不止,或合并其他疾病,应考虑手术治疗,做好术前准备。

三、养生指导

1) 积极参加体育锻炼,增强体质,防止过度疲劳。

2) 平素少食辛辣、煎煿之品,否则辛热蕴结于胃,湿热下注大肠,酿作痼疾。

3) 在寒热交替季节,易感凉诱发,故注意寒温调节。

4) 便血患者平时多吃新鲜蔬菜、香蕉、蜂蜜、橘子、芹菜、菠菜等保持大便通畅,勿久蹲厕所或用力过猛,防止旧病复发。

第三节 不 寐

不寐亦称失眠,是指经常入睡时间不够或睡眠不熟的一种疾病。轻者难以入睡,或睡中易醒,时寐时醒;重者整夜不眠。西医的神经衰弱及许多慢性病中出现失眠者,均可参照本证辨证论治。

一、病因、病机

邪扰心神或心神失养而导致阳不交阴或神不守舍而发生不寐。

1. **情志不遂、肝火扰动** 情志内伤,肝郁不舒,郁而化火,肝火扰动心神;或素体肝阴不足,肝阳上亢,扰动神明而不寐。

2. **胃中不和、夜卧不安** 暴饮暴食,脾胃受伤,或宿食停滞、酿成热痰,壅遏中焦,痰热上扰,胃气不和,则夜卧不安。

3. **思虑劳倦太过、伤及心** 心伤则心血暗耗,心阴亏虚神不守舍;脾伤则生化乏源,营血亏少,不能上奉于心,心失所养而心神不宁。

4. **肾阴亏虚,心阳独亢** 素体肾亏或久病肾虚,肾水不足不能上济于心,水不济火,心肾不交,心火独亢,扰动神明,心神不宁而不得寐。

5. **心虚胆怯,心神不宁** 心胆气虚,暴受惊骇,情绪紧张善惊易恐,惊恐伤神,心虚不宁而寐不安。

二、辨证施护

1. **一般护理**

1) 创造安静舒适的睡眠环境,光线宜暗,床被褥松软适宜,避免噪声。

2) 解除诱因如咳嗽、疼痛、哮喘等,使之安眠。

3) 指导患者养成定时就寝习惯,睡前避免情绪激动或剧烈活动。

4) 因心理因素思虑过度者做好情志护理,解除忧虑。

5) 思虑、劳倦太过,药物宜睡前1小时服用。

2. **肝郁化火证**

1) 一般护理。

2) 做好情志护理,遇事作好解释疏导;活跃休养生活,使之心情舒畅,情绪稳定。

3) 可适当食用柑、橘、香橼、金桔及萝卜,理气化滞解郁。

4) 就寝前庭院散步,顺畅气机,有利安眠。

5) 可针神门、内关、曲池、太阳、头维等穴位隔日1次。或耳穴埋豆每日一次。

6) 按摩天庭、印堂、太阳穴,耳郭背沟处各30~50下;手心按摩对侧足心涌泉穴各100下。

3. **痰热内扰证**

1) 一般护理。

2) 养成良好的饮食习惯,勿暴饮暴食,晚餐勿过饱宜清淡,寝前不吃零食。

181

3）适当选用消食导滞化痰食品,如山楂、萝卜、杏子,或焦三仙煎水每日代茶饮。

4）按摩中脘、合谷、足三里穴各50～100下。

4. 心脾两虚证

1）一般护理。

2）创造安静舒适的睡眠环境。

3）劳逸适度,避免思虑过度。多与患者交谈解除其心理矛盾。

4）选用营养丰富的食品适当进补,可选用红枣粥、红枣桂圆汤、茯苓夹饼、山药、柏子仁粥等。

5）针灸神门、内关、三阴交、足三里;或耳穴埋针心、脾、神门穴。

6）睡前按摩合谷、足三里穴各50～100下。

7）睡前做放松功。睡前不交谈不愉快的问题,避免情绪激动。

5. 阴虚火旺证

1）一般护理。

2）病室宜凉爽,忌燥热。

3）睡前温水泡洗双足,引火下行有助于安眠。

4）勿过劳、节房事。

5）可选食桑椹蜜、百合粥、甲鱼汤、莲子银耳羹等滋阴泻火之食品。

6）可配服酸枣仁膏10克(睡前)。

7）针神门、内关、三阴交,但不可灸。耳穴埋豆心、肾、神门、交感、皮质下等穴位。

8）按摩肾俞、涌泉穴各50～100下。

9）睡前做放松功或内养功,每日坚持。

6. 心胆气虚证

1）一般护理。

2）保持环境安静,护理患者时勿突然大声呼其名,避免突然的响声。

3）指导患者多与他人交流,逐步适应各种声响环境,改变胆怯怕惊的心理状态。

4）不看情节惊险的小说或影视节目。

5）配合耳穴埋豆心、胆、神门、交感等穴。

6）指导患者做放松功或内养功每日1次。

三、养生指导

1）起居有常,养成良好的生活习惯,定时作息。

2）讲究饮食卫生,不暴饮暴食或食之过饱。

3）善于自我调节心理平衡,保持乐观情绪、避免七情刺激。

4）学会简单的自我安眠法。

第四节　癫　狂

癫狂是指精神错乱、神经失常的疾病。癫者,临床以沉默痴呆、语无伦次、静而多喜的抑郁状态为主要特征。狂者，临床以狂躁打闹、喧扰不宁、动而多怒的兴奋状态为主要特征。西医学中的反应性精神病、精神分裂症可参照本病辨证护理。

一、病因、病机

1) 情志不遂，思虑太过，所求不得，或肝气郁结，脾气不升运化失常，痰浊内生痰气郁结，迷乱心神而致精神错乱。

2) 性情急躁暴怒伤肝，肝火暴涨，鼓动阳明痰热，痰火上扰清窍，蒙蔽心神，神志逆乱而发病。

3) 禀赋不足，复遇惊骇悲恐，意志不遂，七情内伤，阴阳失调，阴虚于下，阳亢于上，心神被扰，神明错乱而导致"重阴则癫，重阳则狂"。

二、辨证施护

1) 病室陈设要简单、结实安全第一。并有安全设备以防意外。

2) 按病情及证型安排病室及床位，癫证与狂证必须分开病室，有条件安排为单间病室。

3) 加强生活护理，对生活不能自理者须由医护人员照顾，如泡脚、洗浴、剪指甲等要具体安排专人负责。

4) 患者的物品必须妥善保管，特别是刀、发夹、首饰、绳带之类。要有严格的安全防范措施，并认真执行。

5) 加强病房管理和交接班制度，按时查房，经常巡视，注意清点人数。

6) 失眠常可促使病情恶化，要保持良好的睡眠，创造安静、舒适、幽暗的睡眠环境，必要时可用镇静安眠剂。但应观察了解睡眠情况，切忌不当给安眠药而导致不良后果。

7) "心病尚须心药治"，心理情志护理很重要。轻症患者或恢复期患者，适当参加集体活动，活跃丰富养病生活，或参加简单劳动以提高自信心和生活能力。经常接近患者与其谈心了解患者心态，因势利导，用"以惊治惊"、"拨乱反正"的方法启发患者正常思维活动。有迫害妄想者常恐惧不安甚至有出逃的可能。要密切观察患者的行为表现，仔细调查研究其原因，耐心说服解释，必要时须有人陪伴以减轻其惊恐心绪。对认知错觉者如怀疑食物中有人放毒时，可让患者共同进餐，或要求与别人调换食物者，则应设法恰当地满足其要求以解除其疑虑取得其信任。对有自杀自伤轻生念头患者，要做好安全防范工作不让其有自伤、自杀的条件与机会，多加巡视必要时日夜专人守护并耐心热情地做好安慰解释工作使其改变不良心境树立乐观情绪；也可用转移注意法引导其思维从而转变其精神状态。了解家庭及社会环境对患者疾病的影响，有针对性地做好相关人员的工作取得配合尽量减少诱发因素。

8) 加强饮食护理与管理：①饮食原则是清淡、易消化、无骨、刺、硬核、营养丰富的食物，忌食辛辣刺激、肥甘厚味，忌浓茶、咖啡，禁止吸烟、饮酒。一般予以普食即可。②对于躁动、抢食、或拒食者，给予重点照顾与个别帮助进餐。③轻症患者或恢复期患者，提倡集体进餐。重视调换食物的花样品种，尽量注意色、香、味俱佳，增进食欲。④宜选择具有清热、祛痰、镇静、安神作用的食品，如新鲜蔬菜、瓜果、萝卜、大枣、酸枣、莲藕等。⑤餐具要清洁卫生，容易持握、进食方便而且应坚固耐用，不易破损。注意用餐前后清点数目，发现短缺要及时查找，以免发生意外不良后果。

9) 狂证可因躁动过久而发生全身衰竭，甚至衰竭死亡，要加强保护措施，必要时与其他

第二军医大学出版社

患者隔离。工作人员要和蔼、耐心、禁止训斥、威胁或戏弄患者,积极治疗控制躁动,减少体力消耗。

10)对癫证木僵患者,加强生活护理,保持床单被褥清洁、定时翻身,每日做口腔护理,预防褥疮及口腔感染等并发症。

11)患者服用中药方法可打破常规,合作时一次服光。要鼓励患者自己服下。对不合作者可以设法改变剂型或服用方法,或给药途径,保证给药量。

12)亲自看患者服药,如有可疑应用压舌板检查口腔内有否存药。服药后要观察片刻,以免患者用探吐等方式拒服药物。有时患者可能将药物藏在口袋内床褥下等处,要随时注意观察,及时发现因以说服教育及妥善处理。

三、养生指导

1)加强生活调摄,充实精神生活。养成生活规律、起居有节的习惯。培养业余爱好保持乐观情绪。

2)坚持治疗服药,配合气功及体育疗法,增强体质,巩固疗效。

3)家庭和社会,要创造良好和谐的环境与人际关系,多给予关心、爱护,使之感受到幸福与温暖,避免不良情志刺激,预防发病。

第五节 呃 逆

膈间气逆上冲胸喉,喉间呃呃连声,声短而频不能自止的一种病证。古称为哕,俗称打嗝。可单独出现,也可为其他疾病的兼证。有呈持续性发作,也有偶然性发作。呃逆主要由于寒邪蕴结、胃火内盛、气郁痰阻及气血亏虚等引起胃气上逆而致。明代《症因脉治》将本证分为外感呃逆与内伤呃逆两类。《景岳全书》则将呃逆分为三类,"一曰寒呃;二曰热呃;三曰虚脱之呃"。

一、病因、病机

呃逆的病因主要为饮食不节,过食生冷之物或寒凉药物,致使寒气蕴结于胃,胃气失于和降而上逆;或情志不和,抑郁恼怒,肝郁气滞,横逆犯胃,以致胃失和降;或因气郁化火,灼津成痰,胃气挟痰上逆而成;或因重病久病之后,或因病而误用吐下之剂损伤胃津,胃失于濡养,以致胃气上逆;或年老体弱、久病重病之后,脾胃阳虚,以致清气不能上升,浊气不能下降,胃气上逆而成。总之,呃逆皆由胃气上逆而致,但有虚实寒热的不同。此外,肺失宣通,在发病过程中也起一定作用,因手太阴肺经起于中焦,循胃口,上膈属肺,肺胃之气同主于降,相互影响,膈居肺胃之间,当各种病因乘袭肺胃,可致膈间气机不畅,胃气一旦上逆,冲击喉间,引起呃逆的发生。

二、辨证施护

1. 一般护理

(1)情志护理 忧愁思虑过度或抑郁恼怒,致情志不和,气机郁结而胃气上逆致呃逆,应调畅情志,保持心情平静,切勿大喜、大怒等。因呃逆症状比较顽固,医护人员要多关心患者,多交谈,讲明疾病与情志的关系,改善心理状态,积极配合治疗。

(2)饮食护理　饮食不节均可加重病情。因此饮食宜有规律,有节制,不偏食偏嗜,宜进易消化的高碳水化合物、高蛋白、低脂肪半流质或流质饮食,宜少量多餐,如进食米粥、面片之类,并加姜汁适量,忌辛辣、肥甘厚味等食品。

(3)起居护理　过冷、过热均可导致各种疾病。故病室内保持空气新鲜,阳光充足,根据气候变化适时增减衣被,以预防感冒,多注意休息,适当活动,积极治疗原发疾病。

2. **肝气犯胃型**　患者多因忧愁思虑过度或抑郁恼怒,导致情志不和,气机郁结,而使胃气上逆扰膈,膈间之气不利而致呃逆。临床表现为胸胁满闷,脘腹胀满,嗳气纳减,肠鸣矢气,苔薄白,脉弦。对此类患者应多与之交谈,掌握患者的情况,讲明疾病与情志的关系,使其保持心情舒畅,消除易怒、烦躁、忧虑的心理,改善心理状态,使其积极配合治疗。

3. **胃失和降型**　由于饮食不节,过食生冷寒凉致使中阳被遏,寒蕴于中,或辛热温燥导致燥热内盛,胃火盛或进食过快过饱致食滞于胃,皆可致胃气上逆,胃失和降而致呃逆。临床表现为呃声有力,胸膈及胸脘不舒,脘腹满闷,倦怠乏力,苔白,脉沉滑。对此类患者在给予心理治疗的同时,应告知患者饮食宜有规律,有节制,不偏食偏嗜,病情发作时应进食米粥、面片之类,并加姜汁适量,忌肥甘厚味、生冷之物。

4. **痰饮内阻型**　由于痰饮内阻于胸膈中焦致气机不畅,胃失和降而呃逆。临床表现为呃逆连声,咳嗽痰多,胸腹满闷,纳呆,苔腻,脉濡缓。对此类患者应少食油腻、生冷、炙煿之品,以免助湿生痰加重病情,平时可吃橘子、萝卜或荸荠煎药代茶,以化痰降逆。

5. **正虚型**　由于脾胃受损或脾胃亏虚致胃阴不足,胃虚失降,上逆于喉而呃逆,或久病及肾,肾失摄纳,冲气上逆,引动胃气而上逆,临床表现为呃声短促无力而不得续,烦躁不安,脘腹不舒,不思饮食,面色㿠白,舌质淡,苔薄白,脉细弱。对此类患者更应注意饮食调节,以求正固本,给予营养丰富、易消化食物,多食青菜,可用橘皮、生姜煮水代茶饮,以温脾胃、降逆。

三、养生指导

应保持精神舒畅,避免过喜、暴怒等精神刺激。注意避免外邪侵袭;饮食宜清淡,忌食生冷、辛辣,避免饥饱失常。发作时应食易消化,半流饮食。

第六节　肺　胀

肺胀是指多种慢性肺系疾患反复发作,迁延不愈,肺脾肾三脏虚损,从而导致肺气胀满,不能敛降的一类病证。肺胀的发生多因先天禀赋不足或喘息、久咳、慢性肺系疾病所引起。肺胀是内科常见病、多发病。根据肺胀的临床表现,当西医学中慢性阻塞性肺气肿、慢性肺源性心脏病、老年性肺气肿出现肺胀的临床表现时,可参考肺胀进行辨证论治。

一、病因、病机

久咳、久哮、久喘、肺痨、支饮,日久不愈,反复感邪,久则肺虚,肺之主气功能失常,影响呼吸出入,肺气壅滞,还于肺间,肺气胀满,张缩无力,不能敛降而致肺胀。病位主要在肺,继则影响脾、肾,后期病及于心。

二、辨证施护

1. 一般护理

1) 观察生命体征变化及咳嗽、气喘的性质、程度,排痰情况,水肿的部位,有无神志改变及呼吸困难、发绀、窒息出现。

2) 肺为娇脏,卫外不固,易受风寒等外邪诱发或加重。在气候转冷时,应及时增添衣被,保暖防寒,外出戴口罩。

3) 保持病室空气清新,开窗通风,避免烟尘和异味刺激。

4) 咳喘明显不得平卧时,取半卧位或坐位。痰多者,则鼓励和指导患者将痰咯出,保持呼吸道通畅。痰难咯时,可轻拍背部,以助排痰,必要时给予电动吸痰,严防窒息发生。

5) 给予持续低流量氧气吸入 1.5 升/分钟,保证有效的给氧。注意安全。观察呼吸困难、发绀、咳喘等缺氧症状改善情况。

6) 肺胀迁延反复。经治疗虽可缓解,但气短不续、胸中胀满等症状常持续存在,故患者多悲观失望,易急躁易怒,应开导安慰,戒躁戒怒,鼓励其树立战胜疾病的信心。

7) 饮食宜清淡、低盐、易消化、少食多餐,忌辛辣、香燥、醇酒、胀气之品。保持二便通畅。协助生活起居,做好口腔护理,预防口腔及肺部感染;保持全身皮肤清洁。

8) 教会患者做呼吸操,改善呼吸功能。提高生活质量,病情缓解后适当地锻炼身体,增强机体的抵抗力。

2. 寒饮射肺证

1) 症见恶寒发热,身痛无汗,呃逆喘促,膨膨胀满,气逆不得平卧,痰稀泡沫量多。口干不欲饮。苔白滑,脉象浮紧。

2) 施护:观察咳喘及恶寒、发热、汗出情况。将患者安排在温暖、向阳的病房。中药汤剂宜热服,服药后盖被取微汗以解表,注意保暖,汗出及时擦干,防风寒外邪复侵。饮食忌生冷、肥甘、甜黏等聚湿生痰之品,鼓励患者少量多次饮温开水。

3. 痰热壅肺证

1) 症见发热不恶寒。气急胀满。咳喘烦躁,痰黄黏稠不易咯出,面红,目如脱状,口干。舌苔黄腻质红。脉象浮数。

2) 施护:观察咳喘及发热情况,必要时遵医嘱采取降温措施。注意保暖,避免对流风。保持病室安静、整洁、光线柔和。中药汤剂宜温服。嘱患者多饮水,多食新鲜蔬菜,忌辛辣、香燥、油腻等助火生痰之品。痰黏稠不易咯出时,给予翻身拍背,或超声雾化吸入稀释,助痰排出。

4. 肺肾两虚证

1) 症见肺肾气虚者见气短声低,动则气喘,面色晦暗,或面目水肿,舌淡苔白,脉沉弱。肺肾阴虚者则见咳嗽痰少. 胸满烦躁,手足心热,动则气促,口干喜饮,舌红苔净。脉沉细。

2) 施护:指导患者卧床休息,取半坐卧位,勿劳累。配合食疗,肺肾气虚者多食平补升提之黄芪、党参、动物肺肾,年老久病者每日嚼服红参 1~2 克以益气固肺。肺肾阴虚则多食百合、莲子、雪梨、银耳等滋阴补肾、润肺之品。适当控制钠盐、水分摄入。针灸取穴肺俞、肾俞、足三里、三阴交、气海等穴。弱刺激,补法。

5. 脾肾阳虚证

1) 症见胸闷气憋,呼多吸少,动则气喘,冷汗自出,四肢不温,畏寒神怯,小便清长或失禁,舌淡嫩胖,脉象微细。

2) 施护:将患者安置在温暖、向阳的病房。注意全身保暖,必要时用热水袋。绝对卧床休息,多陪伴患者,保持床单整洁、无潮湿;治疗护理操作集中进行。给予半流质饮食,可食猪肾、羊肉汤、山楂泥等温肾健脾之品。中药汤剂宜偏温热服。温灸脾俞、命门、肾俞等穴。

6. 痰蒙心窍证

1) 症见神志恍惚或不清,面色青黑,四肢发凉,谵语,喉间痰鸣但黏稠难出,鼾声,甚则舌短卷缩。

2) 施护:严密观察神志、面色、肢温及生命体征,做好抢救准备。暂禁食,取平卧位。头偏向一侧,保持呼吸道通畅,给予吸痰、吸氧。谨防窒息。加强基础护理,防止并发症。保暖,加护栏,防坠床。针刺人中、迎香、合谷、足三里等穴以醒神开窍。

三、养生指导

1) 防止经常感冒、内伤咳嗽迁延发展成为慢性咳喘,是预防形成本病的关键。

2) 重视原发病的治疗。

3) 既病之后,更应注意保暖,秋冬季节,气候变化之际,尤需避免感受外邪。一经发病,立即治疗,以免加重。

4) 平时常服扶正固本方药增强正气,提高抗病能力,禁忌烟酒及恣食辛辣、生冷、咸、甜之品。有水肿者应进低盐或无盐饮食。

第七节　腹　　痛

腹痛是指胃脘以下、耻骨以上部位发生疼痛,是临床上常见的症状之一。其病因很多,如腹腔脏器的炎症、穿孔、嵌顿、阻塞或扭转,实质器官破裂,腹腔器官肿瘤及外伤等都可导致腹痛。中医认为"不通则痛"。外感时邪,饮食不节,情志失调,脏气虚弱和体内阴阳失调,均可导致脏腑不和,经脉失养,气滞血瘀,脉络痹阻以致腹痛。

一、病因、病机

寒湿暑热之邪侵入腹中,使脾胃运化功能失调,邪滞于中,气机阻滞,不通则痛。若外感寒邪,或过食生冷,寒邪内阻,气机窒滞,可以引起腹痛。若感受湿热之邪,恣食辛热厚味,湿热食滞交阻,导致传导失职,气机不和,腑气不通,亦可引起腹痛。或情志抑郁,肝气横逆,气机阻滞,或因腹部手术后、跌仆损伤,导致气滞血瘀,络脉阻塞而引起腹痛。若素体阳虚,脾阳不振,气血不足,脏腑经脉失于温养,腹痛而作。尤其是足太阴经、足阳明经别入腹里,足厥阴经抵小腹,任脉循腹里,因此,腹痛与这四条经脉密切相关。

第二军医大学出版社

二、辨证施护

1. 寒邪内阻证　选用中药附子理中汤,温中散寒,服药时给予温服,饮食予干姜粥,用干姜 3 克、高良姜 3 克,水煮去渣取汁,入粳米 100 克煮粥服食,或热服生姜红糖水,腹部给予热熨保温,按顺时针方向按摩,配合针刺中脘、关元、足三里、公孙穴,用泻法。

2. 湿热壅滞证　有便秘者选用承气汤类通腑泄热。或用番泻叶 5 克泡茶饮。溏泻者,选用葛根芩连汤,清利湿热。服用中药时稍偏冷。饮食用去节鲜藕 500 克、生姜 50 克洗净剁碎取汁分数服完。针刺中脘、关元、足三里、公孙穴,用泻法。

3. 中虚脏寒证　选用中药附子理中汤,温中散寒,服药应温服、轻揉按摩腹部,热熨保暖。饮食选用椒面粥,取蜀椒 3 克研细末、白面粉 100 克和匀调入水中煮粥后入生姜 5 克服食。艾灸或针刺中脘、脾俞、胃俞、气海、足三里穴,用补法。

4. 饮食积滞证　选用中药保和丸或焦三仙各 10 克,水煎服。饮食予生姜 10 克、焦山楂 10 克,水煎后加红糖 30 克,顿服,每日 2~3 次。按顺时针方向按摩腹部,按揉中脘、天枢、脾俞、胃俞、大肠俞。针刺中脘、天枢、气海、足三里、璇玑、内庭穴,用泻法。

5. 气滞腹痛证　选用药物柴胡疏肝散,疏肝解郁,理气止痛。与患者亲切交谈,疏导情志,耐心给以精神安慰,帮助患者克服忧思郁怒等不良情绪,使其心情舒畅。饮食给予白萝卜 1 个、生姜 6 克、陈皮 6 克,水煎服,按摩针刺天突、腹中、中脘、章门、期门、肝俞、胆俞、太冲、天枢、足三里穴,用泻法。

6. 血瘀腹痛证　选用中药九气拈痛汤活血祛瘀,或焦山楂 6 克研末,用热黄酒 1 小杯冲服,每日 2 次,或者按摩中脘、气海、天枢、足三里穴;针刺肝俞、膈俞、血海、天枢、行间、三阴交,用泻法。

三、养生指导

腹痛预防与调摄的大要是节饮食,适寒温,调情志。寒痛者要注意保温,虚痛者宜进食易消化食物,热痛者忌食肥甘厚味和醇酒辛辣,食积者注意节制饮食,气滞者要保持心情舒畅。防运动时腹痛的发生,应避免精神紧张,充分做好准备活动,注意循序渐进加大运动量,量力而行。此外,剧烈运动前,既不要吃得过饱,也不要吃平时不习惯的食物,也不要饿着肚子参加运动,一般在饭后 1 小时再进行运动为好。

第八节　感　冒

感冒是因外邪侵袭入体所引起的以头痛、鼻塞、鼻涕、喷嚏、恶风寒、发热、脉浮等为主要临床表现的病症。感冒全年均可发病,但以冬、春季节为多。病情轻者称"伤风";病情重者,且在一个时期内引起广泛流行的,称为"时行感冒"。临床表现以鼻塞、咳嗽、头痛、恶寒发热、全身不适为其特征。

一、病因、病机

感冒是风、寒、暑、湿、燥邪独侵或杂合侵袭人体,肺卫失常所致。外邪之中,风邪为重,在不同的季节,往往兼夹其他时令之邪而发病。如春挟热邪,夏夹暑邪,秋夹燥邪,冬合寒邪。同时,老年人正气虚弱或个体素质之偏,亦是老人感冒的重要因素。由于年龄增加,脏器功能自然减退,若起居不慎,或劳累过度,耗伤正气,必致外邪易入而发病。同时,个体差异亦影响发病。素体阳气虚者,易受风寒之邪,素体阴血不足者,易招致风热、暑热之邪。病邪侵入人体,先从肺卫开始,从口鼻和肌表而入,表现为表证。

二、辨证施护

1. 一般护理

1) 按内科护理常规。

2) 病室环境:病房应安静整洁,限制家属探访。根据感冒病因不同,采取不同应对措施。风寒及气虚感冒者应注意保暖防寒,室温可稍高,达到"寒者热之"的目的。风热、阴虚感冒,室内宜稍凉,并注意保持适当温度,达到"热者寒之"的目的。暑湿感冒则应注意室内的通风透气。

3) 作息:重症患者宜卧床休息。服药后汗出过多者,宜擦干身体后换干爽衣服,以免受凉。热退后可适当活动。同时患者应保证充分的休息和睡眠,以利疾病康复。

4) 用药:风热感冒者应以辛凉解表,祛风清热为治法。风寒感冒者以辛温解表为治法。解表发汗药轻煎即可,风寒感冒汤药应热服,并可盖被取暖、服热稀粥以促汗出,同时应慎避风寒;风热感冒药则宜温服。

5) 监护:密切注意体温、血压、呼吸、脉搏、痰色、舌苔、脉象,以及用药后的反应。如有异常情况报告医生处理。

6) 饮食:以清淡、稀软为宜。若同时配合食疗,应以疏风解表为原则。风寒感冒宜以辛温散汗的食物为主;风热感冒宜以辛凉清热的食物为主,暑湿感冒宜食清热生津的食物;梅雨季节宜食化湿通气的食物。同时忌服辛辣油腻食品。

2. 风寒感冒

1) 一般护理。

2) 室温宜偏暖,宜加衣被。恶寒身痛者应多休息。

3) 风寒之邪由汗解、服用发汗药应趁热服下,稍加衣被,取微汗。但勿使大汗淋漓而伤阴亡阳。

4) 汗后及时用温毛巾擦干,勿使当风受凉而复感。

5) 高热无汗者不可冷敷或酒精擦浴,以防毛窍闭塞而邪无出路。

6) 可配合针刺退热用泻法,取大椎、曲池、风池、合谷等穴。鼻塞加迎香穴,头痛加百会、太阳等穴位。

7) 轻症可自服生姜、葱白、芫荽煎汤,可发汗散寒。

8) 饮食宜清淡、半流食,可用胡椒粉、姜末葱等辛味发散的调味品,以散寒。忌生冷,油腻食品。

3. 风热感冒

1) 一般护理。

2) 室内宜通风凉爽,但避免直接吹风,发热身痛者卧床休息。

3) 辛凉解表药宜偏温凉服,药后观察出汗、体温、伴随症状的变化。若汗出热退身凉脉静则为正卫胜邪,可不必尽剂。

4）发热口渴可予温开水或清凉饮料,补充津液。也可食用多汁水果如西瓜、葡萄、荔枝等。

5）高热可以温水擦浴,亦可针刺退热(取穴参考风寒证)。

6）汗后护理同风寒证。

7）轻症可自服银翘解毒丸(片),每次 2 丸日服 2 次,桑菊感冒片每次 6 片,日服 3 次。

8）饮食宜清淡半流食,多补充水分,可食用清凉的黄瓜、西瓜、苦瓜或绿豆汤等;忌辛辣、油煎肥厚食品,戒酒戒烟。

4. 暑湿感冒

1）参照风热感冒证护理。

2）头身困重,可配合拧剂疗法。施术部位印堂、太阳、颈部等处,以解除脘闷、呕吐、恶心、咽痛等症。

3）亦可配合刮痧疗法:部位夹背两侧、背部胸肋处、肘窝、过腘窝处。

5. 时行感冒　卧床休息,多饮水。此病流行期间应减少集会,一旦发生疫情,应及时隔离。对已有流行趋势的地区,可用下列方法预防。

1）食醋蒸熏法,可对空气消毒,预防传染。

2）用大青叶、板蓝根、贯众水煎代茶饮服。

3）用 10％大蒜液滴鼻。

6. 虚体感冒　体虚感冒者可用艾灸的补法,取大椎、关元,足三里等穴。临睡开水泡脚,以去湿、散寒、振奋卫阳之气。阴虚感冒者可用滁菊泡水代茶饮。风热感冒可用茅根、苏叶煎汤代茶饮。暑湿感冒可用鲜藿香、佩兰、薄荷泡水代茶饮。

三、养生指导

1）平时加强锻炼,增强御邪能力,可从夏天开始进行冷水锻炼(冷水洗面,洗头或洗澡)。

2）体质弱者,注意自身防护,随气候变化增减衣服,切忌贪凉,避免汗出当风。

3）感冒流行期,尽量少去公共场所。外出时戴口罩。家中谢绝流感患者探视、来访,防止交叉感染。用抗流感病毒的中药或 30％～50％的食醋蒸气消毒空气。

4）亦可预防服药:如三根汤(葱根、白菜根、萝卜根)、或贯众汤(贯众、苏叶、荆芥)连用 3 日,夏季可用藿香、佩兰、薄荷泡茶饮,每日 2 次,连用 3 天。

第九节　鼓　　胀

鼓胀系指肝病日久,肝脾肾功能失调,气滞、血瘀、水停于腹中所导致的以腹胀大如鼓,皮色苍黄,脉络暴露为主要临床表现的一种病证。本病在古医籍中又称单腹胀、臌、蜘蛛蛊等。鼓胀为临床上的常见病。鼓胀为临床重证,治疗上较为困难。现代医学的肝硬化、腹腔内肿瘤、结核性腹膜炎等形成腹水,出现类似鼓胀的证候,可参照鼓胀治疗。若治疗及时,中医、西医均可治愈。

一、病因、病机

1. **黄疸、胁痛、积聚迁延不愈**　黄疸是在湿热或寒湿阻滞中焦气机,湿浊不化,土壅木郁,肝失条达的基础上而致肝脾俱伤;胁痛是由于肝失疏泄,气机不畅,肝气横逆犯脾,而致脾失健运,湿浊内生;积聚是在由肝脾受损,脏腑失和基础上,造成气机阻滞,瘀血内阻,或兼痰湿凝滞;三者日久不愈均会伤及于肾,造成肝脾肾三脏俱伤,气、血、水互结而成鼓胀。

2. **情志不遂**　忧思恼怒,伤及肝脾,肝失疏泄,气机滞涩,日久由气及血,络脉痹阻;肝气横逆犯脾,脾失健运,水湿内生。终致气、血、水互结而成鼓胀。

3. **血吸虫感染**　虫毒阻塞经隧,久延失治,则内伤肝脾,形成癥积;气滞络瘀,清浊相混,水液停聚,乃成鼓胀。

4. **酒食不节**　饮酒太过,或嗜食肥甘厚味,使脾胃受损,健运失职,水湿困阻于中焦,土壅木郁,肝失疏泄,病由脾及肝,或胆汁受阻而外溢于肌肤而成黄疸。另外湿郁化痰,痰阻气机,气、血、痰互相搏结阻于腹中而成积聚。

总之,鼓胀的病变性质是本虚标实,或实中夹虚,或虚中有实,或虚实夹杂。肝、脾、肾的功能失调是形成鼓胀的关键。气滞、血瘀、水停互为因果,是邪实的主要病理机制,而正虚是气滞、血瘀、水停发展的必然趋势。

二、辨证施护

1. 一般护理

1) 患者静卧休息,腹水少者可适当户外活动,尽量减少机体消耗,劝其戒烟、酒。

2) 每天测体重、腹围及尿量,并详细记录。

3) 加强责任心,做好症状护理。由于大量腹水及肠蠕动缓慢常导致腹胀,甚至引起呼吸困难。采取半卧位,降低腹内压,减轻病情。腹水多时应用无菌操作,放出腹水。但放出量每次不能超过 3 000 毫升,以免腹内压下降,脏器黏膜充血,或降低血压以及腹水迅速产生。

4) 观察神志、表情、智力、定向障碍、呼吸有无肝臭味等肝性脑病的临床症状,及时治疗烦躁,哭闹不安时加床档或约束带,防止坠床并做好口腔和皮肤护理。

5) 如有神志异常或大出血,立即头偏向一侧。心电监护,配合医生抢救。交叉配血、输新鲜血,补充血容量,防止休克发生。遵医嘱应用运水剂时应亲视患者服下,并观察可能出现的不良反应。如患者腹泻、腹痛汇报医生对症处理。

6) 肝硬化腹水时,大部分伴有低蛋白血症,肝功能正常时,应给优质蛋白质,高热量高维生素,适量脂肪及易消化无刺激饮食。查血糖正常时,以高糖为基础,蛋白质以 1.5 克/千克为宜。食用氨基酸、牛奶、蛋类、肉鱼类等含有丰富优质蛋白质。若肝功能异常或发生肝性脑病时应减少或禁止蛋白质摄入。多食新鲜蔬菜、水果,保持大便通畅,记录尿量,为补液做好基础统计,同时限制水钠摄入。

7) 嘱患者穿肥大柔软的棉布内衣,用温水擦浴,减少代谢产物潴留引起皮肤瘙痒。皮肤发痒时,不能用手抓挠防止抓破皮肤造成感染。平时要注意修剪指甲。

8) 合理应用保护肝细胞药物,改善肝细胞功能。可用甘利欣、黄芪液等调节机体免疫系统。适当的补充白蛋白提高血浆胶体渗透压,减少腹水形成,增强抗病能力。

191

9）预防消化道出血：降低门脉高压，如有上消化道出血时，给予积极治疗，必要时输血，补充血容量，防止休克发生。

10）定时开窗通风。病室内温湿度适宜。

2. **寒湿困脾证** 平时注意防寒保暖，避免着凉感冒而降低抗病能力。如腹胀小便不利者，可配合针灸气海、关元、天抠，内服沉香、肉桂、蝼蛄粉，利水而消胀。伴有腹泻者可配合附子理中丸，温脾助阳化湿，但忌生冷饮食及过分油腻辛辣刺激之物。给予鲜牛奶、豆浆、瘦肉、鸡扬、赤豆仁粥等增加营养，抵抗疾病。

3. **湿热蕴结证** 注意患者巩膜及皮肤有无黄疸出现，并观察小便色量。胃气薄弱者，逐水药可装入胶囊以枣汤送服，有出血现象或高热时停用遂水剂。饮食宜清淡易消化，如冬瓜、丝瓜、西瓜、西葫芦汤等利尿清热食物。

4. **脾肾阳虚证** 加强身体锻炼。预防口腔黏膜干燥，可用西葫芦汤顿服，禁用生冷辛辣食物。配合温阳利水剂，如鲤鱼赤豆汤。重病卧床不起者，经常翻身拍背，以利痰液自行流出。勤换被服和内衣，保持皮肤清洁干燥。按摩受压部位，增加局部血液循环，防止褥疮发生。

5. **肝肾明虚证** 避免精神刺激诱发病情加重，如口中闻及肝臭味提示病情恶变，预后不佳。要做好口腔护理，忌食有刺激性粗糙食物，避免并发消化道出血。可多食新鲜水果、绿豆汤、鲜耦汁及甲鱼汤之类，以生津养阴、清热利湿。饮食起居要有规律。不应过度劳累，遵医嘱积极配合治疗，坚持低盐饮食。

三、养生指导

加强对病毒性肝炎的早期防治，避免与血吸虫、疫水及对肝脏有毒物质的接触，及时治疗黄疸、积证患者。《杂病源流犀烛·肿源流》对鼓胀调摄也有很好的经验："先令却盐味，厚衣衾，断妄想，禁愤怒。"即注意保暖，避免反复感邪，注意劳逸结合，病情较重时应多卧床休息，腹水较多者可取半卧位，避免劳累，注意营养，避免饮酒过度，病后应忌酒及粗硬饮食，腹水期应忌盐；宜安心静养，避免郁怒伤肝。

第十节　黄　疸

黄疸是目黄、身黄、尿黄为主要临床表现的疾病，其中尤以目睛发黄为本病的重要特征。祖国医学对黄疸的记载较早，论述甚详，分类亦多。元代罗天益所著《卫生宝鉴》根据黄疸的病理性质、症状特点，概括为阴黄和阳黄两大类，至今仍在指导临床实践。到了清代《沈氏尊生书》又有瘟黄之分，也叫急黄，并指出此种黄疸杀人最急，传染亦烈，实为黄疸之重症。本病与现代医学的"黄疸"含义相同，它是一个临床症状，可见于多种疾病。凡一切肝细胞性黄疸，阻塞性黄疸和溶血性黄疸，都属于本病证所论范畴。西医内科临床常见的急慢性肝炎，肝硬化、胆石症及消化道肿瘤，钩端螺旋体病等，凡是出现黄疸症状的疾患，均可参考本节辨证论治。

一、病因、病机

黄疸多由于感受外邪，或饮食不节所引起，受病脏腑主要是脾胃和肝胆，发病因素主要是从外感受,或自内而生之湿邪,分湿热和寒湿两种,病理机制主要为湿邪内阻中焦,阻遏气机,影响胆汁的正常循行,外溢肌肤而发黄疸。由于有夹热夹寒之不同,个体虚实之差异,因此病理表现也就不一样。

1. 湿热发黄

1) 由饮食不节,或过度饮酒,损伤脾胃或肝胆,生湿酿热。

2) 素有伏热,湿从热化,湿热交蒸。

3) 夏秋季节,暑湿当令,或因湿热之邪偏盛,从表及里内蕴中焦,湿郁热蒸不得外泄。以上3种均为湿热交蒸,阻滞中焦,熏蒸肝胆,胆液妄行,溢于肌肤而发黄疸,是为阳黄。

4) 湿热挟外邪疫毒而伤人,则热化迅速,传变最快,易入营血,内陷心肝,其病暴急,传染亦烈,一身面目俱黄,是为急黄。

2. 寒湿发黄

1) 过食生冷,饥饱失常,或劳倦太过,均能损伤脾胃阳气,湿从内生,而从寒化,寒湿凝滞中焦,胆液被阻,不循常道,外溢肌肤,发为阴黄。

2) 阳黄失治误治,湿重而缠绵久延,损伤阳气,湿从寒化,亦可转为阴黄。

二、辨证施护

1. 阳黄证

1) 热重于湿者,喜凉恶热,居室应偏凉爽。但湿属阴邪,得寒则聚,故湿重于热者,以偏热为宜。

2) 病室要求整洁、空气新鲜。病床单位干燥平整,及时更换被汗水染湿的衣被。

3) 患者应多卧床休息,重症应绝对卧床,直至黄疸基本消退,方可逐步起床活动。

4) 阳黄患者多具传染性,要根据确诊后是否隔离。对有传染性的患者,要严格执行消化道隔离制度,按时消毒餐具、衣物和居室。并限制患者活动范围。

5) 阳黄患者,黄疸易消退,食欲随之恢复,胆脾胃功能仍较虚弱,故应适当控制,逐渐增加食量,切勿恣食,并注意随着病情的好转增加营养,如瘦肉、禽、蛋类和西瓜、冬瓜、白菜、芹菜、莴苣、番茄、雪梨、柑橘、莲藕等水果蔬菜。食欲差者,给予山楂、菠萝、萝卜等食品开胃、助消化。

2. 急黄证

1) 因病情凶险多变,随时都可能进行抢救,故应住单人房间,严密观察并保持病室内外安静,阳光柔和。

2) 密切观察病情,如黄疸色泽的深浅、体温变化、呼吸情况及精神神经等方面的特征,发现异常,及时通知医生,并做好病情记录与抢救前的准备工作。

3) 患者应绝对卧床休息,做好基础护理。

4) 烦躁不安或精神失常者,应加床档,派专人护理,防止发生意外。

5) 注意患者二便情况,观察有无腹水和出血情况,如有上述病情,应参照有关病证护理法护理。

6) 患者可有恶心呕吐或不思饮食等症状,补充营养以静脉输入葡萄糖液为主,可给予随意流质,强迫患者进食,待病情好转后再逐渐增加进食量。

7) 待病情减轻并稳定后,再慎重、缓慢地增加活动量,以免复发。

第二军医大学出版社

3. 阴黄证

1）阴黄多属阳虚、喜热恶寒,故病室、饮食及中药以偏热为宜。

2）患者体弱无力,以静卧为好,应嘱其不可多下床活动。如症状较轻,只要患者无劳累感,不必限制过严。

3）患者常有水湿积聚,而成水臌之虞,故饮食以清淡素净为佳,忌油腻,慎用荤腥,不宜饮酒,少食汤汁类食物,以软食为佳。

4）然患者正气虚弱,需要滋补。当病情逐渐好,食欲转佳,食后能消时,可适当选择鱼、肉、蛋、禽之品,以护养正气,驱邪外出。并可食用扁豆、红枣、莲子、豆制品、牛乳等有补中益气作用的食物。

5）注意皮肤清洁,防止因皮肤瘙痒而抓伤破损,必要时可涂止痒剂。

三、养生指导

1）如系传染性疾病引起的黄疸,在未完全治愈前,仍需注意与家人隔离,以免传染他人。

2）如系慢性疾病引起的黄疸,要积极治疗原发病。

3）注意生活规律,饮食卫生和饮食调理,不可劳累过度,仍需保证休息。

4）保持心情舒畅,勿气恼忧思。

第十一节 厥 证

厥的含义有多种,有指发病形式,指突然昏运,不省人事。有指病理机制,言其气血败乱,或气机上逆。有指临床表现,四肢逆冷、手足不温者。就本证而言,主要是指前两者。厥证在临床上并不少见,尤其以精神情志因素为明显诱因而发作者,如情绪紧张、恐惧、疼痛等,时有发生。对于本证患者,应采取综合应急措施,运用多途径、多渠道的救治手段,以满足临床治疗上的需要。

一、病因、病机

厥证是由于气机突然逆乱,阴阳失调,气血运行失常而引起,临床上有气厥、血厥、痰厥、食厥和暑厥之分。

（1）气厥 因情志不调,恼怒惊恐,致气机逆乱,上壅心胸,蒙蔽清窍而引发。或元气素弱,又因悲恐或劳累,使阳气耗损,气虚下陷,清阳不升,亦可引发气厥。

（2）血厥 素体肝阳上亢,又遇暴怒,致血随气逆,气血上壅,清窍不利,出现昏厥。

（3）痰厥 形盛气弱,又嗜食肥甘醇酒,使脾胃受伤,运化失常,湿聚痰生,痰浊内阻,气机不利,遇恼怒气逆,痰随气升,上蒙清窍,眩晕而厥。

（4）食厥 由于饮食不节,使积滞内停,转输失常,气机受阻,壅塞清窍,窒闷而厥。

（5）暑厥 夏令炎热,久暴烈日之下,或久居高温之室,感受暑邪,热郁气逆,阻碍气机,闭塞清窍,卒然发厥。

二、辨证施护

1. 一般护理

（1）病室环境　病室应整洁、安静、空气新鲜、流通，但应注意通风时不要让风直接吹患者，冬季要注意防寒保暖。光线宜暗，避免噪声和各种声光刺激。

（2）生活起居　患者应卧床休息，平卧时，头应转向一侧或侧卧。病情缓解后，仍应卧床休息。痉、厥发作时，要解开衣领裤带，床旁加床档保护，防止坠床，在抽搐时切忌强加约束，以免造成骨折。

（3）病情观察　要密切观察患者的体温、脉搏、呼吸、血压、瞳孔及面色的变化。

（4）情志护理　痉厥患者发病常与情志过极有关，应劝慰患者不要急躁、恐惧，同时要做好家属的工作，切忌在病床前谈论病情或伤心哭泣，以免影响患者的情绪，嘱咐家属要与医护人员合作做患者的思想工作。

（5）饮食护理　痉厥发作时应暂禁食，待病情缓解后，不能经口进食的可鼻饲喂食。饮食宜给易消化的高热量的流质，补充足够的果汁以滋养筋脉，忌食辛辣油腻、煎炸、腥发等助热生痰之品。

（6）皮肤护理　患者痉厥发作时，或发热时都会出汗，应及时擦干、更换湿衣被，保持皮肤和衣被的干燥、清洁、平整。抽搐停止后，可给以翻身、更换卧位，用红花酒精按摩骨突部位，预防褥疮的发生。

（7）口腔护理　患者痉厥发作，出现牙关紧闭时，应用开口器轻轻撑开口腔，用裹有纱布的压舌板或牙垫垫在上下牙齿之间，以防咬伤舌体。抽搐停止后应协助患者清洁口腔，可用 2‰黄柏液或银花甘草液漱口，或做口腔护理。

（8）保持呼吸道的通畅　患者抽搐时应将头向后仰，并及时清除口咽部痰涎及分泌物，防止呼吸道阻塞。

2. 气厥

1）对实证晕厥者，立即让其平卧头低位，解开衣领，有痰者可侧向一边，便于分泌物排出。

2）急用针刺人中、素髎、内关、百会、十宣等穴位开闭通阳。

3）也可用生半夏末或皂荚末取少许吹入鼻中，使之喷嚏。或用菖蒲末吹鼻中，桂末纳舌下，达到通窍醒神之效。

4）患者住单间，劝慰家属不要惊慌失措，频频呼叫，更不能在床旁啼哭或议论隐情。

5）及时测量血压，观察脉搏、呼吸，认真做好记录。立即给予氧气吸入，并遵医嘱建立静脉通路。

6）虚证患者要保暖，室温宜偏高，醒后可让患者口嚼金橘饼理气解郁。

7）要让患者卧床休息，减少活动，保证夜间有充分的睡眠。若眠不实可服镇静药或针刺内关、神门，防止耗伤元气，气厥发作。

8）饮食给予营养丰富，易消化的流质或半流。

3. 血厥

1）实证者立即平卧，测血压，并针刺十宣放血。

2）遵医嘱分次频喂羚羊角粉、牛黄清心丸等药物。

第二军医大学出版社

3）厥证缓解后,关心体贴,给予精神上安慰,勿恼怒,少劳累,保持心情舒畅,切忌喝闷酒。

4）因大出血随气脱的虚证,面色苍白、肢冷,要格外保暖,盖好衣被,防止感受风寒加重病情。

5）可采用艾灸到脉回汗止为度。常用穴位是太溪、气海、脐中、百会等,也可用耳针,常用穴是肾上腺、升压点、皮质下等,以达到疏通气血,回阳举陷之目的。

6）饮食宜给热量较高,易于消化的糖水、米粥、蛋汤、牛奶等,平时常吃一些补中益气、补血之品如龙眼、大枣、荔枝、羊肝等食物。

7）认真记好尿量。若每日尿量 500 毫升以下,表示厥证未复,若更少伴呕吐可能为变证的发生。

8）中药宜热饮。独参汤要按时正确服下,可少量多次饮服,若药不能纳,则病难除。

9）密切观察血压的变化,及时做好输血的准备工作。

4. 痰厥

1）取侧卧位,痰不易咯去可拍其背部,或口服竹沥水以利化痰,痰在膈上者,急盐汤探吐。

2）若喉间痰鸣者,立即用吸痰器吸出,以免窒息。

3）饮食宜清淡,甜食、肥甘厚味、油腻、黏滑之品易助热生痰,不宜多食。

三、养生指导

1）对于思想狭隘者要加强修养,不能急躁,避免恼怒及不悦。

2）素体虚弱者要注意劳逸结合,勿过度劳累,应早卧早起,晨起到户外散步、做操、打太极拳,增强体质。

3）感情脆弱者,不要参加吊死问丧活动。

4）盛夏季节,高温作业防止中暑。

5）饮食要有时,不能过饥或过饱。

6）合理节制房事,饮酒适度。

第十二节　咳　　嗽

咳嗽是指肺气上逆作声,咯出痰液的病证。常见于上呼吸道感染、支气管炎,支气管扩张、肺炎、肺结核等疾病。中医将"有声无物"谓之咳;"有物无声"谓之嗽。而临床常为两者并见,故为咳嗽。

一、病因、病机

外感内伤导致脏腑功能失常,肺失宣发肃降则肺气上逆作咳。

1. 外感六淫之邪　风寒、热、燥之邪侵虚袭人体,导致肺失宣降,肺气上逆,冲出喉间作声,发为咳嗽。

2. 内伤咳嗽　七情失调伤肝,郁而化火,气火上干犯肺;饮食不节、劳倦过度而伤脾,脾不健运,痰湿内生,上渍于肺;或久病伤肺,肺阴亏虚,虚火上炎,肺失濡润,功能失调发为咳嗽。

二、辨证施护

1. 一般护理

1) 观察咳嗽的时间、性质、咳声大小,有无吐痰,咳嗽时呼吸状况,以及伴随的全身症状。

2) 观察咯痰多少,咯痰最多的时间,观察痰液性状、颜色、咯出难易,有无带血等。

3) 痰液检查及时留取标本送验。

4) 咳嗽患者,病室经常开窗通风,室内禁止吸烟,防止烟尘及特殊气味的刺激。

5) 外出时戴口罩,避免外邪侵袭。注意保暖,戒烟酒。

6) 准备好有刻度的痰具,及时清理痰液和消毒痰具并记录量。

7) 咳痰无力咯痰困难者要协助排痰,定时翻身拍背,体位引流排痰。必要时吸痰。

8) 痰液黏稠难咯出者,可用超声雾化稀化痰液,便于排出。

9) 咳嗽有痰者不能使用麻醉止咳剂,可予以化痰止咳剂,消炎化痰剂,痰出炎消咳自止。

10) 针刺止咳:针肺俞、列缺、天突、丰隆穴。或耳针支气管、肺、神门穴;外感咳嗽加肾上腺穴;内伤咳嗽加脾、肾等穴。

2. 风寒咳嗽

1) 参照风寒感冒证护理。

2) 参照一般护理内容。

3) 咳嗽较重时,可临时服止咳药物。忌服梨膏冰糖蒸汁或冰糖蒸梨汁,以免滋润过早,邪不外达。

4) 忌食生冷瓜果,及肥甘滋腻之品。

3. 风热咳嗽

1) 参照风热感冒证护理。

2) 参照一般护理内容。

3) 咳嗽时可服止咳枇杷露 10～20 毫升,或服用桔红丸。

4) 平时可食梨、枇杷等水果。

5) 忌辛辣、肥甘、厚味,戒烟慎酒。

6) 痰黏难出,除翻身拍背排痰等,可用鱼腥草或黄芩注射液配液雾化吸入,消炎止咳稀化痰液,便于排出。

4. 燥热伤肺

1) 参照一般护理内容。

2) 参照风热咳嗽护理。

3) 鼻干咽痒干咳,可服用止咳枇杷露、养阴清肺膏,亦可梨膏加川贝粉调服。

4) 平时可食用川贝炖梨、百合银耳羹。

5) 干咳痰中带血时,密切观察出血量,出血多时报告医生。

5. 痰湿蕴肺证

1) 参照一般护理内容。

2) 病室温度不宜太高。

3) 注意保暖,防止受凉。

第二军医大学出版社

4) 注意饮食调护,食饮有节,配食健脾利湿化痰食品,如薏米、赤豆、山药,忌食糯米等黏甜食品,及肥厚油腻之品,以防碍脾助湿生痰。

6. 痰热壅肺证

1) 参照一般护理内容。

2) 参照风热咳嗽证护理内容。

3) 肺热咳嗽可服用桔红丸、枇杷露。

4) 肺热咳嗽可配食枇杷叶粥、鲜芦根粥等。

7. 肺气虚证

1) 参照一般护理内容。

2) 咳痰无力时,要协助排痰。

3) 肺气虚易感外邪,慎起居,防感冒,勿汗出当风。

4) 注意休息,勿过劳,以免劳倦更伤正气。

8. 肺阴虚证

1) 参照一般护理内容。

2) 参照燥热咳嗽护理。

3) 可予养阴清肺膏10克,每日2次服。

4) 干咳痰难咯出时,可予雾化吸入稀化痰液,湿润咽喉。

5) 观察有无痰中带血,血量多少,必要时报告医生予以止血治疗。

6) 可配补养肺阴之食品,如玉竹粥、沙参粥、糯米阿胶粥等。

三、养生指导

1) 外感咳嗽愈后要重视锻炼身体,增强抗御外邪的能力。

2) 内伤咳嗽久病体虚,要重视合理调养,慎起居避风寒,调饮食戒烟酒,宜进补益食品。也需根据体力适当散步、做呼吸操、太极拳、气功等轻量的体质锻炼,以逐渐增强正气。

第十三节　咳　　血

咳血是指气道和肺部出血,随咳嗽而咳出的病症。咳血又称为嗽血、咯血。如《丹溪心法·咳血》说:"咳血者,嗽出痰内有血者是"。可见于西医慢性气管炎、支气管扩张、肺结核、肺炎、肺癌等肺部疾患,也可见于心血管病及血液病引起的咳血。

一、病因、病机

肺为娇脏,又为脏腑之华盖,喜润恶燥,喜清恶浊,不耐寒热,当内外之邪干扰于肺,肺气上逆则为咳,损伤肺络血溢脉外则为咳血。

1. 外邪袭肺　风热燥邪,首先犯肺,肺失清肃,而上逆为咳,损伤肺络,血溢气道,则引起咳血。

2. 肝火犯肺　若情志不遂,肝郁化火,或暴怒气逆,肝气化火,气有余便自火,火随气窜,上逆于肺,肺络受损而咳血。

3. 胃热犯肺　因过食辛辣醇酒厚味,湿热内生,热积于胃,上熏于肺,损伤肺络而为咳血。

4. 气不摄血　因过度劳累,久病失养,情志内伤,耗伤元气则气虚,而血无所主,血不循经,形成咳血。

二、辨证施护

1. 外邪袭肺

1) 保持室内空气新鲜,温度适宜,防止复感外邪,使咳血加重。

2) 咳血量多者,可单居病室,以利及时治疗和休息,保持环境安静,避免各种噪声的刺激。

3) 患者可取侧卧或平卧头侧向一边,以利于血痰咳出,并随时观察警惕窒息的发生。

4) 饮食宜富于营养,易消化,中药和饮食都不宜过热,应稍偏凉,并忌食辛辣、煎炒等生热动火之食品。

5) 患者在出血时,心情一般多感到恐情,紧张不安,若反复咳血,更加忧虑和急躁,故要做好情志护理,多安慰,关怀体贴,消除其紧张心理,积极配合治疗。

6) 兼头痛发热者可针刺合谷、印堂、鱼际、内关、外关等穴止痛止血。

7) 兼有口干鼻燥者可用白茅根 60 克,仙鹤草 30 克,煎水当茶饮,以止渴、凉血止血。

2. 肝火犯肺

1) 患者往往肝火旺感,脾气急躁,故要劝导其勿恼怒,少忧愁,保持心情舒畅,使行肝气条达,减少咳血的反复。

2) 肝火犯肺,火盛迫血,血来盈口,色鲜红,可服犀角地黄汤以达凉血止血。本方每日 1 剂,煎取 200 毫升,犀角研粉兑入凉药中,分 3 次服,服时要观察出血情况,若咳血量多,面色苍白,汗出肢冷,气短神倦,血压下降为气随血脱之重征,要立即让其平卧,注射参附液或口服独参汤回阳,并做好抢救准备工作。

3) 常吃水果和蔬菜。并可常用旱莲草、白茅根各 60 克,煎水代茶饮,以达清热泻火止血。

3. 阴虚肺热

1) 保持室内空气新鲜,流通,注意卧休息,减少体力消耗。

2) 患者病程较长,血量少,色紫暗,且顾虑重重,需更加耐心做好生活护理,多多安慰劝说,消除不良刺激,安心治疗。

3) 可给清热、凉血止血的蔬菜如芹菜、菠菜、空心菜、黄花菜,水果如雪梨、柑桔、枇杷、杏子等,此外有绿豆粥、鲜藕汁、鲜萝卜汁、梨汁等滋阴降火、清热生津之食品。

4) 不可用灸法、熨法、熏蒸法、热敷等温热疗法,以免动火生火加重咳血。

4. 脾肺虚寒

1) 患者常感胃寒肢冷,病室宜向阳,温暖,但不可过热。

2) 注意保暖,随着气候的变化而增减衣被,防止复感外邪,加重咳血。

3) 出血期食物以取平性为好,血止后应着重补益,补气养血,可多给花生、红枣、山药、扁豆、牛奶、豆浆、动物肝脏等。

4) 头晕气短时需卧床休息,血止后待病情好转可适当进行锻炼,增强体质。

第二军医大学出版社

三、养生指导

1) 注意生活起居有进,避免过于劳倦、房事,注意保暖,防止外邪侵入,咳血反复。

2) 精神开朗,保持心情乐观,舒畅,克服急躁易怒的脾气,安心调养。

3) 加强饮食调理,忌食辛辣、烟酒等刺激之品。

4) 积极治疗原发病证,平时加强锻炼,增强体质。

第十四节　内伤发热

本证是指以内伤为病因,气血阴精亏虚,脏腑功能失调为基本病机的发热,与外感发热不同,起病较缓,病程较长,临床表现常为低热,有时也有高热。西医的功能性低热、肿瘤,结缔组织病、血液病、结核病、慢性感染性疾病、内分泌疾病引起的发热,以及某些原因不明的发热,均可参照中医内伤发热证候辨证论治施护。

一、病因、病机

情志抑郁、劳倦过度、饮食失调、瘀血内停,是本证的主要原因,现分述如下。

1. **肝经郁热**　情志抑郁,肝气不能条达,气郁化火而发热;或因恼怒过度,肝火内盛,以致发热。

2. **瘀血阻滞**　外伤、血证引起瘀血内停,阻滞经络,气血运行不畅,壅遏不通,引起发热。

3. **中气不足**　劳倦过度,饮食失调,或久病失于调理,脾胃气虚,中气不足,阴火内生而发热。

4. **血虚失养**　久病心肝血虚,或脾虚不能生血,或因失血以致血虚失于濡养,阴血不足无以敛阳而引起发热。

5. **阴精亏虚**　素体阴虚,或热病日久,耗伤阴液,或误用过用温燥药物,致阴精亏损水不制火,阳气偏盛而引起发热。

二、辨证施护

1. **肝郁发热**

1) 肝郁内伤发热病程一般较长,常感身热心烦,故需多加安慰,鼓励,使之心情舒畅,减少烦恼,安心养病。

2) 本证虽属于内伤发热的实证,但也有正虚的一面,饮食上仍要加强补养,给以营养丰富、清淡易消化的清热解郁食品如芹菜、黄花菜、绿豆粥、金橘、雪梨、赤豆粥等。

3) 患者不必绝对卧床休息,可适当参加一些活动,如散步、打太极拳、练气功等,从而增强体质,利于早日恢复。

2. **瘀血发热**

1) 此证应卧床休息,尤要加强夜间巡视,注意体温的变化,如出现高热在未查明原因时,切不可随便退热。

2）患者口燥咽干而欲饮,要劝导多饮果汁、开水,忌食坚硬、辛辣食品。

3）因跌仆损伤而引起的瘀血发热时,要配合治疗原发病灶。

3. 气虚发热

1）要卧床休息,尽量少活动,防止劳累后病情加剧。

2）注意保暖,但要防止自汗过多而亡阳。

3）此证体虚脾胃功能受损,饮食以清淡易消化和营养丰富的食物为宜如薏米、山药、茴香、山楂、牛奶、鸡蛋等,避免腻滞之品。

4）中药宜温热服,服后要休息片刻,并加盖衣被,使微微汗出。

5）气虚患者常服补中益气汤或丸药,达到益气甘温除热之目的,但要注意有外感时暂停服。若素体阴虚,虚不受补者禁用,并观察服药后的反应如出现胃肠灼热,口舌鼻部生疮舌红苔燥应停药。

4. 阴虚发热

1）此证候病程长,缠绵难愈,又是内伤发热中最见的病证,故要更加关心、照顾、鼓励,树立患者战胜疾病的信心。

2）患者性喜凉爽,室内温度宜低,空气保持湿润。

3）夜寐盗汗者,夜间衣被不宜盖得太厚太多,汗后要及时更换衣服,避免受凉。

4）饮食上可选百合、绿豆、红枣、甲鱼、黑木耳、银耳等滋阴之品,忌烟酒及辛辣温燥动火伤阴食品。

5）长期发热,引起口腔干燥、口糜,要加强口腔护理。素体虚弱,要加强皮肤护理,防止褥疮的发生。

三、养生指导

1）居住环境要避风、安静、寒温适度。

2）经常保持心情愉快,避免情志内伤,防止气郁发热。

3）饮食上宜清淡、爽口,富于营养,免油腻荤腥。

4）注意劳逸结合,适当散步,做操,打太极拳,增强体质防止复发。

5）经常注意气候变化,随时加减衣被,免受风寒之邪。

第十五节 尿 血

尿血是指小便中混有血液或血块的病证。小便呈淡红色、鲜红色或茶褐色,《丹溪心法·尿血》说:"尿血痛者为淋,不痛者为尿血"。临床多见于急性肾炎、肾结核、肾盂肿瘤、膀胱肿瘤及过敏性紫癜等病。

一、病因、病机

尿血的发病部位在肾与膀胱,外感内伤致使热蓄肾与膀胱,损伤脉络均可引起尿血。

1. 热结膀胱 感于外者,系风热火毒、由表入里,蓄结于肾与膀胱,生于内者,脾胃运化失常,湿郁化热,湿热下注膀胱,热伤血脉引起尿血。

201

2. **心火内盛** 思虑劳心,心火亢盛,移热小肠,血渗膀胱而致血尿。

3. **阴虚火旺** 劳倦过度或房事失节,肾阴亏损,相火动灼伤膀胱血络,血溢络外,遂成血尿。

4. **脾肾气虚** 久病失养,脾肾两虚,脾虚则中气下陷,气不摄血,肾虚则下元空虚,固摄无力,脱陷妄行,血随尿出。

二、辨证施护

1. 湿热蕴结

1）患者需卧床休息,减少活动。

2）要关心、耐心体贴患者的痛苦,给予安慰,消除紧张恐惧心理。

3）证见尿色鲜红可用白茅根 30 克,竹叶 10 克,车前草 30 克煎汤代茶饮。

4）饮食方面多食新鲜水果、蔬菜,多饮开水,忌食炙煿、肥腻、海腥、虾、蟹、羊肉等物,以免尿血加重。

5）密切观察病情变化,详细记录小便的次数,血尿的浓淡,有无血块,并详察全身状况,如见面色苍白,汗出肢冷,气短息微,脉细微弱为气血亏虚,气随血脱之证候,应立即采取有效的抢救措施。

6）可配合针刺膀胱俞、中极、曲泉、血海,达到止血目的。

2. 心火亢盛

1）患者要卧床休息,协助其生活护理,避免烦劳过度,以免心火偏盛而尿加重。

2）患者证见口舌生疮可外用绿袍散或锡类散涂擦一日 3 次。

3）饮食宜清淡,可常吃一些马兰头、白茅根、荠菜花、鲜藕节、甲鱼等凉血止血,忌食葱、蒜、姜、辣椒、川椒、胡椒、烟酒。多饮开水、西瓜水。

4）患者夜寐不安可在睡前针刺神门、内关穴位。

3. 阴虚火旺

1）避免情志刺激,减少郁怒动火而加重病情。

2）患者因夜间盗汗,故加强巡视,有汗及时擦干防止外邪侵入。

3）可用鸡蛋 1 枚打一小孔,放入大黄粉 3 分,蒸熟食用以止血尿。

4）患者病程较长,要劝其安心养病静卧少动,积极配合治疗。

4. 脾肾气虚

1）病室应温暖,嘱患者注意寒温,防止外邪侵入。

2）患者因尿血时间较长,故头晕目眩、神疲乏力,在出血期绝对卧休息,血止后积极锻炼身体,增强体质改善防御机能。

3）注意床单清洁,平整,干燥,保持外阴皮肤的清洁。

4）要节制房事,避免操劳过度,影响康复。

5）饮食可给滋补之品,如羊肉、瘦肉、鱼、蛋等,以补元气有利于康复。

三、养生指导

1）避免情志内伤,生活要有规律。

2）不过食辛辣,肥甘厚味之品。

3）避免不必要的导尿及泌尿道器械操作,以减少本病发生的机会。

4）积极治疗原发病灶,才能较好地治愈尿血。

第十六节 鼻 衄

凡血从鼻、齿龈、耳、舌、皮肤等处流出者称衄血,根据出血部位不同,有鼻衄、齿衄、耳衄、舌衄、肌衄等名。临床以鼻衄较多见,故本节讨论鼻衄。鼻衄可由鼻腔疾病和全身疾病引起,前者属五官科范围,后者可见于某些感染性、发热性疾病,血液病如白血病、再生障碍性贫血、高血压病、风湿热等。

一、病因、病机

肺开窍于鼻,肺胃热盛,肾水不足,阴虚火旺,肝火上乘,及气不摄血皆能引起鼻衄。

1. **肺经热盛** 外感风热或风寒束表化热,肺热上壅,灼伤脉络引起鼻衄。

2. **胃热壅盛** 脾胃素有积热复因酗酒过度,迫血妄行鼻衄。

3. **肝火上逆** 情志内伤,气郁化火,上乘于肺,木火刑金,气火灼络鼻衄。

4. **阴虚火旺** 肾水不足,水不制火,相火偏亢,火热扰动阴血,血行于上而致鼻衄。

5. **气不摄血** 久病脾胃虚损,气血亏虚,气不摄血,血无所主,从阳络而发为鼻衄。

二、辨证施护

1. 肺经热盛证

1）患者取平卧低枕位或坐位头部向后仰。

2）用凉水浸湿毛巾敷于前额,亦可用拇指和示指捏紧两侧鼻翼根上,达到初步止血。

3）病室空气不宜干燥,冬天屋内有暖气可在地面放一盒水,湿润空气可防止因鼻燥而衄血。

4）此证鼻衄量比较少,劝患者不要惊慌,可采取一些简易而行的止血办法如用湿棉球蘸黑山栀粉塞出血鼻孔。或用止血粉（炒蒲黄、黄芩、血余炭各等量共研细末）填塞鼻腔压迫止血或予复方滴鼻剂滴鼻。

5）劝其多饮清凉饮料如橘子汁、西瓜汁等。

2. 胃热壅盛证

1）此证患者鼻衄量多色红,可用止血海绵、三七粉纱条塞鼻腔或用消毒后的马勃散蒲片放于鼻腔出血点上来达到止血目的。

2）患者心情往往紧张,恐惧,心慌故要耐心细致进行解释,消除紧张情绪,防止因情绪激动而衄血复潮。

3）合理调节饮食,宜给清淡,而富有营养之食如藕粉、瘦肉、鱼、牛奶、鸡蛋、蔬菜等,禁止过食辛辣动火之物,戒烟酒。

4）中药宜凉服,多饮清凉饮料。

3. 肝火上逆证

1）患者证见心烦易怒,故劝其尽量少恼怒,平时克服急怒的脾气,以防止升火衄血加重。

2）室内湿度不宜过高，空气要流通，衣服不宜穿得过热。

4. 气不摄血证

1）注意休息，不宜过度劳累。

2）要严密观察病情，若鼻衄不止，同时兼有其他出血，症见面色苍白，大汗淋漓者，为气随血脱，可用独参汤益气固脱。

3）护理人员必须知道凡衄血患者，除在治疗用药中应避免辛燥、香、窜以防升散外。"衄家不可发汗"，"衄家慎用火灸"。

4）可用别直参 6 克煎汤，加童便一盅冲服，治气虚衄血不止。

三、养生指导

1）要经常注意卫生，禁止挖鼻孔。

2）要保持鼻腔湿润，防止干燥，常涂薄荷油。

3）避免情志激动，以防升火，衄血复发。

4）饮食宜清淡，不能过食高粱厚味，炙煿辛辣之品，戒烟、酒。

5）不能过度劳累，要节制房事。

6）要积极治疗鼻腔内病灶。

第十七节　呕　　吐

呕吐是由于胃失和降，胃气上逆以致引起食物及痰涎从口吐出的病症，是多种急慢性疾病常见的症状之一。历代医家以有声有物谓之"呕"，有物无声谓之"吐"，有声无物谓之"哕"。临床实践中呕与吐是很难截然分开的，故一般称为呕吐。呕吐可见于西医许多疾病，如急性胃炎、神经性呕吐、贲门痉挛、幽门痉挛及梗阻、胰腺炎、胆囊炎等。

一、病因、病机

1. 外邪犯胃　感受风、寒、湿、暑、燥、火之邪以及浊秽之气，侵犯胃腑，使胃失和降，水谷随气上逆，发生呕吐。正如《古今医统·呕吐哕门》所说："卒然而呕吐，定是邪客胃腑，在长夏暑邪所干，在秋冬风寒所犯。"

2. 饮食不节　暴饮暴食，温凉失宜，过食肥甘，醉酒辛辣，不洁之物，皆可损伤脾胃，致使食停不化，胃失和降，胃气上逆，发生呕吐。

3. 情志失调　恼怒伤肝，肝失条达，横逆犯胃，胃气上逆；忧思伤脾，脾失健运，食停难消，胃失和降，均可发生呕吐。

4. 脾胃虚弱　脾胃素虚，劳累过度，耗伤中气，或久病中阳不振，胃虚不能承受水谷，水谷精微不能生化气血，以致寒浊中阻而引起呕吐，或聚而生痰，积于胃中，当饮邪上逆之时，发生呕吐。亦可因胃阴不足，失其润降，而致呕吐。正如《证治汇补·呕吐》中说："阴虚成呕，不独胃家为病，所谓无阴则呕也。"

二、辨证施护

1. 外邪犯胃证

1) 此型多属邪实,因患者发热恶寒,为寒邪偏重。病室宜温暖向阳,安静舒适,空气新鲜。

2) 注意观察体温、脉搏、舌象、脘腹部及呕吐物的变化,若是体温持续升高,呕吐呈喷射状,剧烈头痛,两侧瞳孔不等大,烦躁不安,嗜睡,呼吸深快等现象,是邪毒内陷于脑之征,应立即报告医师进行抢救。

3) 本型多见暴病,呕吐频繁,患者心情急躁,焦虑不安,应做好解释工作,消除紧张情绪,使其静卧,尽量减少搬动,勿打扰患者休息。

4) 针刺中脘、内关、足三里及在夹脊两侧刮痧,可缓症状。

5) 呕吐严重者可暂禁食,待呕吐减轻后给予流食、半流食,逐渐过渡到普食,忌油腻、甜黏之品。若呕吐量多时,应注意补充水分,遵医嘱输液,防止损伤津液。

2. 饮食停滞证

1) 及时清除呕吐物和更换被污染之衣被,特别注意室内通风,消除秽臭之气。

2) 鼓励患者尽量将胃中积食吐出,必要时可用探吐法。吐后不应立即进食,待胃中感觉恢复正常后,先进少量流食,食后不吐,再逐渐改为半流食和软食。禁忌硬固不易消化之品和油煎厚味,并应限制食量,不宜暴饮暴食,以免引起食复。

3) 选择有消食化滞作用的食品,如山楂、麦芽、粳米等。

4) 注意观察呕吐物的性质、颜色、气味、数量及呕吐的频率。如患者呕吐咖啡色液体或伴有鲜红色血液,是胃肠积热,损伤脉络,应引起警惕,及时通知医生予以处理。

5) 注意观察二便是否通畅。若暮食朝吐,朝食暮吐,或呕吐见粪臭样物,并伴腹痛拒按,无大便、无矢气者,为腑气不通,应留取呕吐物送化验室检查,并立即采取措施。

3. 痰饮内阻证

1) 痰饮为阴邪,得温则化,除明显夹热证者外,皆以温热为好。故病室宜温暖,阳光充足,不潮不燥,安静舒适。

2) 保证患者充分休息,少活动,必要时遵医嘱给予镇静剂。

3) 呕吐剧烈时,可针刺内关或用鲜竹沥水、灭吐灵等药物止呕。

4) 生姜有化痰止呕之功效,可用生姜汁数滴口服,或用淡盐水浸泡生姜片口含,均有止呕作用。

5) 饮食以细软温热之素食,忌生冷、肥甘、甜腻等生痰之品,不宜多饮水。

6) 无明显热证时,汤药宜偏热服。

7) 大便秘结者,可给缓泻剂,如蜂蜜、番泻叶、果导等,以通腑降浊,调顺胃气。

4. 肝气犯胃证

1) 肝气亢盛多偏于热,治宜寒凉。故病室应凉润,光线需柔和,环境应幽雅。

2) 患者因肝阳偏盛肝火旺,性多急躁易怒,而情绪郁怒更使病情加重,故应了解患者郁闷恼怒的原因,做好情志护理,予以疏导,使其安心治疗。

3) 饮食以清淡为主,少油腻,忌辛辣、烟、酒及黏滞助火之品。可指导患者食用番茄、茭白、苦瓜、冬瓜、萝卜、雪梨、苹果、西瓜、金橘等有疏利行气作用的食物。

205

4）保持大便通畅,可用蜂蜜、麻仁润肠丸等润肠通便,使腑气通顺,浊气下降,呕吐可止。

5. 脾胃虚寒证

1）患者阴虚内寒,多喜温喜暖,故室温宜偏高,阳光充足,空气新鲜。

2）此证型患者呕吐时作而不剧烈,但久病易伤正气,故应多休息以颐养正气,但又不宜终日卧床不起,反致气血不畅,精神不振,故活动量以不感劳累为度。

3）饮食以营养丰富、细软之半流食或软食为主,提倡少量多餐。可适当选用山药、龙眼肉、生姜、扁豆、大枣、荔枝等有健脾益胃作用的食品。

4）可用针灸疗法和温热疗法缓解症状,如隔姜灸、以姜汤送服丸药等。

6. 胃阴不足证

1）患者阴虚内热且燥,多喜凉润。病室宜设在阴面,光线柔和,室温偏低,湿度可略高于正常。

2）饮食以细软、滋补为主,提倡少食多餐。可食用豆浆、豆制品、瘦猪肉、鸭蛋、梨、柿、杨梅、白菜、番茄、西瓜、藕、甘蔗、菠萝、蜂蜜等。口燥咽干者,用绿豆汤、梨汤、鲜芦根煎水代茶饮。

3）禁忌辛辣、香燥之品,以免助热生火,损伤阴津。

4）对便秘患者,只可用灌肠通便之法,不可用泻药,以防再伤阴液。若女性妊娠呕吐,多为食后即吐,甚至不能见饮食,喜酸食,神疲倦怠,胸隔满闷,症状轻者可无需治疗,呕吐重者,为妊娠恶阻,可静脉输液。

三、养生指导

1）养成良好的饮食习惯,注意饮食卫生,病愈后仍需注意饮食调摄,避免饥饱无度,生冷不忌,恣食厚味。

2）掌握常诱发呕吐的原因和发病规律,尽量避免一切致病原因。

第十八节　水　　肿

水肿是指血管外的组织间隙中有过多的体液积聚,为临床常见症状之一。水肿是全身气化功能障碍的一种表现,与肺、脾、肾、三焦等各脏腑功能密切相关。中医依据症状表现不同而分为阳水、阴水二类,常见于肾炎、肺心病、肝硬化、营养障碍及内分泌失调等疾病。

一、病因、病机

人体水液的运行,有赖于气的推动,即有赖于脾气的升化转输,肺气的宣降通调,心气的推动,肾气的蒸腾气化。这些脏腑功能正常,则三焦发挥决渎作用,膀胱气化畅行,小便通利,可维持正常的水液代谢。反之,若因外感风寒湿热之邪,水湿浸渍,饮食劳倦,久病体虚等导致上述脏腑功能失调,三焦决渎失司,膀胱气化不利,体内水液潴留,泛滥肌肤,即可发为水肿。

本病的病位在肺、脾、肾三脏。基本病机是肺失宣降通调,脾失转输,肾失开合,膀胱气化失常,导致体内水液潴留,泛滥肌肤。在发病机制上,肺、脾、肾三脏相互联系,相互影响,如肺脾之病水肿,久必及肾,导致肾虚而使水肿加重。肾阳虚衰,火不暖土,则脾阳也虚,土不制水,则使水肿更甚。肾虚水泛,上逆犯肺,则肺气不降,失其宣降通调之功能,而加重水肿。因外邪、疮毒、湿热所致的水肿,病位多在肺脾。因内伤所致的水肿,病位多在脾肾。因此,肺脾肾三脏与水肿的发病,是以肾为本,以肺为标,而以脾为制水之脏。此外,瘀血阻滞,三焦水道不利,往往使水肿顽固难愈。

二、辨证施护

1. **风水相搏证**　初起眼睑泛肿,继则四肢及全身水肿,来势迅速,小便不利,伴恶寒发热,肢体酸痛,咳嗽气粗等。治宜宣肺利水。具体施护如下。

1) 注意保暖,避免复感外邪。

2) 热服祛风宣肺之药,服后嘱其盖被安卧,助之汗出。并注意观察汗量、出汗部位、性质及小便增加与否,汗后及时用毛巾擦拭,避免受风感冒。

3) 饮食可于高糖、营养丰富、易消化、低盐的食物。可服赤小豆汤、冬瓜汤及西瓜之类的新鲜水果、蔬菜,以加强利水消肿作用,忌食鸡蛋、肥脂油腻类食物。

2. **水湿浸渍证**　起病缓慢,病程较长,全身水肿按之没指,小便短少,胸闷腹胀,身重困倦。治宜祛邪解毒,利湿消肿。具体施护如下。

1) 室内空气定期消毒,可用紫外线照射或食醋熏蒸,每2日1次,每日开窗通风。

2) 水肿剧烈,腹满咳喘气逆者,半卧位或抬高下肢,使气血流畅,减轻水肿。

3) 保持床铺清洁平整、干燥,汗多者随时擦干,避免吹风受凉,预防感冒。

4) 药宜热服,恶心呕吐者,可少量多次服药或服药前针刺内关、足三里穴,舌面滴姜汁等法,减少呕吐。

5) 饮食予赤小豆薏苡仁汤渗湿利水,适当进食温性类食物,如生姜、胡椒、葱、蒜等温阳化湿,忌食生冷瓜果及其他凉性类食物。

3. **湿热壅结证**　遍体水肿,皮肤绷紧光亮,腹大胀满,胸脘痞闷,烦热口渴,小便短赤,大便干结。治宜清热解毒,清利湿热。具体施护如下。

1) 高度水肿,宜半坐卧位。

2) 详细记录出入水量,观察药后水肿消退、血压、尿量、体重等变化情况。

3) 加强皮肤护理,床铺应松软、平整、干燥清洁,勤剪指甲,勤翻身。防止受压损伤及褥疮的发生。皮肤有疮溃疡者按外科常规处理,防止继发感染。

4) 服逐水药时应定时测量腹围及体重,药后应加强观察效果及反应,有无恶心呕吐、腹痛、腹泻及水肿消退情况。

5) 饮食可选赤小豆冬瓜汤及西瓜之类的水果等利水肿之品,忌油腻厚味腥膻发物之类的食品。

6) 喉间有痰,要及时吸痰,保持呼吸道通畅,避免痰涎阻塞气道引起窒息死亡。

4. **脾肾阳虚证**　水肿以腰腹以下为甚,按之凹陷,不易恢复,脘腹膨胀,面色浮黄或灰黯,纳少,肢倦,尿少色清,便溏。治宜温肾健脾利水。具体施护如下。

1) 注意保暖,避风寒,严防感冒。

第二军医大学出版社

2）卧床休息，保持床铺清洁平整、干燥，做好褥疮护理。

3）严密观察病情变化情况，注意血压、尿量、呕吐、发热、腹痛等。

4）饮食宜进营养丰富易消化的饮食，血浆蛋白低时可适当选择高蛋白饮食。有尿毒症倾向时应严格限制蛋白质的摄入量。

5）中药宜温服，注意药后的病情变化情况。

6）保持口腔清洁，每日用洗必泰或清热解毒中药液清洁口腔，食前漱口可增加食欲，食后漱口可预防感染。

三、养生指导

1）避免久站久坐；在家或办公时，每隔一段时间起身走动。

2）入睡前，将脚抬高超过心脏的高度即可。

3）食物避免重口味。应多吃蔬菜水果（含有丰富的钾）。

4）生活规律不要过度劳累。

5）常运动，勤做脚板肌肉辅助运动，预防及消除腿部肿胀。

6）不要穿过度紧身衣物，特别是在臀部和大腿会很紧的牛仔裤、束腹、束腰等会造成腹压增加的衣物。

7）穿弹性袜，避免穿高跟鞋。

第十九节 头   痛

头痛是临床常见的自觉症状，可见于许多疾病中。"头为诸阳之会"，"清阳之府"。五脏精华之血，六腑清阳之气，皆上会于头，外感诸邪，上犯巅顶，清阳之气不得舒展，可导致头痛。内伤的病证，或气血虚弱无以上荣于脑，或瘀血痰浊，阻塞经络，或情志不遂，肝阳上扰，均可发生头痛。所以外感头痛虽为六淫所致，但以风邪引起最为多见。内伤头痛，多与肝、脾肾三脏功能失调有关。讨论头痛，乃属内科疾病之范畴，以头痛主要症状者。西医的感染性发热性疾病，高血压，颅内疾患，神经功能性头痛、偏头痛等多种疾病，均可参见本篇辨证论治。

一、病因、病机

1. **外感头痛** 多因起居不慎，坐卧当风，感受风、寒、湿、热等外邪，主要以风邪为主。外邪自肌表侵袭经络，上犯巅顶，使清阳之受阻，气血凝滞，阻遏络道，而致头痛。风为百病之长，多挟时气而发病，若风挟寒邪，寒凝血滞，阻遏脉络，血郁于内而生头痛。若风挟热邪，火热上炎，侵扰清空，气血逆乱而发头痛；若风挟湿邪，蒙蔽清窍，清阳不升，亦致头痛。

2. **内伤头痛** 脑为髓海，主要依赖肝肾精血濡养及脾胃运化水谷精微，输布气血上注于脑，故内伤头痛的病因与肝、脾、肾三脏有关。如情志恼怒，肝气郁结，气郁化火，肝火上冲，或素体阴虚，肝阳上扰头目而致头痛。或久病体虚，失血之后，血虚不能上荣脑髓，而致头痛。也可由于饮食不节，恣食肥甘，或思虑过度，致使脾运失司，痰湿内生，痰浊上干，阻遏清阳，引起头痛。此外，因跌仆损伤，脑髓受震，气血运行失畅，或日久不已，久痛入络，络道不通,瘀血停滞,均可引起头痛。

二、辨证施护

1. 外感头痛的护理

1) 病室设施应安静、整洁、空气新鲜、避免对流风,风寒头痛者,病室应温暖,恶风严重可用屏风遮挡。风热头痛者室温不宜过高,光线应柔和。风湿头痛者病室应温暖、干燥。

2) 注意观察头痛的性质,一般发病较急,痛势较剧,疼痛的性质随病因之不同而异,风邪偏胜多表现为掣痛,风热多为胀痛,湿热偏胜则为重痛。疼痛可随外感之解除而消失。

3) 外感头痛常兼有恶寒发热,应定时测量体温,观察体温与头痛的关系。一般患者经治疗后体温逐渐下降,头痛也应随之缓解。如果身热已退,表证已除,而头痛不见减轻,或身热持续不退,头痛如裂,甚至神志不清,应视为危症重症。

4) 患者可有纳谷不馨、恶心、痞满、便溏或便秘等症状,一般可随外感的解除而好转。如呕吐剧烈,喷射而出,头痛严重,颈项强直,是病情恶化表现,应提高警惕,尽早诊断。

5) 如果患者头痛较重,发热,身痛等全身症状明显时,应卧床休息。若经治疗后外邪已逐渐疏散,可酌情到室外活动,并根据头痛的情况和其他伴发症状的轻重适当安排患者的活动量,注意预防因劳累而加重病情或复感外邪。

6) 患者常因头痛而情绪急躁,要解释病情,让患者了解情绪失常,尤其是恼怒忧伤,均可使头痛加重,劝其安心静养。

7) 外感头痛患者多用疏散外邪的中药,一般以热服为好,服药后稍加衣被,并进适当的热饮料,助其微微汗出。

8) 针刺疗效较好,常用的穴位有太阳、风池、合谷、大椎等。前额痛加刺印堂、攒竹、内庭。偏头痛加刺头维、外关、列缺、足临泣。枕后头痛加刺天柱、后溪、涌泉。

9) 推拿按摩印堂、头维、百会、风池、太阳、鱼腰等穴位,对外感头痛和一般头痛有明显疗效。

10) 风寒头痛者,用白附子、肉桂、川芎、细辛等分,研细末调糊状,外敷太阳穴 24 小时,效果较好。

11) 饮食以清淡、疏散、化湿、易消化为原则,食勿过饱。忌食肥腻。黏滑及烟酒刺激等物。此外,酸性食品收敛,予驱邪不得,亦应禁食。

12) 风寒头痛者可选用辛味食品,如豆豉、胡椒、红糖生姜水、白米粥等热饮料,可助驱邪外出。风热头痛者可多食有清热解毒、益气生津作用的食品,如绿豆、苦瓜、番茄等新鲜蔬菜水果。风湿头痛者应选用杏仁霜、茯苓饼、荷叶粥等有宣化湿邪作用的食物。

2. 内伤头痛的护理

1) 病室设施要求与外感头痛相同。按证型分配床位,肝阳头痛者应住安静、光线偏暗、凉爽通风的病室。血虚头痛者应住温暖、阳光充足的病室。痰浊头痛者宜住较干燥、温暖的病室。瘀血头痛者住一般病室即可。

2) 注意观察头痛的性质以鉴别证型。内伤头痛一般起病缓慢,痛热较缓,多表现为隐痛、昏痛,痛势悠悠,遇劳增剧,时作时止。若肝阳上亢头痛再现为胀痛兼见头晕目眩;而瘀血头痛者多见刺痛、钝痛,痛处固定不移;挟痰者,常见昏痛、胀痛,头重如裹;气虚头痛的进退与休息、情绪、饮食有很大关系。

第二军医大学出版社

3）头痛的发作有定时是内伤头痛各证型表现的特点之一，应密切观察。如气虚头痛多在清晨发作，肝阳头痛多在中午较重，而血虚头痛则以午后傍晚疼痛加重。如果出现反常现象，则说明气血逆乱，病情发生变化，应予以重视。

4）由于头痛的不同证型伴发症亦不同。如肝阳头痛可见心烦易怒，头晕目眩；血虚头痛多有神倦心悸，面色少华；痰浊头痛则为呕吐痰涎，胸脘痞满等；内伤头痛，久病迁延，极易发生它变，故应随时提高警惕。如果患者头痛加重，时间延长，并出现气短气急，恶心呕吐，四肢逆冷，体温、血压情况异常，甚至出现口眼㖞斜，瞳孔不等大，肢体麻木，神昏等症状，应立即采取抢救措施。

5）头痛重症需卧床休息，等疼痛缓解后方可下床活动。平时应保证患者睡眠充足，避免用脑过度，看书时间不宜过长，酌情进行体育锻炼，注意劳逸结合，养成起居规律的生活习惯。

6）头痛患者容易急躁郁怒，而情志的改变又会加重头痛，所以要耐心地开导患者，使其了解情绪稳定可以减轻病情的重要性，从而配合治疗。

7）中药宜温服，服后休息1小时。

8）针刺治疗同外感头痛常用穴位外，可加刺三阴交、足三里、阳陵泉、肾俞、脾俞、肝俞、委中等穴。

9）梅花针疗法，在百会、风池、上星、头维、玉枕、太阳、合谷、列缺、丰隆等穴进行中度刺激。

10）顽固性头痛可在风池穴进行穴位封闭疗法。

11）气虚头痛、血虚头痛及肝阳头痛者可在神门、皮质下、额等穴位进行针耳治疗。

12）瘀血头痛可用温热疗法，如热敷法、灸法，以活血散瘀止痛。

13）饮食以清淡、易消化为主，并注意滋补。阴虚阳亢患者应忌烟酒辛辣刺激，饮食以凉润为好。痰浊头痛患者常表现为脾胃功能较弱，食欲不振，故饮食要易于消化，以促进食欲。血虚患者可多食滋补之品。

三、养生指导

1）慎起居，避外邪，衣被适宜，防止风、寒、湿、热之邪外袭而头痛复发。

2）精神紧张、焦虑等情绪波动极易致头痛，故要注意情绪稳定，泰然处事，心胸豁达。使情绪保持良好的状态。

3）体虚者要注意身体的锻炼和保养，不宜过劳和用脑过度，保证充足的睡眠。

4）饮食注意营养，不食或禁食炸烤辛辣厚味的食物，以防生热助火，使病情加重。

5）积极治疗头痛的原发疾病，如五官、口腔疾病，以及高血压病等。

第二十节　吐　　血

吐血是血从胃中经口呕吐而出的病症，血色多黯红，多夹有食物残渣，并常伴有脘胁胀闷疼痛等症状。主要见于上消化道出血，其中以胃、十二指肠溃疡出血及肝硬化门静脉高压所致的食管静脉曲张破裂出血最多见。急慢情胃炎、食管炎、应激性溃疡等也可出现吐血。

一、病因、病机

吐血主要来自胃的病变,因外邪犯胃,胃络受伤或他脏有病影响及胃均可引起本证。

1. **胃中积热**　素嗜辛辣灸煿,饮食不节以致积热蕴结于胃,复因感受外邪或伤食以致郁化火,灼伤胃络,胃气上逆而致吐血。

2. **肝火犯胃**　七情内伤,肝气郁结郁而化火,肝火上犯损伤胃络,迫血上行致吐血。

3. **气不摄血**　劳倦过度或久病体虚,脾气虚弱不能统血,血溢经外上逆吐血。

二、辨证施护

1. **胃中积热证**

1) 患者吐血量多时取头低脚高位,头偏向一侧,防止血液流入呼吸道引起窒息。

2) 对患者要关心照顾,吐血后及时给予淡盐水漱口,并保持口腔清洁。

3) 吐血时护士要镇定,抢救措施及时,要劝导患者情绪安定,卧床休息,不要太惊惶,设法消除其恐惧忧虑,紧张心理状态。

4) 患者出血量多时可暂禁食水。血止给予半流饮食,少食多餐为宜,饮食不宜过热,以免血热妄行更致吐血不止。

5) 吐血量少时可及时给白芨粉 3 克,用适量温开水冲服或藕节炭 5~6 个水煎服。

6) 中等量出血可给予三七粉 1.5 克,白芨粉 3 克,调服,服药后半小时内勿进食饮水。

2. **肝火犯胃证**

1) 此证患者吐血暴吐如涌,故要绝对卧床休息,减少活动量。

2) 因七情内伤而致肝火犯胃吐血较甚,要劝导心情平静,不要心烦着急,要尽力消除不良因素的刺激。

3) 病室宜光线稍暗,减少噪声,便于安静休息。

4) 吐血不止时可针刺合谷、内关、足三里等穴祛火止血。

5) 要严密观察病情,吐血前多有胃脘不适或胃痛、恶心等症状,或有心窝部痛或胃中烧灼嘈杂感,或持续胃痛者突然痛减而头晕全身无力为吐血之征象。

6) 要随时注意出血量、面色、精神、血压、脉象等情况,若出血初止,腹痛突然加剧,烦躁不安面色苍白、汗出肢冷、舌质淡,脉细弱则为气随血脱之重危证候,可用独参汤益气固脱,或用参附汤回阳固脱,可加三七粉、云南白药、阿胶等止血,并立即做好输血及抢救准备。

3. **脾失统摄**

1) 吐血缠绵不止,时轻时重,病程较长者,要多加休息,不能过于劳累以免加重吐血症状。

2) 饮食宜富有营养和易于消化的流质或半流质,忌烟酒,常食莲藕、蔬菜、橘子等,食不宜过凉,以防伤脾。

3) 平时可考虑针刺疗法,取穴合谷、内关、足三里、涌泉、脾俞、梁门。耳针穴位可选用肾上腺、皮质下、神门等。

三、养生指导

1) 注意生活起居有节,不能过度劳累。

第二军医大学出版社

2) 饮食摄量适宜,不能暴饮暴食或过饥过饱,忌辛辣之品,过量饮酒。

3) 加强锻炼,增强体质,防止外邪侵袭人体,尤其在寒热交替季节,防止感凉诱发。

4) 对素有胃脘疼痛旧疾者,既要注意不能劳倦过度,又要避免七情刺激,以免复发。

第二十一节 胃 痛

胃脘痛又称"胃痛"是指上腹部发生疼痛的病证。古代文献中常称"心痛""心腹痛""心口痛""心下痛"等多指胃脘痛而言。正如《医学正传》指出"古方九种心痛,详其所由,皆在胃脘,而实不在于心"。至于心脏疾患所引起的心痛,古人早已有明确认识,称之为"真心痛"。另外对于邻近脏腑发生病患以及某些下腹部或心肺疾患所反射引起的疼痛,经仔细诊查,均可发现与胃脘痛有明显不合,临症时应注意详细鉴别。

现代医学中的胃及十二指肠溃疡、慢性胃炎、胃下垂、胃神经官能症及胃黏膜脱垂等疾患均可参照本章内容辨证施治。

一、病因、病机

1. **病邪犯胃** 外感寒邪,邪犯于胃,或过食生冷,寒积于中,皆使胃寒而痛。尤其是脾胃虚寒者更易感受寒邪而痛发,又加饮食不节,过食肥甘内生湿热,或食滞不化,可以发生热痛或食痛。

2. **肝胃不和** 忧郁恼怒伤肝,肝气失于疏泄,横逆犯胃而致胃脘疼痛。肝气郁结,进而可以化火。火邪又可伤阴,均可使疼痛加重,或病程缠绵。

3. **脾胃虚寒** 素体虚弱,劳倦过度,饥饱失常,久病不愈,均可损伤脾胃阳气,使中气虚寒而痛。

胃脘痛的病因,虽有上述的不同,但其发病均有共同机制,即所谓"不通则痛"。病邪阻滞,肝气郁结,均使气机不利,气滞而作痛。脾胃阳虚,脉络失于温养,或胃阴不足,脉络失于濡润,致使脉络拘急而作痛。气滞日久不愈,可致血脉凝涩,瘀血内结,则疼痛更为顽固难愈。

二、辨证施护

1. **气滞胃痛型**

1) 气遇寒则凝,得热而散。故应注意气候、时令的变化,随天气的冷暖增减衣服,勿使患者复寒感邪而加重病情。

2) 情志不畅,气恼郁怒均可诱发胃痛和加重病情,故应重视调节情志,避免精神刺激,宽胸豁达,减少发作机会。

3) 针灸治疗效果明显,常用穴位有中脘、内关、足三里、太冲、阳陵泉,有舒肝解郁的功效。

4) 胃脘部用水袋热敷或用大盐 500 克炒热加葱白数段,装入布袋,在局部做熨贴疗法。

5) 饮食和中药宜温热服,少食生冷及甜黏食品。大蒜、韭菜、香菇、萝卜、柑橘等有行气开胃作用,可适当食用。

6) 鼓励患者适当进行体育锻炼,如散步、做保健操、练气功等,并指导患者注意陶冶情操,保持稳定情绪。

2. 血瘀胃痛型

1) 根据气行则血行的理论,宜注意保持患者心情舒畅,劝慰患者树立战胜疾病的信心,消除紧张和恐惧心理。尤其是对病情较重或有大出血表现者,更应加强情志护理。

2) 密切观察病情变化,及时发现并发症和危重症,如见患者黑便时,应立即留取标本送验,鉴别是否胃出血。患者呕血时,一般胃出血,血量较多,为暗红色或棕黑色,多随胃中食物一起呕出,且在呕吐前患者有胃脘嘈杂不适,恶心等症状。患者发生胃出血时应立即通知医生,并严密观察其血压、脉搏、神志等变化。如果出血量多,伴冷汗出,面色苍白,烦躁不安,血压下降,脉微欲绝,乃气随血脱之危象,应立即配合医生进行抢救。

3) 若患者出现剧烈胃痛、寒战、高热或全腹硬满,疼痛拒按时,可能是急腹症,不要滥用止痛剂而贻误病情,并注意发生阳脱之证。

4) 指导患者饮食,在除外并发症的前提下,可选用有健胃活血作用的食品,如山楂、酒酿、山药、茴香、桃、荔枝等。

3. 食滞胃痛型

1) 若进食不久即发生胃痛,可选择探吐法;尽量使积食吐出,胃痛得以缓解。

2) 严格控制饮食,必要时暂禁食,待症状缓解后,先给予清淡流食,半流食,逐渐过渡到正常饮食。指导患者多食萝卜、金橘、苹果、山楂等有宽中理气作用的食品,有助于消化。控制油腻厚味食物,以免引起复发。

3) 加强卫生宣教工作,使患者养成饮食有节、定时定量、勿暴饮暴食的习惯。

4) 做好口腔护理,用淡盐水漱口,或口含槟榔、豆蔻、橘饼等芳香健胃之品。

4. 虚寒胃痛型

1) 胃痛遇寒加重,故应加强防寒保暖的护理。病室应光线充足,室温可略偏高(20~22℃),衣被适当。可选用护胃保健品。

2) 饮食和中药宜偏温热服,胃痛时可用各种温热疗法止痛。

3) 空腹胃痛时可进少许糕点,以缓解疼痛。可嘱患者多食有补中益气温胃作用的食品,如桂圆、莲子、大枣、南瓜、扁豆、番茄、牛奶、鸡蛋、瘦肉、黄鱼、鳝鱼、河虾、胡桃等,并适当用葱、姜、芥末、胡椒、大蒜、韭菜作调料,有温胃散寒的作用。

4) 在胃脘部、胃俞拔火罐和脊柱两侧用梅花针治疗,均能减轻症状。

5) 神阙穴隔姜、隔盐灸,可治大便溏薄。

5. 阴虚胃痛型

1) 因患者有胃脘灼痛,烦躁等阴虚内热的表现,故病室环境要清静,避免噪声和强烈阳光的刺激。

2) 饮食和中药宜偏凉服,可多食润燥生津之品,如雪梨、莲藕、荸荠、甘蔗、菠萝、百合、银耳、甲鱼、花生、杨梅、柿子、番茄、蜂蜜等;禁忌辛辣、煎炸、烟酒、浓茶及咖啡类刺激之品。

3) 便秘时可用麻仁润肠丸、番泻叶通便,亦可按摩腹部(沿脐周顺时针按摩 5 分钟,再逆时针按摩 5 分钟,反复 1~2 次)。

4) 本证型患者不宜用温热疗法。

三、养生指导

脾胃为"后天之本",胃主受纳,脾主运化,输布水谷精微,升清降浊,为生化之源,故应善加保护。

1) 患者出院后,仍需注意饮食,不可过食生冷和饥饱无度,以免因饮食不节而致再发。同时,避免外感寒邪。

2) 慢性患者迁延反复,饮食调护尤为重要,必须养成饮食规律、起居有节的良好习惯,还应注意劳逸适度,情绪平和,勿使七情内伤而加重病情。

3) 胃痛发作时应立即到医院诊治,不可拖延时间和随意服药,以免贻误病情。

4) 适当进行文体活动,有利于疾病的康复。

第二十二节　消　　渴

消渴是由肺、胃、肾三脏阴亏燥热,灼伤津液,消灼水谷所致,以多饮、多食、多尿或消瘦为特征的疾病。目前临床根据其证候不同而分为上、中、下三消。如《医学心悟》中说:"多饮为上消,消谷善饥为中消,口渴小便如膏者为下消。"现代医学中的糖尿病、尿崩症等病属于消渴范畴。

一、病因、病机

因素体阴虚,五脏柔弱、又多在情志失调,饮食不节,过于疲劳等情况下发病。

1. **情志失调**　精神刺激或长期郁怒,日久气郁化火,消灼肺胃之阴,致肺燥,胃热。肺燥则治节失职,敷布无能,水谷精微不能敷于周身,转而直入膀胱,则口渴多尿发为消渴。

2. **饮食不节**　醇酒厚味,过食甘肥,致脾胃积热,消耗水谷故善饥。胃火上蒸,灼伤肺阴,肺失敷布,精微不能荣养周身而消瘦;胃热炽盛,则损耗胃阴,固摄无权亦发消渴。

3. **劳逸过度**　素体阴亏,劳累过度致津亏消耗,肾失固摄,精微下注,则小便混浊而甜;阴亏火旺,上蒸肺胃则口渴多饮,导致肾虚发为消渴。

二、辨证施护

1. 上消

1) 病室宜安静,光线柔和,空气新鲜,素体阴虚燥热,室温宜偏低。

2) 可适当活动,以不感疲劳为度。

3) 关心体贴,消除患者急躁易怒的情绪,保持心情舒畅,增强治病信心。

4) 严格控制饮食按病情定时,定量,以蔬菜、瘦肉、蛋类、豆制品为主食,少食煎炸,多食猪胰、山药、茭白、洋葱、西红柿、菠菜根等食物。禁用糖类、烟酒、辛辣甘肥、炙煿之品。

5) 患者因口干舌燥,可给鲜芦根或天花粉煎水代茶饮,以生津止渴。

6) 注意体重和尿量的变化,每周测一次体重,多饮多尿甚者需记录 24 小时出入量。每餐前测血糖,根据血糖的多少决定使用胰岛素的剂量,长期注射要经常更换部位,以免形成皮下硬结。

7）严密观察有无头晕、心慌、汗出等低血糖症状,若有立即口服糖水一杯,如不能控制遵医嘱静脉推注 50％葡萄糖液。

2. 中消

1）让患者注意休息,可适当活动,不能过度疲劳。

2）饮食按医嘱严加控制中消患者多食善饥。当饥饿难忍时,可添加如白菜、菠菜、油菜,也可食用南瓜、冬瓜、豆芽菜、茄子等。

3）口渴甚者可给山药、麦冬煎水代茶饮达到养阴增液。

4）因患者大便干结,可多食萝卜、青笋、黄瓜等以清胃热,也可给予麻仁丸、蜂蜜水润肠通便,并可常用鲜菠菜根 100 克,干鸡内金 15 克,水煎服,每日 2～3 次,达到润燥养胃作用。

3. 下消

1）患者宜卧床休息,尽量减少活动。

2）饮食方面要严格定时进食,不可另行加食,有饥饿者可适当进一些具有降糖止渴作用的食物,如猪胰、苦瓜、豇豆、豌豆等。

3）皮肤干燥发痒者避免抓破,注意勤剪指甲、皮肤清洁,内衣柔和平贴,有汗液时勤换、勤洗澡,发生疖疮及时处理。

4）患者病程长,心情烦躁,头昏无力更要体贴关怀。

5）严密观察病情变化,如出现头痛、头晕、恶心呕吐、呼气有苹果酸味时,考虑为酮中毒,应立即配合医生进行抢救。

6）此证尤其要观察有无并发症的发生。若"三多症状"严重,并大骨枯槁,大肉陷下多属危候。如发现患者神情淡漠,或烦躁异常,不寐或言语错乱,或头昏头痛特甚,都可能是昏迷的先兆,应加强观察,备好急救物品。

三、养生指导

1）生活安排起居有常,劳逸结合,寒温适时。

2）适当参加文体娱乐,不宜食后则卧,终日久坐,坚持打太极拳锻炼。

3）节制饮食,忌肥甘厚味、辛辣醇酒之品,常吃黑芝麻、葱、胡萝卜,有助改善乏力症状。并经常服用七味白术散和六味地黄丸或黄芪代茶饮,巩固疗效,以防复发。

4）节制房事,以固肾气。

第二十三节　哮　　喘

哮和喘实际上是两种症候。哮是一种发作性的痰鸣声喘疾患,以呼吸急促、喉间有哮鸣音为主症,这是由于痰气交阻,闭塞气道所致。喘以呼吸急促,甚至张口抬肩为主症,是由于风寒痰浊壅塞肺气,或由于肾虚不能纳气,致使肺气上逆而为喘。哮证和喘证都有呼吸急促的表现,而且哮必兼喘,所以一般通称为"哮喘"。

一、病因、病机

1. 哮喘病的内因（宿根）　由于先天禀赋不足,脏腑功能失调导致宿痰停聚于患者的肺经,痰湿或痰热伏于患者肺内而成为哮喘的宿根,为哮喘病的内因。

2. **哮喘的外因** 与现代医学一样,中医学也认为外因是诱发哮喘的重要因素。在肺经有宿痰停聚的患者,感受外邪时可引起气动痰升,阻塞肺络,而致痰鸣喘逆。哮喘的外因主要有以下6种。

(1)感受风寒外邪 哮喘的外因以风寒之邪居多,尤其是与气候的变化有密切关系,如天气转冷,感受风寒而引发。风寒缠绵日久,邪伏于里,留于肺俞而致病。

(2)饮食不当 许多食物可以引发哮喘,如鱼、虾、蟹类、蛤类、蚌类和贝类海产品、牛奶、鸡蛋、肉、黄豆、芝麻、花生、扁豆、芸豆、桃子、橘子、苹果、调味品、酒以及辛辣食物、过咸过甜食物等均可引发或加剧病势。

(3)久居寒湿之地 久居寒湿之地而发哮喘者是因为素体本亏,久居寒冷潮湿之地而加剧,或遇温热而发病。

(4)感受火邪 每遇暑天热盛时而发,恶热不恶寒,痰吼喘急,烦躁口干。感受火邪引发哮喘病者通常在夏季发病或病势加剧。

(5)情志失常 喜、怒、忧、思、悲、恐、惊等精神情志的七情变化可以影响脏腑气血的功能,患者可因七情等情志因素的改变而引发喘息发作。

(6)过度劳累 剧烈的运动可以诱发劳哮,与现代医学的运动性哮喘相似,此外身体的过度疲劳肺劳、肾劳、脾劳、心劳、肝劳均可不同程度的影响脏腑的功能,也是引发哮喘的外因之一。

二、辨证施护

1. 一般护理

1)保持室内空气新鲜,温湿度适宜,避免烟尘异味刺激,避免接触诱发哮喘的刺激物,如尘螨、花粉及某些致敏食物。

2)室内禁止吸烟,患者必须戒烟。

3)哮喘发作时宜取半坐位,或端坐位。

4)可予喷吸止喘气雾剂以临时平喘。

5)实证者宜针刺大椎、肺俞、膻中、曲池、天突、丰隆等穴位;虚证可灸气海、关元、神阙、三阴交、肾俞等穴。

6)未经医生许可,不能随便使用镇咳、镇静剂。

2. 寒证哮喘

1)参照一般护理内容。

2)病室宜向阳,宜加衣被注意保暖,避免感受风寒之邪。

3)中药汤剂宜热服。

4)饮食宜温热,忌生冷、油腻。

5)咳嗽痰多时,参照"咳嗽"有关护理内容。

3. 热证哮喘

1)参照一般护理内容。

2)病室宜凉爽,衣被不宜过厚。

3)伴发热症状者,定时测体温,每日 2～4 次。观察服药后病情变化以及体温。

4）中药宜温服。

5）饮食以清淡、易消化为原则。痰黏稠难出，口干者，应鼓励其多饮水及食用新鲜水果，如雪梨、鸭梨等。

6）痰多黏稠难咯者，可给予川贝粉 1.5 克开水冲服，或蛇胆川贝液 1 支口服，或蛇胆陈皮末 1 支，或服用鲜竹沥水 20 毫升，以化痰易咯出。

7）加强口腔护理，协助患者餐后漱口。

4．正虚哮喘

1）参照一般护理内容。

2）本证属正气虚衰，易发生变证，必须严密观察病情变化。若发现患者呼吸气促，张口抬肩、烦躁不安、面青唇紫、汗出肢冷，脉浮大无根或结代者，多为心肾阳衰的喘脱重证，立即报告医生，并做好抢救准备，详细记录病情。

3）呼吸困难、或唇甲青紫者，给予低流量间歇吸氧。

4）咯痰无力者，应协助体位引流，翻身拍背排痰。或予以吸痰。

5）加强生活起居护理，预防并发症。如预防褥疮、口腔炎症，防止外邪侵袭，避风寒等。

6）饮食清淡、富营养，依虚损之脏腑，选择相应补益食品，如补益肺气、滋养肺肾之阴等。

三、养生指导

1）找出过敏源和诱因，以避免接触。

2）注意保暖，防感冒。

3）保持心情舒畅。

4）居室空气清新。

5）劳逸结合。

6）戒烟。

第二十四节　泄　泻

泄泻亦称"腹泻"，是指排便次数增多，粪便稀薄，或泻出如水样。古人将大便溏薄者称为"泄"，大便如水注者称为"泻"。本病一年四季均可发生，但以夏秋两季多见。本证可见于多种疾病，临床可概分为急性泄泻和慢性泄泻两类。泄泻多见于西医学的急慢性肠炎、胃肠功能紊乱、过敏性肠炎、溃疡性结肠炎、肠结核等。

一、病因、病机

泄泻病变脏腑主要在脾、胃和大小肠。其致病原因，有感受外邪、饮食不节、情志所伤及脏腑虚弱等，脾虚湿盛是导致本病发生的重要因素，两者互相影响，互为因果。

急性泄泻，因饮食不节，进食生冷不洁之物，损伤脾胃，运化失常，或暑湿热邪，客于肠胃，脾受湿困，邪滞交阻，气机不利，肠胃运化及传导功能失常，以致清浊不分，水谷夹杂而下，发生泄泻。慢性泄泻，由脾胃素虚，久病气虚或外邪迁延日久，脾胃受纳、运化失职，水湿内停，清浊不分而下。或情志不调，肝失疏泄，横逆乘脾，运化失常，而成泄泻。或肾阳亏虚，

217

命门火衰,不能温煦脾土,腐熟水谷,而致下泄。

二、辨证施护

1. 寒湿证

1) 病室宜清洁整齐,温暖干燥,衣被适度。

2) 注意观察体温变化,因患者恶寒发热,可能兼有外感,应按时测量体温。

3) 患者喜热恶寒,可选用温热疗法,如腹部热敷,艾灸神阙、关元、足三里及葱熨、盐熨等疗法,有止痛消胀缓泻的作用。

4) 饮食宜细软、少渣、少油腻之流食或半流食,待泄泻缓解后再给予软食,并可给炒米粉、炒面粉等制品食用,有助于燥湿止泻。

5) 本证慎用固涩止泻药物。

6) 根据病情安排患者活动量,如泄泻频繁并伴发热者,应卧床休息。

7) 饮食和中药宜偏热服。

2. 湿热证

1) 病室宜凉爽干燥,空气新鲜,定时通风换气,更换被污染的衣被,妥善处理排泄物。

2) 注意观察病情变化,如身热不退或体温逐渐增高,应考虑变生它证。如便中带脓血,排便不爽,或里急后重,需及时留取标本送化验检查,鉴别是否痢疾,并应做好消化道隔离,防止交叉感染。

3) 注意做好肛门局部清洁,便纸应柔软,便后用温水清洗,如肛门周围有糜烂溃破,应涂以润滑剂,防止感染。

4) 饮食以清淡、细软为主。重症患者可鼓励多饮淡水、盐水或糖盐水,以补充津液。液脱阴伤者可多给梨汁、荸荠汁、西瓜汁、藕汁,以增补津液,清热利湿。

5) 津脱阴伤严重时,应及时补液,一般先盐后糖,见尿补钾。补液后尿量增多,是津液已恢复的表现,可适当减慢滴速。

6) 本证不宜用灸法止泻,亦不用固涩止泻。一般用药后湿热清除,腹泻自止,若泄泻量次增多,需预防津脱阴伤的发生。此外,清热解毒药不宜与乳酶生同服。

3. 伤食证

1) 病室宜整洁安静,光线柔和,温湿度适宜,避免异味刺激。

2) 泄泻严重者,应严格控制饮食,甚至可禁食数小时至一日,待腹中宿食泻净,逐渐自流食开始,恢复进食,并注意少食多餐,食入能消,待病情好转后再增加食量。

3) 可给山楂、萝卜、炒米粥、麦芽等饮食,禁忌油腻厚味。

4) 本证不宜止泻,清除宿食,腹泻自止。

4. 脾胃虚寒证

1) 虚证常为慢性,经久不愈,遇寒而发。患者多畏寒喜暖,病室宜偏温暖、干燥、阳光充足。

2) 一般虚证腹痛不重,常有慢性持续性腹中隐隐不舒,可鼓励患者下床活动,适当锻炼,以通调脏腑增强体质。

3) 注意患者情绪,多加劝慰,使其安心养病,树立治愈信心,与医务人员配合。

4) 饮食以营养丰富、易消化为原则。多选用豆制品、鲫鱼、鳗鱼、黄鱼、牛羊肉、瘦猪肉、鸡肉、牛奶、鸡蛋等有补中健脾作用的食品。此外,扁豆、番茄、栗子、桂圆、龙眼、苹果脯、大枣等水果蔬菜有补中益气健脾的功效,可多食用。胡椒、姜等调味品,即可增加食欲,又能湿寒,可以常用。

5)可采用各种湿热疗法,如艾灸、熨贴、热敷、拔罐等,均有助于健脾止泻。也可用护理保健品。

6)大便滑泄,可以酌情用固涩止泻药。中西药同用时,需注意配伍禁忌。

5. 脾肾虚寒证

1)患者喜暖恶寒,病室应温暖向阳,通风良好。多加衣被,必要时以热水袋保暖。因常五更登厕,必须注意防寒,以免受凉。

2)根据病情和患者的体力,适当鼓励起床活动,进行锻炼。冬天多晒太阳,以使阳气振奋,驱除寒邪。

3)多选用有补中益气之食品,如胡桃、山药、狗肉、动物肾脏等,并可加胡椒、肉桂等调味。

三、养生指导

1)注意饮食规律,调理得当,并预防外感。
2)适当进行锻炼,提高机体抗病能力。

第二十五节 心 悸

心悸是指患者自觉心悸动、心慌不宁,甚至不能自主或脉跳三五不齐的病证。西医学中的各种功能性或器质性疾病引起的心律失常,以及甲状腺功能亢进症、贫血等病中以心悸为主症时,属本病辨证范畴。

一、病因、病机

多由内伤因素导致心的气、血、阴、阳的亏虚,失调,或血脉瘀阻而造成心中悸动不安。

1)先天禀赋不足、脏腑虚弱,或久病失于调养,或失血过多,或思虑伤脾,气血生化乏源而致心气、心血不足,心失所养而心悸。

2)年老肾亏,或久病及肾,或郁怒伤肝,肝阴不足,肝肾不足而致肝阳上亢,虚火上扰心神而心中悸动。

3)久病气血不足,延及心阳虚弱,心阳虚不能温养心脉而发心悸。

4)脾肾阳虚,不能蒸化水液,停聚为饮,饮邪上犯,心阳被抑而心神不安,心慌心悸。

5)心气虚衰,血行不畅,日久成瘀、瘀血痹阻心脉,导致心悸。

二、辨证施护

1. 一般护理

1)居室环境温湿度应适当,安静,避免突然的高声、噪声的干扰。

2)情志因素如思虑过度、惊恐等,常为本病的诱因。所以要重视做好情志护理,避免情志刺激。当患者心悸发作时常自觉心慌恐惧,六神无主,此时最好有人守护在旁,使其感到放心,稳定情绪。

3)心悸经常发作者,要重视休息。若属于心脏器质性病变者则要卧床休息,甚至绝对卧床。

4)对重症心悸患者,要严密观察脉象、呼吸、面色、血压的变化。若见脉结代、呼吸不畅、面色苍白等心气衰微表现时,立即予以吸氧,报告医生。同时可针刺内关、神门。

5)服用洋地黄类强心药之前,要测心律、心率(测一分钟),并做记录。服药后要观察服药反应,若发现有中毒症状时,暂停给药。并及时报告医生处理。

6)针刺止悸穴位如双内关、双针神门。耳穴有心、肾、副交感等。

7)必要时可作心电图检查。血压过高或过低者,应定期测血压。

2. 心血不足证

1)一般护理内容。

2)适当休息,避免过劳。

3)适当的饮食调补,可选用桂圆、红枣、莲子、黑木耳、瘦肉、牛奶、猪心等食品。忌烟、酒、浓茶及咖啡。

4)心悸发作时卧床休息,针双内关、双神门,服用补心丹1～2粒,每日2次。

3. 阴虚火旺证

1)参照一般护理内容。

2)重视情志护理,避免情志的刺激。同时必须做好家属工作,积极配合。

3)戒烟忌酒,忌食辛辣刺激性食品,痰多者忌肥厚滋腻之品。

4)饮食可适当清补,补益心肾之阴,如可食用甲鱼、桑葚、银耳、红枣、鲜莲藕等。

5)心悸时可服用朱砂安神丸1～2粒。或针内关、神门,或耳穴埋豆。

6)心悸伴头晕目眩者,要观察血压变化,必要时每日测血压1～2次。

4. 心阳不足证

1)参照一般护理内容。

2)心悸甚者,必须卧床休息。

3)注意保暖,居室向阳,注意随气候变化,增减衣被。

4)兼有水肿症状者,给予低盐或无盐饮食,适当限制饮水量,并记录24小时尿量。重度水肿者参照"水肿"病护理。

5. 心血瘀阻证

1)参照一般护理内容。

2)本证常伴胸闷心痛,要密切观察脉象等病情变化,若患者出现剧烈胸痛、面色苍白、脉结代或细微欲绝,则属心阳暴脱之危证,应及时报告医生。并立即予头低卧位或平卧位,测呼吸、血压。配合医生抢救。

3)心悸伴有胸闷不适者,需卧床休息。

4)饮食宜清淡、少油腻及肥甘厚味、忌食动物油脂及内脏,鱼子、虾子、蟹子黄、蛋黄、富含胆固醇应慎食或不食。可用少许红花酒20毫升,每日小酌,有活血通脉作用。

5)心悸胸痛发作时可服用三七粉1.5克,琥珀粉1.5克。

三、养生指导

1）积极治疗各种原发疾病,如各种心脏病、甲状腺功能亢进、贫血等。

2）重视自我调节情志,保持乐观开朗的情绪,丰富生活内容,怡情悦志,使气血条达,心气和顺。

3）生活起居有一定规律,注意适当锻炼身体,使心肺功能正常。

4）饮食有节,勿过饱,勿食肥甘厚味,戒烟慎酒,忌浓茶、咖啡。

第二十六节 胸 痹

胸部闷痛,甚则胸痛彻背,气短喘息不得卧为主症的一种疾病。其病因多与寒邪内侵,饮食不当,情志波动,年老体虚等有关。分别与西医的冠状动脉粥样硬化性心脏病、心绞痛、心包炎等疾病引起的心前区疼痛,以及肺部疾病、胸膜炎、肋间神经痛等以胸痛为主症的疾病相类似。胸痹如持续发作,疼痛剧烈,也可变生厥证、脱证等危重证候。

一、病因、病机

胸痹心痛的病机关键在于心脉痹阻,其病位在心,但与肝、脾、肾三脏功能的失调有密切的关系。其病性有虚实两方面,常常为本虚标实,虚实夹杂。虚者多见气虚、阳虚、阴虚、血虚,尤以气虚、阳虚多见;实者不外气滞、寒凝、痰浊、血瘀,并可交互为患,其中又以血瘀、痰浊多见。但虚实两方面均以心脉痹阻不畅,不通则痛为病机关键。发作期以标实表现为主,血瘀、痰浊为突出,缓解期主要有心、脾、肾气血阴阳之亏虚,其中又以心气虚、心阳虚最为常见。

二、辨证施护

1. 一般护理

1）保持病室安静、整洁、舒适、室内空气新鲜、温湿度适宜。卧床休息,限制探视,防止情绪波动。饮食少量多餐,低脂、低胆固醇、低热量、高维生素、清淡易消化,避免过饱及刺激性的酸、辣食品。保持大便通畅,必要时遵医嘱给缓泻剂。

2）病情观察,严密观察血压、脉搏、呼吸、心率、心律变化,注意患者疼痛的部位、性质、程度、持续时间、有无伴随症状,给予氧气吸入、心电监测并详细记录,室内配备必要的抢救设备和用物,发现异常及时报告医师并配合处理。

3）情志护理,避免情绪紧张和不良刺激,主动关心体贴患者。为患者创造一个安全的救治氛围,消除患者的紧张、恐惧、不安等心理。缓解期针对每位患者的个性特点实施护理,掌握疾病发作的原因,目前的情绪状态,耐心向患者解释病情,进行劝慰、引导,主动和患者交朋友,在精神、工作及生活各方面给予帮助,可使患者心情舒畅、神经功能得到调节、心肌耗氧减少,取得较好的疗效。

2. 心血瘀阻型
症见心胸阵痛,如刺如绞,固定不移,入夜为甚,伴有胸闷心悸,面色晦暗。舌质紫暗或有瘀斑,脉沉涩或结代。

221

施护原则：

1）活血化瘀，通络止痛，可用血府逐瘀汤加减。

2）中药汤剂温服。

3）丹香冠心注射液静脉滴注。

4）按摩内关、膻中、间使、心俞、足三里。耳针刺心俞、神门、降压沟中 1/3，视病情每日或隔日 1 次，10 次为 1 个疗程。

3. 寒凝心脉型　症见心胸痛如缩窄，遇寒而作，形寒肢冷，胸闷心悸，甚则喘息不得卧，舌质淡、苔白滑、脉沉细或弦紧。

施护原则：辛温通阳，开痹散寒。

1）中药瓜蒌薤白白酒汤加枳实、桂枝、附子、丹参、檀香，汤剂热服。

2）若阴寒极盛，症见心痛彻背，疼痛剧烈而无休止，身寒肢冷，喘息不得卧，脉象沉紧，为胸痹心痛之重症，可用乌头赤石脂丸和冠心苏合香丸以芳香温通止痛。

3）发作时绝对卧床休息，氧气吸入。

4）注意防寒保暖，可给予热敷、热熨。

5）针刺止痛时用温针法或灸法。

4. 痰浊内阻型　症见心胸窒闷或如物压，气短喘促，多形体肥胖，肢体沉重，脘痞，痰多口黏，舌苔浊腻，脉滑，痰浊化热时心烦口干、心痛如灼、痰多黄稠、大便秘结，舌红、苔黄腻，脉滑数。

施护原则：通阻泄浊，豁痰开结。

1）瓜蒌薤白半夏汤温服。

2）病情稳定时给瓜蒌片：每日 3 次，每次 4 片口服。

3）辨证施护用药时痰浊与血瘀往往同时并存，通阳豁痰和活血化瘀并用时要根据两者的偏盛有侧重施用。

4）多食富含纤维素的食物，如芹菜，并给润肠通便之品如香蕉、蜂蜜、核桃仁等。

5）排便忌用力过度以免诱发心痛，大便秘结或 3 天无大便时用大黄汤灌肠，必要时可用番泻叶煎水代茶饮。

5. 心气虚弱型　症见心胸隐痛，反复发作，胸闷气短，动则喘息，心悸易汗，倦怠懒言，面色㿠白。舌淡暗苔薄白，脉弱。

施护原则：益气养阴，活血通络。

1）给生脉散合人参营养汤加减，汤剂热服。

2）若出现结代脉为气虚血少，血不养心所致，可用生脉散合炙甘草汤热服以益气养血，滋阴复脉。

3）防寒保暖，汗出后及时擦干，更换内衣，避免受凉。

4）宜食莲子、桂圆、红枣、山药、甲鱼等益气养血之品。

6. 心肾阴虚型　症见心胸隐痛，久发不愈，心悸盗汗，心烦少寐，腰酸膝软，耳鸣头昏，气短乏力。舌红、苔少、脉细数。

施护原则：滋阴益肾，养心安神。

1）左归饮加减汤剂温服。

2）遵医嘱针刺或穴位按摩心俞、神门、三阴交、足三里、巨阙等穴，每日 1 次，10 天为 1

个疗程。

3）宜食用养阴生津之品，如糯米阿胶粥。

7. 肾阳虚型

症见胸闷气短，遇寒则痛、心痛彻背，形寒肢冷，动则气喘，心悸汗出，不能平卧，腰酸乏力，面浮足肿。舌淡胖，苔白，脉沉细或脉微欲绝，为胸痹心痛之重症。

施护原则：益气温阳，活血通络。

1）参附汤合右归饮加减。

2）给半卧位、吸氧、做好抢救准备。

3）汗出后及时擦干，注意更换内衣，保暖，避免受凉。

4）做好皮肤护理，防止皮肤损伤。

5）发作时患者有恐惧感，要注意心理安慰，专人护理，可用转移法、谈心释放法，消除患者不良情绪，减少心肌耗氧量。

6）可遵医嘱给生脉注射液静脉滴注。

7）注意饮食调理，限制水和钠盐的摄入，宜食补气养血之品。如红枣、山药、参汤、鸡子粥等。

三、养生指导

1）本病慎起居，适寒温，居处必须保持安静、通风。

2）不宜过食肥甘，应戒烟，少饮酒，宜低盐饮食。

3）多吃水果及富含纤维食物，保持大便通畅，饮食宜清淡，食勿过饱。

4）发作期患者应立即卧床休息，缓解期要注意适当休息，坚持力所能及的活动，做到动中有静，保证充足的睡眠。

5）发病时医护人员还应加强巡视，观察舌脉、体温、呼吸、血压及精神情志变化，做好各种抢救设备及药物准备，必要时给予吸氧、心电监护及保持静脉通道。

第二十七节　噎　膈

噎膈是指食物吞咽受阻，或食入即吐的一种疾病。噎膈多见于高年男子。噎与膈有轻重之分，噎是吞咽不顺，食物哽噎而下。膈是胸膈阻塞，食物下咽即吐。故噎是膈的前驱症状，膈常由噎发展而成。西医中的食管炎、食管狭窄、食管溃疡、食管癌及贲门痉挛等均属本病范畴。

一、病因、病机

本病的发生，多由忧思恼怒、饮酒嗜辛、劳伤过度，导致肝郁、脾虚、肾伤，形成气郁、血瘀、痰凝、火旺、津枯等，一系列病理变化所致。其病变部位，虽然主要在食管和胃，但与肝、脾、肾等脏的功能失调有密切关系。

1. **忧思郁怒，痰气交阻**　忧思伤脾，脾伤则气结，以致运化失调，津液不布，聚而成痰。恼怒伤肝，肝伤则气郁，使疏泄失职，血行不畅，积而成瘀。痰瘀阻塞食管，饮食难以下行，久之精微不能生化，津液日益干涸，上下不得流通，而成噎膈。

223

2.饮食不节,痰热瘀结 饮酒过多,或恣食辛躁之品,久而积热消阴,津伤血少,痰热瘀结,致使食管干涩,食管狭窄而发为噎膈。胃津损伤,继而则肾阴受损,且可由阴损而致阳衰,成为气虚阳微之证。

二、辨证施护

1.实证 包括痰气交阻及瘀血内结证。

1) 观察食物下咽受阻的程度,是病情轻重的主要指标。轻症者虽饮食难下,但汤水可进。重症者水浆不行,食入即吐,或不食亦吐痰涎。

2) 因疼痛难忍,咽下困难者,可给服 1‰普鲁卡因溶液,每次 10 毫升(注意有无过敏反应),以缓解症状,便于进食。

3) 估计患者可能发展至滴水不下时,宜早日插入软胃管保证饮食入胃。插胃管时动作要轻柔、谨慎,切忌造成食管穿孔或出血,插管后应按鼻饲法护理。

4) 饮食宜细软、多汁,可选用乳类、蛋类、肉糜、碎菜等,禁忌辛辣、煎烤、及烟酒刺激之品。

5) 患者能自行进食时应定时定量,细嚼慢咽。注意情志护理,使其心情舒畅,肝气条达,气血和顺,有助于减轻症状。

6) 保证大便通畅,必要时给缓泻剂。

7) 针刺常用穴位有膻中、中脘、足三里、内关、阳陵泉、脾俞、关元俞等。

8) 根据体力及病情适当安排活动量。

9) 晚期患者可采用胃造瘘术,由胃瘘补给营养。对造瘘患者,要遵医嘱定时定量灌注温度适宜的食、水。灌食前要用温开水冲洗胃管,防止管腔堵塞及管腔内残留食物变质。高温季节,尤要注意灌入食物及用具的清洁。灌注时避免空气进入,并注意及时更换敷料,防止感染。

2.虚证 包括津亏热结与气虚阳微证。多由于饮食不下,脏腑失于营养,兼之病邪日久耗阴伤阳,此时噎膈未除,仍属虚实夹杂;虚多于实,除按实证护理外,尚应根据虚证的性质,辨明阳虚、阴虚,而着重补阳或滋阴。

1) 病室应整洁、舒适、空气新鲜,重症患者应住单人房间。适当调节室温,阴虚宜凉润,阳虚宜湿暖。

2) 保持患者口腔清洁,做好口腔护理,及时处理呕吐物及痰涎。

3) 每周测量体重一次。注意保持二便通畅,必要时给予润肠通便药物。

4) 正虚易受外感,应特别注意保暖。

5) 噎膈与梅核气患者都有吞咽受阻症状,但后者食入无阻而噎膈则哽噎难下,应予以鉴别。

6) 饮食以补养为主。阴虚者多用豆浆、甲鱼、淡菜、银耳、鸭蛋之类;阳虚者多选瘦猪肉、羊肉、牛肉、鸽子肉、乳品、豆制品、鸡蛋等,忌食生冷瓜果。

7) 病情恶化应及早用鼻饲法或胃造瘘,以保持营养供给。

三、养生指导

1) 保持精神愉快和饮食得当,是本病缓解和稳定的关键。此外,坚持治疗,防止病情发展和适当的体育锻炼,均能缓解症状,延缓寿命。

2)注意生活规律和饮食调理,不食刺激品和霉烂食物,禁忌烟、酒,饮食不宜过热。

3)鼓励患者多食新鲜水果蔬菜。

4)保持患者口腔清洁,做好口腔护理,及时处理呕吐物及痰涎。

5)保持二便通畅,必要时给予润肠通便药物。

6)正虚易受外感,应特别注意保暖。

7)忌吃猪肉、忌吃硬物、忌吃辣、忌生气。

第二十八节 郁 证

郁证是由于情志不舒、气机郁滞引起的一类病证,表现为情绪抑郁、心神不宁、胸闷胁胀、五心烦热、梅核气等症状,属情志病。现代医学上神经官能症中神经衰弱、癔病以及更年期综合征等,大致属于本证范畴。

一、病因、病机

情志所伤是郁证的致病原因,而体质素虚,尤其是肝、脾、心脏脏气弱是发病的内的因素。

1. **郁努伤肝** 肝失条达、气机不畅、肝气郁结、则胸闷太息、两胁胀痛。

2. **忧思伤脾** 脾失健运、水湿内停,则胸闷纳呆、聚湿生痰、痰气郁结形成"梅核气"。

3. **久病体虚** 脾虚血少,心失所养,故心神不宁。

二、辨证施护

1. **肝气郁结**

1)保持室内安静,禁止喧哗,病室光线宜暗,避免强烈光线刺激。

2)经常劝导多活动、少忧愁,以分散不良情绪。

3)郁证全在病者能移情易性,故对患者要诚恳,同情关怀,耐心细微使之树立信心配合治疗。

4)饮食以蔬菜和营养丰富的鱼、瘦肉、乳类、豆制品为宜,忌食辛辣、烟、酒、少食肥甘厚味、常吃柑橘理气解郁。

5)服柴胡疏肝散时,要避免与碳酸钙、硫酸镁、氢氧化铝西药合用,以免降低药效。

2. **气滞痰郁证**

1)患者常觉咽有异物感,疑食管恶变,可作钡餐排除癌变,去除顾虑。

2)经常注意患者情绪的变化。若心情不舒畅时劝导暂不进食,待平静后再进食,但勿过饱。进食时切勿动怒,以免影响食欲。

3)平时常吃萝卜,顺气化痰,常用木蝴蝶、厚朴花各 3 克泡水代茶饮,以理气化痰。

4)尽力转移患者的注意力,经常劝导参加一些娱乐活动及散步、做操等。

5)半夏厚朴汤为主治梅核气的有效方。在服此药时首先要做好安慰解释,消除思想顾虑。其次因方中紫苏、厚朴均含有挥发油,煎煮时以清水浸泡半小时,而后煎 15 分钟即可,

225

不宜过长。

3. 心神失养证

1）患者避免惊吓和过于兴奋及激动。

2）要保证有充足的睡眠时间。因患者精神恍惚，故临睡前可服柏子养心丸或针刺神门、三阴交或耳针埋心、肾等穴位。

3）平时加强饮食调理，可常吃莲子粥、大枣、桂圆肉、少食辛辣、咖啡、浓茶等刺激品。

4. 心肾阴虚

1）居室宜清静，室内温度宜凉爽。

2）注意劳逸结合，早卧早起，保证有充足的睡眠时间。

3）若发生眩晕、心悸，要卧床休息，少活动。

4）临睡前可服天王补心丹或硃砂安神丸，忌饮浓茶。

5）遗精者应注意摄生，节制房事。

三、养生指导

1）要让患者经常保持心情舒畅，正确对待各种事物，少忧思郁虑。

2）平时加强饮食调补，常吃红枣桂圆汤、百合莲子汤，健脾养心安神。

3）加强锻炼，适当参加文体活动，使之心情舒畅，精神愉快。

4）针对病因积极治疗，只有去除病因，才能治愈郁证。

第二十九节　卒　中

卒中是以猝然昏仆，不省人事，伴有口眼㖞斜，语言不利，半身不遂；或不经昏仆而仅以歪僻不遂为主证的一种疾病。现代医学中的脑出血、脑血栓形成、脑栓塞、蛛网膜下腔出血、脑血管痉挛、面神经麻痹等都属于卒中的范畴。

一、病因、病机

卒中的形成，有原始病因和诱发因素。原始病因以情志不调，久病体虚，饮食不节，素体阳亢为主。诱发因素主要为烦劳、恼怒，醉饱无常、气候变化等。病位在脑，涉及到心。病理基础为肝肾阴虚，病理因素为肝风、痰火和血瘀。病机主要为阴阳失调，气血逆乱，上冲于脑。轻者中经络，重者中脏中腑。中脏又有闭脱之分，闭证邪势盛，多见痰火内闭，脱证正气虚，可致阴竭阳亡。

二、辨证施护

卒中属于本虚标实之证。在本为肝肾不足，气血衰少，在标为风火相煽，痰湿壅盛，气血郁阻。但因为病位有深浅，病情有轻重，标本虚实也有先后缓急之差异，所以临床常将卒中分为中经络和中脏腑两大类，下面将按中经络与中脏腑的不同进行分类护理。

1. 一般护理

（1）环境与体位　保持病室安静，室内空气新鲜，寒温适宜。起病初期应绝对卧床休息,取适宜体位,中经络者宜去枕平卧,中脏腑者头部略高,避免不必要的搬动。

(2)密切观察患者的生命体征 神志、面色、瞳孔、呼吸、体温、血压、舌苔、脉象、皮肤、汗出、二便、四肢情况等变化并做好记录,有异常情况及时报告医生。

(3)加强口腔、皮肤、眼睛的护理 保持口腔清洁卫生、口唇湿润,每天口腔护理两次,干燥时涂油。保持患者清洁卫生,出汗时及时更换衣服,定时为患者翻身拍背。压疮好发部位用红花油酒精按摩有活血化瘀、通经络作用。眼睑不能闭合者,用生理盐水冲洗双眼,并覆盖湿纱布。尿失禁者给予留置导尿,定时进行膀胱冲洗。

(4)饮食护理 饮食应以清淡、少油腻、低糖易消化的食物、新鲜蔬菜,水果为主,忌肥甘、辛辣易刺激之品。禁烟酒。昏迷及吞咽困难者应给予鼻饲流质饮食,如牛奶、菜汤、米汤、豆浆、藕粉等。

(5)情志护理 卒中患者的生活自理能力受到限制而处世消极,多生忧思恼怒,忧思伤脾,恼怒伤肝,肝主疏泄,调理气机,脾主四肢肌肉,为后天之本,因此,情志失调会对患者带来严重影响,所以医护人员要经常与患者交谈,及时掌握患者的心理状态,一旦发生情绪异常,要给以精神上的鼓励和安慰,使其树立战胜疾病的信心。

2. 中经络的护理 中经络者,病变较浅,病情较轻,一般无神志改变,仅表现为口眼㖞斜,语言不利,口角流涎,半身不遂或恶寒发热,肢体拘急,关节酸痛等症,苔薄白,脉弦滑。

(1)治疗原则 祛风通络,镇肝熄风。

(2)护理要求 ①做好一般护理;②镇静安神,对患者要耐心解释说服,各种操作要轻,少增烦扰;③半身不遂的患者,应防止患肢受压变形,应保持肢体的功能位置;④患病初期卧床休息,病情稳定后可以协助患者活动,按摩肢体等;语言不利可用针灸治疗。

3. 中脏腑的护理 中脏腑根据其临床表现可分为闭证和脱证。闭证表现为突然昏仆,不省人事,牙关紧闭,口噤不开,两手握固,大小便闭,肢体强痉。治则:清肝熄风,豁痰开窍。脱证主要表现为突然昏仆,不省人事,目合口张,鼻鼾息微,手撒尿遗,汗出肢冷,肢体软瘫,舌痿,脉微欲绝。脱证由于正不胜邪,元气欲脱,患者处于极度危险之势,应积极准备抢救,密切观察神、色、呼吸、汗出等的变化,勤切脉象,可用参附汤灌服以大补元气。治则:益气回阳,扶正固脱。

4. 闭证的护理

1)保持病室安静通风。

2)取头高足低位,尽量少动、防止再度脑出血,可用冰帽,有利止血。

3)保持呼吸道通畅,头偏向一侧,防窒息,抽搐者用舌钳开口器防止舌体后倒,呼吸困难者给氧气吸入,应随时保持鼻导管通畅。

4)昏迷患者,上鼻导管,可鼻饲至宝丹,若痰多可加竹沥水或用生姜汁鼻饲以涤痰开窍,鼻饲流质饮食,注意营养调节,流质液温度适宜。

5)做好口腔护理,口臭者用盐水或清水漱口。

6)保持二便通畅,便秘腹胀者可用中药低压灌肠以泄热。如尿潴留,可用按摩排尿或针灸,热敷少腹部,无效则给予导尿。

7)有双目闭合不全,可用氯霉素眼药水滴2～3滴,还应用生理盐水纱布盖好双眼,以免角膜干燥或损伤,保护好眼睛。

227

5. 脱证的护理

1）平卧位，给氧气吸入，鼻饲流质饮食。

2）脱证患者，目合口张，舌痿应用舌钳，防止舌后坠。张口呼吸应用生理盐水纱布两层盖在患者的口上，起到滤过空气，湿润咽喉的作用，但纱布不能太湿。

3）二便自遗，应做好护理，应经常擦洗，更衣，保持床单的清洁干燥，还应做好褥疮的护理。

4）注意病情变化，遵医嘱频频喂服参附合生脉汤，若汗出肢温，呼吸平稳为佳象。若汗出肢冷，血压下降，呼吸急促或表浅，脉细微等为脱证，及时报告医生进行抢救。

6. 卒中后遗症的护理　卒中各期常遗留半身不遂，语言不利，口眼㖞斜等后遗症，对后遗症必须抓紧时间，积极治疗。半身不遂施护除药物治疗外，要尽早根据病情、年龄制订训练计划，配合针灸、推拿、按摩等以活血化瘀。鼓励患者早日下床活动，帮助患者进行肢体功能锻炼，不能下床者要勤翻身，保持床铺干燥、整洁。语言不利者要同情安慰患者，从简单的单词，单句练习开始，医护人员要不厌其烦地教患者发音，帮助患者纠正发音中的错误，直至能够对话，同时配合针灸穴位治疗。口眼㖞斜者以祛风除痰通络为主，配以针灸理疗，按摩等治疗护理。

三、养生指导

经常保持心情舒畅、稳定，避免过食肥甘厚味，不吸烟，切忌酗酒。此外，要注意天气变化，及时加减衣服。生活要有规律，注意劳逸适度，更重要的是要坚持适当的运动，使体内气机和调，血脉流畅，关节疏利，防止本病的发生。

中医科入院护理
评估记录单

科别：中医　　　病别：中医　　　床号：19　　　住院号：789086　　　ID号：03383005

<table>
<tr>
<td rowspan="5">一般资料</td>
<td>姓名：吴斌　性别：男　年龄：32岁　民族：汉族　文化程度：初中</td>
</tr>
<tr>
<td>入院时间：2012—07—04　09：40　就诊方式：门诊　入院方式：步行</td>
</tr>
<tr>
<td>入院诊断：　中医诊断：　积聚西医诊断：　肺癌</td>
</tr>
<tr>
<td>过敏史：无</td>
</tr>
<tr>
<td>通知医生时间：2012—07—04　09：50　医生姓名：秦丽萍　资料来源：病人</td>
</tr>
<tr>
<td rowspan="8">四诊检查</td>
<td>T：36.0℃　　P：80次/分　　R：18次/分　　BP：120/80　体重：78.0 kg</td>
</tr>
<tr>
<td>望诊：精神：得神　形体：正常　神智：正常　形态：步履艰难　面色：润泽</td>
</tr>
<tr>
<td>　　　舌苔：薄白　舌质：淡红　皮肤：正常</td>
</tr>
<tr>
<td>闻诊：声音：正常（普通话）　　　气味：无</td>
</tr>
<tr>
<td>问诊：寒热：正常　睡眠：夜安好　饮食：饮食如常　大便：成形</td>
</tr>
<tr>
<td>　　　小便：正常　嗜好：烟</td>
</tr>
<tr>
<td>切诊：脉象：细</td>
</tr>
<tr>
<td>其他：假牙：无　视力：正常　听力：正常　引流管：无</td>
</tr>
<tr>
<td rowspan="4">心理社会评估</td>
<td>情绪状态：淡漠　　　住院顾虑：经济负担　　　对疾病认知：部分</td>
</tr>
<tr>
<td>居住：亲友同住　　　宗教信仰：无</td>
</tr>
<tr>
<td>费用支付：自费　　　婚姻状态：单身　　　　　职业：自由职业固定</td>
</tr>
<tr>
<td>特殊人群：否</td>
</tr>
<tr>
<td rowspan="2">疼痛评估</td>
<td>疼痛评估工具：长海痛尺</td>
</tr>
<tr>
<td>疼痛部位：脚部　疼痛评分：1分　　汇报医生：否</td>
</tr>
<tr>
<td rowspan="2">功能评估</td>
<td>日常生活大部分自理,偶尔需要他人协助　（2分）</td>
</tr>
<tr>
<td>汇报医生：否</td>
</tr>
<tr>
<td rowspan="2">营养评估</td>
<td>营养评估正常</td>
</tr>
<tr>
<td>汇报医生：否</td>
</tr>
<tr>
<td rowspan="2">出院评估</td>
<td>出院去向：回家　　　　　　　出院后照顾者：家人</td>
</tr>
<tr>
<td>交通工具需求：公共交通</td>
</tr>
</table>

住院评估护士签名：王晶晶　　　　　　入院评估时间：2012.07.04　10：07
出院评价护士签名：王晶晶　　　　　　出院评估时间：2012.07.17　08：39

第二军医大学出版社

中医科护理病历
辨证施护

姓名 吴斌 床号 2 住院号 603702 ID号 01980005

一、辨证分析

1. 病因：□情志不畅 □素体虚弱 □年老体弱 □禀赋不足 □瘀血内阻
   □阴虚燥热 □邪热伤津 □气阴不足 □气血亏虚 □风热犯肺
   □气虚血瘀 □寒邪直中 ☑气机阻滞 □湿热病邪 □风热病邪
   □痰瘀内结 □寒湿留滞 □湿浊瘀阻 □气失和降 ☑肝胆湿热
   □邪痹经络 □大肠湿热 □脉络失养 □昆虫咬伤 □饮食不洁
   □外感时邪 □饮食偏嗜 □时行疫毒 □署疫邪毒 □跌打损伤

2. 病位：五脏：□心 ☑肝 □脾 □肺 □肾
   六附：☑胆 □胃 □小肠 □大肠 □膀胱 □三焦
   奇恒之附：□脑 □髓 □骨 □肠 □胆 □女子胞

3. 病性：病名：肝癌
   证型：肝郁脾虚，气滞血瘀
   治则：疏肝健脾，理气活血

二、施护要点

1. ☑病室环境：要安静、整洁、空气流通、室温为 18～20℃，湿度 60％，每日定时紫外线消毒。

2. ☑情致护理：加强诱导、安慰、解释，以使患者情绪平衡。

3. ☑饮食调护：给予低脂、低胆固醇，易消化食物。多食蔬菜、水果、少食肥甘味辛辣之品，忌烟酒。忌发物，忌生冷。

4. ☑观察病情：注意观察体温、脉搏、呼吸、血压、神志、瞳孔、反射、四肢活动、舌苔、脉象。

5. 生活起居：□卧床 □绝对卧床 ☑适当活动 ☑外避风寒 ☑随季增减衣服。

6. 服药调护：□热服 □冷服 ☑温服 □顿服 □饭前服 □饭后服 □睡前服

7. ☑保持床单位整洁，定时翻身，防止褥疮发生。

8. ☑保持口腔清洁，防止口腔感染。

中医科护理病历
护 理 记 录

姓名 吴斌　　　床号 19　　　住院号 789086

日期	时间	P、I、O 记录(P＝问题　I＝措施　O＝结果)	签名
6/7	20:00	患者主诉右上腹胀痛不适,疼痛评分为 6 分,难以入睡。 P:疼痛——与癌毒内蕴有关 I:1. 保持病房安静,减少不必要的走动。 　　2. 腕踝针留针 4 小时。 　　3. 遵医嘱予强痛定 50 mg 肌注。 O:21:10 患者主诉疼痛缓解为 2 分。 　　22:00 患者入睡。	丁　红
10/7	11:00	患者今日上午 9:00 在局麻下行肝动脉插管术,术中顺利,11:00 安返病房, 现患者主诉全身发热,口干,测体温 38.8℃。 P:发热——与肝动脉插管有关。 I:1. 病房通风。 　　2. 予冰袋物理降温。 　　3. 遵医嘱予新癀片 2 片口服。 O:12:40 患者主诉症状缓解,体温降至 37.2℃。	李杉杉

231

中医科护理病历
护 理 记 录

姓名 吴斌   床号 19   住院号 789086   ID号 03383005

日　期	护理诊断	护理目标	护理措施	停止日期	效果评价	签名
12-7-4	1. 体液过多：水肿——与肝郁脾虚、水湿内停有关	水肿减轻	1. 遵医嘱限制液体入量。遵医嘱控制饮水量 2. 予低盐或无盐低钠饮食，嘱患者平时多食冬瓜，以利水湿 3. 遵医嘱使用利尿剂，并注意观察利尿剂的效果和不良反应 4. 正确记录 24 h 尿量，评估出入液量是否平衡 5. 协助医生做腹腔穿刺放液，记录抽出的液量，观察患者的情况，并做好交班	12-7-15	患者水肿减轻，措施有效	李冰
12-7-6	2. 疼痛——与癌毒内蕴有关	疼痛减轻	1. 用蟾酥止痛膏外敷疼痛处 2. 采取舒适的卧位 3. 针刺合谷穴，2次/日 4. 让患者有意识地控制呼吸 5. 分散患者的注意力，让患者听音乐、广播或看书、报等 6. 指导患者避免体位的突然改变 7. 必要时，遵医嘱给予止痛药物	12-7-15	患者主诉疼痛减轻措施有效	李　冰

232

中医科护理病历
出院护理记录

姓名 吴斌　　　　床号 19　　　　住院号 789086

健康教育	指导日期	签名
1. 饮食指导	7.4	李杉杉
2. 生活起居指导	7.4	李杉杉
3. 服药指导	7.6	李杉杉
4. 检查前后指导	7.6	李杉杉
5. 特殊治疗指导	7.9	李杉杉

出院指导	指导日期	签名
1. 预防疾病的自我保健知识	7.17	李杉杉
2. 饮食指导	7.17	李杉杉
3. 康复期相关治疗的注意事项	7.17	李杉杉
4. 功能锻炼	7.17	李杉杉
5. 指导患者建立良好的健康行为	7.17	李杉杉
6. 出院后随访的相关注意事项	7.17	李杉杉
7. 其他		李杉杉

出院小结

　　吴斌,男,32 岁,因肺癌肝转移于 2012 年 7 月 4 日收入中医科病房,入院后经过入院宣教,使患者很快熟悉了周围环境及医护人员,并能积极配合护理与治疗。经过中医的扶正祛邪、疏肝健脾、理气活血等调治,加上 TP 方案全身及肝动脉插管化疗,目前患者病情稳定,予 2012 年 7 月 18 日出院。

签名　李杉杉

日期：2012.7.18

233